現代医学に残された七つの謎

研究者の挑戦を拒み続ける人体の神秘

杉　晴夫　著

ブルーバックス

●カバー装幀／芦澤泰偉・児崎雅淑
●本文デザイン／土方芳枝
●図版製作／さくら工芸社

はじめに

自然科学による大自然の謎の解明は、未開の原野の開拓に譬《たと》えられよう。原野には開拓が容易な平野もあるが、開拓を阻む密林、岩石、湿地などが立ちはだかるところもある。この結果、開拓が四方に進むにつれて、開拓地の中に点々と未開拓地が取り残されることになる。このことは自然科学の一部門である医学にも当てはまり、研究の前に立ちはだかる障害のために学問の進歩から取り残された謎が、数多く存在する。

本書は現代医学の進展から取り残されたそうした謎の中から七つを選び、解説したものである。「七つの謎」という言葉は、十九世紀のドイツの偉大な医学者・哲学者であったデュ・ボア・レーモン（一八一八―一八九六）が「自然認識の限界について・宇宙の七つの謎」と題して行った有名な講演にあやかったものである。当時、自然科学と哲学は相伴って森羅万象の統一的理解を目指していた。優れた科学者は同時に哲学者でもあったのである。

特にデュ・ボア・レーモンは、十九世紀の医学・生物学者が「生気論」の立場から、生体は物理・化学では説明できない独自の法則に支配されていると主張したのに対し、生体のすべての働きは物理・化学の言葉で説明されると主張した。彼のライフワークは生物の電気現象の解明で、当時、神秘的と考えられていた神経を伝わる「興奮」が、電流を伴う電気的変化の波であることを明らかにした。したがって彼は現代の脳研究の基礎をなす、神経の活動電位の発見者であり、電気生理学の創始者である。彼の研究後、生気論的な考えは跡を絶つことになった。筆者はかねて彼を尊敬しているので、本書を著すにあたりその書名を彼の講演の題目にあやかることにした。

デュ・ボア・レーモンが前記の講演を行った目的は、唯物論の立場から推し進められる研究による、われわれの自然に対する認識の究極の限界を論ずることであった（彼の認識論の当否を論ずる力は筆者にないので本書では触れない）。彼が提出した宇宙の七つの謎のうちの五つは、彼の専攻分野を反映して医学・生物学に関する謎であった。これらの謎が現在（デュ・ボア・レーモンの考えに反して）どの程度われわれから見て解明されたかは本書の巻末（「付録　デュ・ボア・レーモンの七つの謎は解かれたか」）で論議する。

本書で筆者がとりあげる謎は、次の条件の一方あるいは双方を充たしている題材から七つを選んだ。

（1）一般読者にとって身近な問題で、興味を持っていただけること。

（2）筆者自身あるいは筆者の友人がこの謎の解明に関わり、専門家としての立場である程度の説明が可能なこと。

現代の医学は当時デュ・ボア・レーモンが想像もできなかった著しい発展を遂げた。医学を含む自然科学の黎明期に彼が選んだ謎は、将来解明されるべき研究目標を枚挙し考察したものであったのに対して、本書で選ばれた謎はいずれもその解明をはばむ障壁により医学の進歩に取り残された研究分野である。したがって本書では、この研究に立ちはだかる障壁を説明し論議することが主な目的である。本書を読まれる読者は、この障壁の多くがわれわれの「心」にあることに気づかれるであろう。

本書の第1章は、東洋古来の身体の経絡路の考えにもとづく鍼灸の治療効果の謎である。中国古来の身体のツボと経絡路の実在を確かめる試みはすべて挫折しているが、最近、神経電気インパルスの記録により、既知の神経系、血管系の鍼灸効果に果たす役割が徐々に明らかになりつつある。また欧米諸国では、鍼灸の疾患治療効果について大規模な臨床的研究が行われており、この結果についても紹介する。

第2章は人体に及ぼす静磁場の影響の謎である。われわれが住んでいる地球自体が巨大な磁石であり、鳥類がこの地球の静磁場を頼りに長距離の渡りを行うことが知られている。磁場が時間と共に変化する動磁場は、身体に誘導電流を起こすことにより治療効果を発揮することがわかっているが、磁場が時間と共に変化しない静磁場の効果は、永久磁石を用いた健康増進器具が販売されているにもかかわらず、依然として謎のままである。地球の磁場に敏感な種々の動物の体内には微小な磁性体、マグネタイトの存在が知られている。人体のマグネタイトはまだ報告されていないが、この存在の可能性は否定されていない。一方、ある種の化学反応は静磁場の影響を受けることが知られている。この章では静磁場の人体に及ぼす影響について筆者の想像を交えながら考察する。なお筆者はある会社の依頼により、マウスの血流に対する静磁場の効果について興味ある結果を得ているので、これについても説明する。

第3章は睡眠のしくみの謎、より具体的に言えば「睡眠物質」が存在するか否かの謎である。睡眠を自由にコントロールしうる物質の発見をめぐって、製薬会社の後押しもあり、世界各国で熾烈な競争が行われたが、いまだにこの問題は謎である。筆者の私見では、この研究分野で使用される研究法、および研究課題の設定そのものに問題があり、このためこの分野の研究者は人体の神秘に撥《は》ねつけられ翻弄されている気がしてならない。この章では、睡眠の謎にチャレンジする研究法の問題点についても考えてみたい。

第4章は「病は気から」、つまり精神活動が身体に及ぼす影響の謎である。この問題について筆者はすでに、大脳皮質と自律神経中枢を結ぶ未知の神経連絡路の重要性を指摘した（ブルーバックス『ストレスとはなんだろう』）。ここではさらに議論を進めて、この連絡路の実体を脳幹部の網様体と呼ばれる神経回路や、脳幹部から広く大脳皮質に伸びている神経路に求め、さらに精神的ストレス治療の可能性を考えてみたい。なおこの章は、第1章の鍼灸効果の謎や、第2章の静磁場効果の謎と密接な関係がある。

第5章は筆者の五十年に及ぶ研究対象である、天然のリニアモーター、筋肉の収縮のしくみの謎である。この分野の研究はこれまで何人ものノーベル賞受賞者を出してきた、医学・生理学の古くて新しい最重要課題の一つである。この章では、地球上のエネルギー問題を一挙に解決する可能性を秘めた、筋収縮のしくみの解明について、筆者の多年の研究活動を背景に、筆者のみが知り得た事実についても記述する。さらに筆者らの研究グループにより最近得られた画期的な成果についても紹介したい。

第6章は大脳皮質における記憶形成のメカニズムの謎である。脳の機能についての入門書、解説書はおびただしいが、記憶の実体に迫る研究は壁に突き当たっており、最近刊行される書物ではほとんど触れられなくなっている。この章では過去に実験的に得られた、記憶のメカニズムに関する手がかりを要約し、さらに筆者独自の見解を交えてこの医学・生物学最大の謎の一つを論議してみたい。この謎を解明する鍵は、大脳皮質のニューロン回路と、ニューロン間の情報伝達に関わる化学物質が握っている。

最後の第7章はDNA上の遺伝情報がいかにして生体に発現するかの問題で、現代の医学・生物学の知識の根底に関わる謎である。一般の入門書、解説書では、DNA上に人体の設計図が遺伝暗号として書かれていると説明されているが、これは過度に誇張された、間違った表現である。DNAの遺伝暗号は、生体を構成するタンパク質のアミノ酸のつながる順序が指定されているのみで、これらのタンパク質が合成されたのち、いかにして生体の構造を構築するかについての指定はまったくない。

生体の構造の構築は、母から子につたえられる卵細胞の細胞質が行っているのである。われわれの身体を家に譬えるなら、ＤＮＡの遺伝情報は家の建築材料を指定しているにすぎず、これらの材料を使って家を建てる大工の役割は細胞質が握っているのである。この細胞質が秘めている数々の謎は、容易に業績があがらない研究対象であるため、研究はほとんど行われていない。

巻末の「付録　デュ・ボア・レーモンの七つの謎は解かれたか」は、本書の表題がデュ・ボア・レーモンの講演題目に由来するための締めくくりであるが、現代自然科学の現状を鳥瞰したものとなっている。

本書の読者に、七つの謎のたとえ一部であっても関心と共感を持っていただければ、筆者の喜びこれに勝るものはない。

現代医学に残された七つの謎◆目次

はじめに 5

第1章 鍼灸の治療効果の謎
ツボと経絡路は実在するか

1-1 鍼灸治療の実際 20
1-2 欧米諸国へ拡がったきっかけ 24
1-3 欧米での急速な普及 25
1-4 欧米諸国での大規模な臨床的研究 28
1-5 ツボと経絡路の実体とは 32
1-6 鍼灸の治療効果を起こす神経経路 37
まとめ 40

第2章 磁場の人体に及ぼす影響の謎
人体内に磁石はあるか

2-1 磁石とはなにか 45

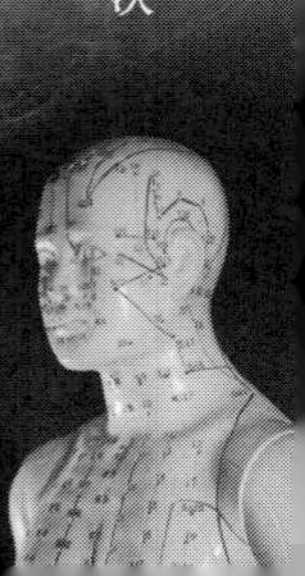

2-2 われわれは磁場を感じない 47
2-3 静磁場と動磁場 48
2-4 電流を発生する交流磁場 50
2-5 地磁気を利用する生物 52
2-6 生体化学反応に静磁場は効果があるか 57
2-7 静磁場を利用した治療器具は効果があるか 59
2-8 血管拡張効果のメカニズム 61
2-9 磁場による障害の予防 63
まとめ 65

第3章 睡眠の謎

睡眠物質は存在するか

3-1 睡眠物質の先駆的研究と停滞 69
3-2 睡眠物質探究の再開 72
3-3 脳波とはどのようなものか 76
3-4 脳波を見捨てた神経生理学者 78
3-5 脳波でわかる「覚醒」と「睡眠」 79

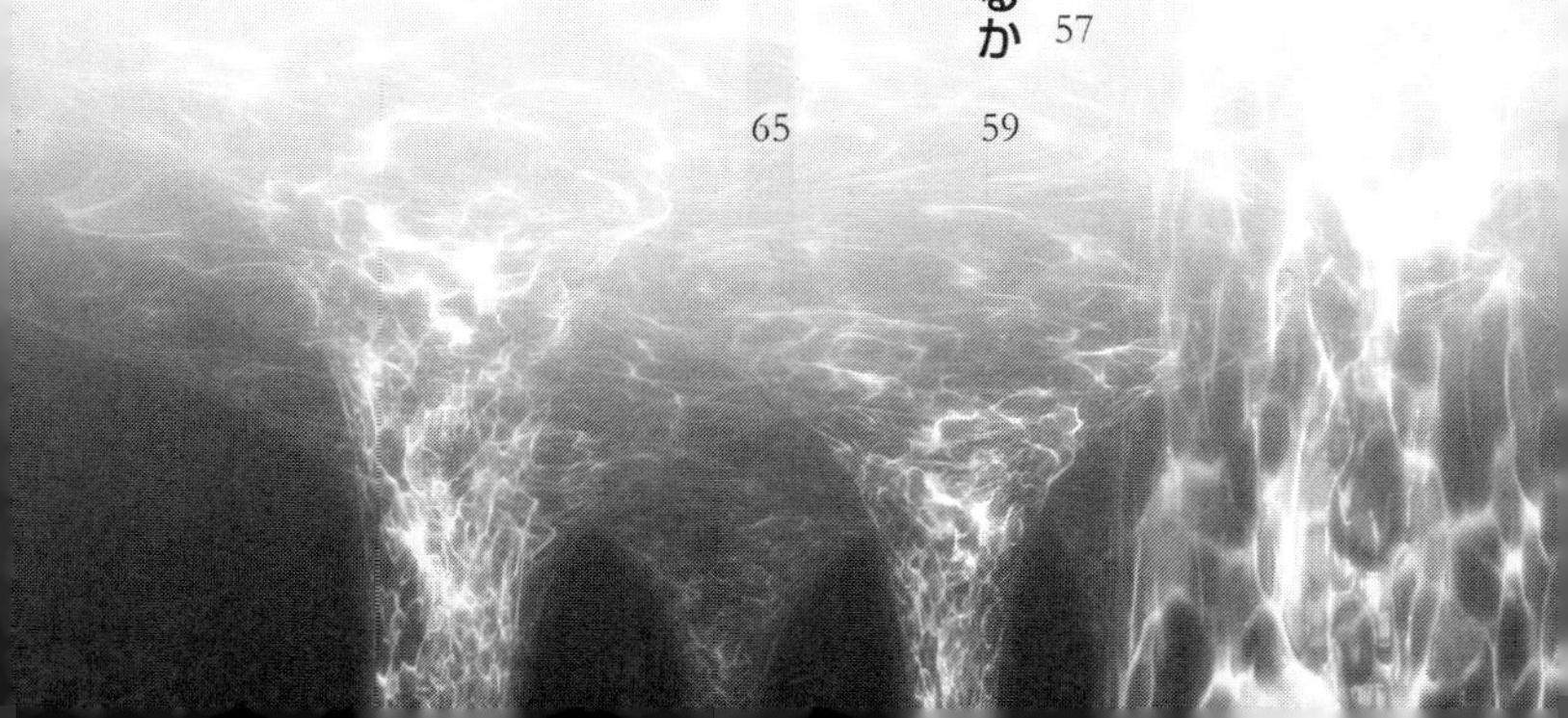

3-6 レム睡眠の発見と網様体説 81
3-7 睡眠物質候補の乱立 84
3-8 概日リズムの発見と研究の進展 87
3-9 概日リズムを決める体内時計 90
3-10 体内時計が時を刻むしくみ 93
3-11 概日リズムを制御する物質 95
まとめ 99

第4章 「病は気から」の謎
プラセボ効果とはなにか

4-1 「顕微鏡倍率の谷間」 103
4-2 電気インパルスの「伝導の法則」 105
4-3 自律神経中枢の働き 110
4-4 動物実験の限界 112
4-5 脳幹網様体と感覚神経汎的投射 114
4-6 汎的投射系の働きの謎 117
4-7 「病は気から」とプラセボ効果のメカニズム 121

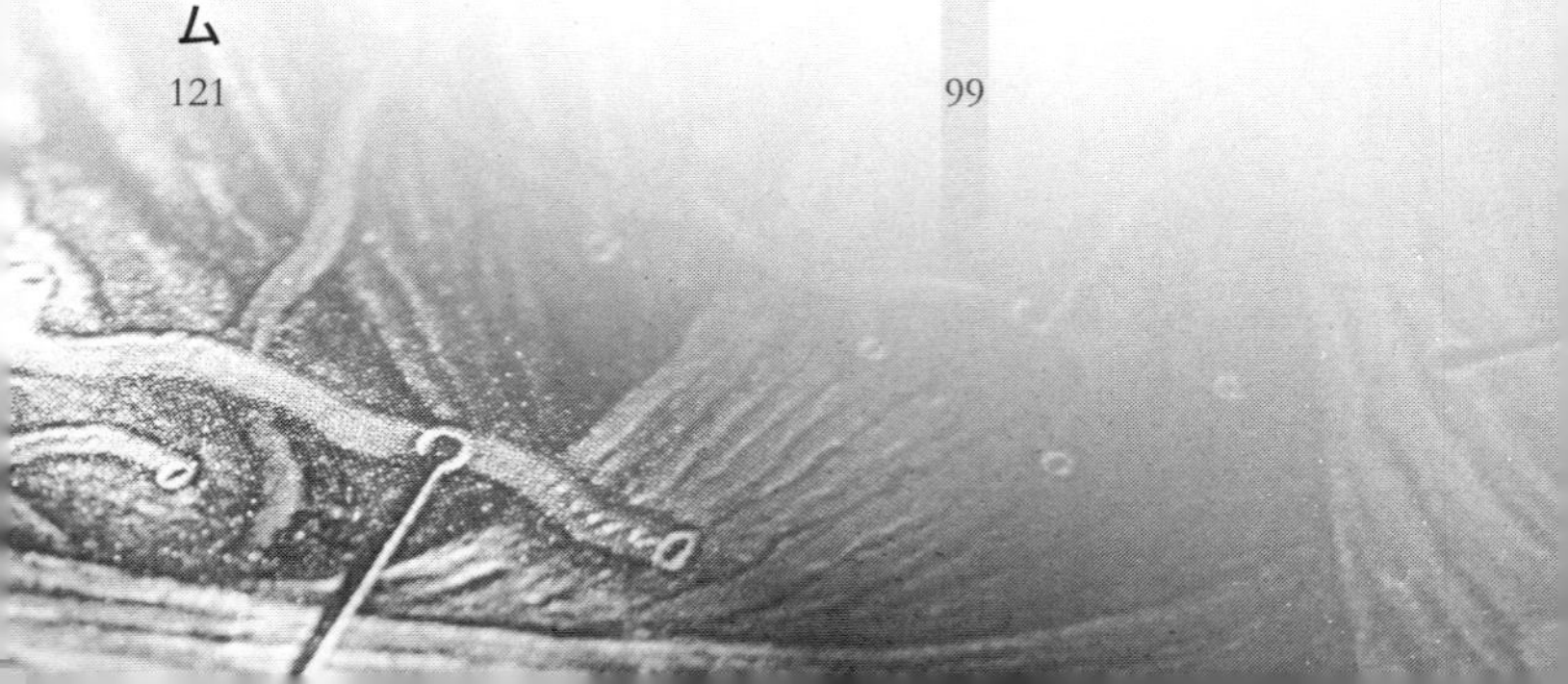

4-8 精神的ストレスを抑える方法 124
まとめ 129

第5章 「天然のリニアモーター」筋肉の謎

意志はどのように筋肉を動かすのか

5-1 意志が筋肉を操るしくみ 133
5-2 命令を伝えるのはカルシウムイオン 134
5-3 解明された筋収縮のしくみ 136
5-4 「横紋の謎」解明の糸口 142
5-5 ハクスレー、筋フィラメントの格子構造を発見 145
5-6 ハクスレー、筋フィラメントの「滑り」を着想 148
5-7 ハクスレーとハンソンの運命的な出会い 152
5-8 筋収縮の「滑り機構」の確立 154
5-9 筋肉は「天然のリニアモーター」 157
5-10 アクチンとミオシンによるＡＴＰの分解 160
5-11 ミオシン頭部の運動の謎 164
5-12 ハンソンの悲劇的な死 166

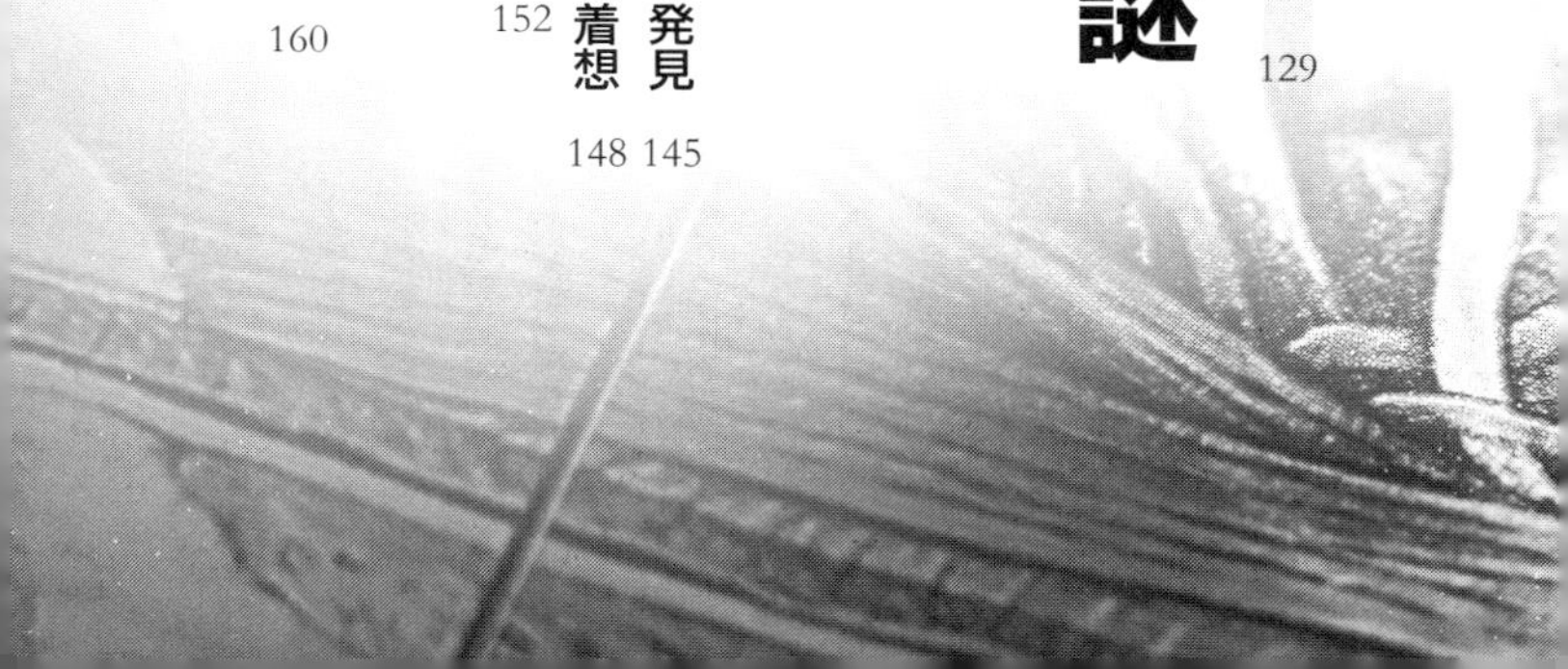

5-13 生きたミオシン頭部の運動を可視化 168
まとめ 173

第6章 記憶のメカニズムの謎

記憶はどのように貯蔵されているか

6-1 心理学の「記憶の定義」 177
6-2 エビングハウスの忘却曲線 178
6-3 記憶のレミニセンス現象 180
6-4 記憶の呼び出し口は側頭葉か 182
6-5 図形の記憶痕跡の変化 185
6-6 トレーニング効果とシナプスの可塑性 186
6-7 記憶痕跡ができるまでに必要な時間 191
6-8 記憶痕跡は化学反応を伴う 194
6-9 記憶痕跡は別の場所にコピーをつくる 196
6-10 記憶のリボ核酸説 198
6-11 記憶の貯蔵部位はどこか 202
まとめ 205

第7章 人体の設計図の謎

鍵を握る細胞質

7-1 遺伝情報発現のセントラルドグマ 208
7-2 遺伝暗号によるタンパク質の合成 212
7-3 トレーニングによるタンパク質合成の促進 217
7-4 タンパク質から細胞構造を組み立てるしくみの謎 219
7-5 ヒトゲノムの解読計画 225
7-6 さまざまな生物のゲノムサイズ 228
7-7 細胞質の「場」としての働き 230
まとめ 233
おわりに 236
付録 デュ・ボア・レーモンの「七つの謎」は解かれたか 240
主要参考文献 246
さくいん 251

第1章

鍼灸の治療効果の謎

ツボと経絡路は実在するか

東洋医学に太古から伝わる鍼灸のツボと経絡路の実在をさぐる研究は、これまでことごとく挫折している。しかし最近、経絡路に代わる針灸効果の伝達路が盛んに研究されてきている。それらの研究の成果を紹介する。

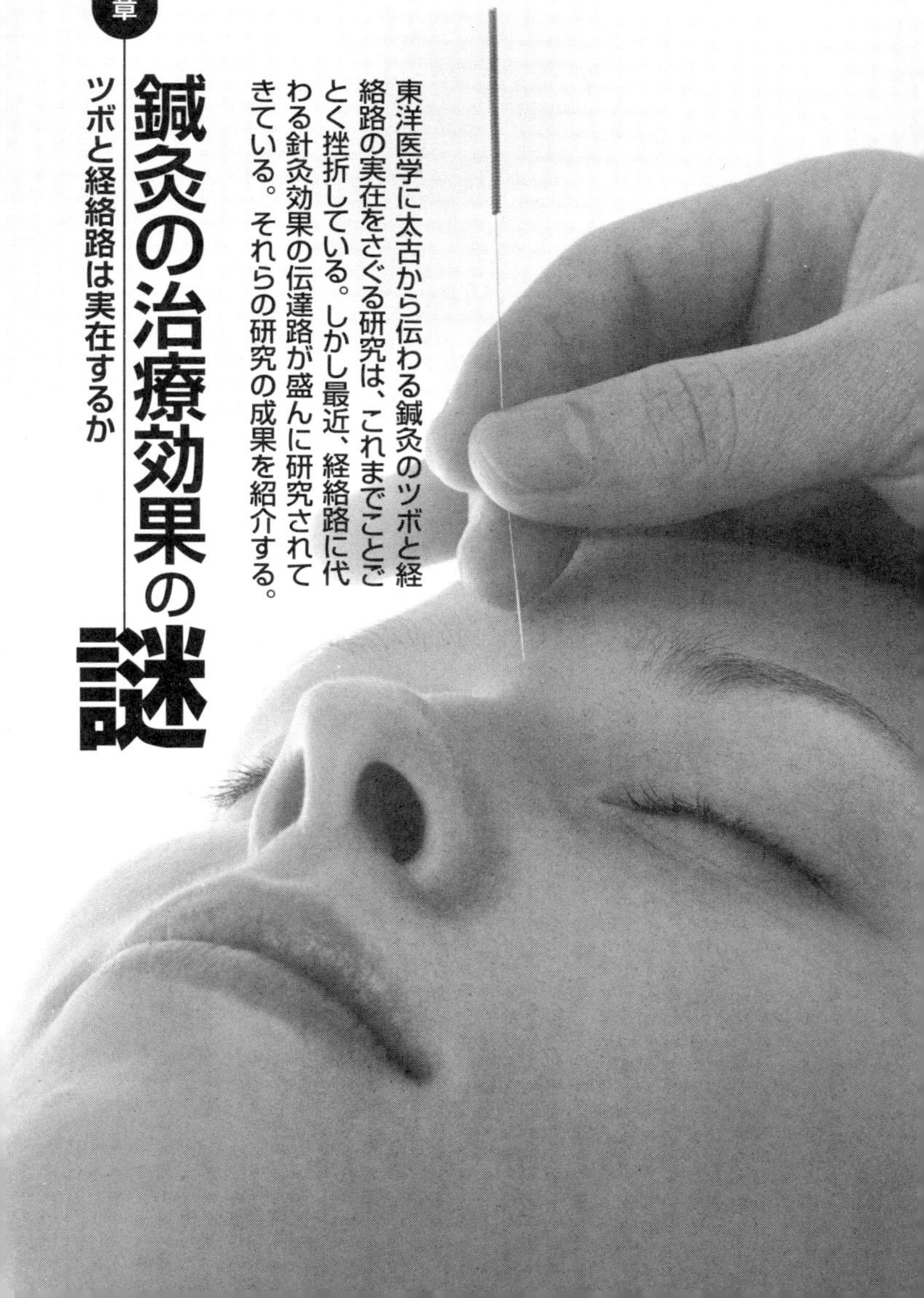

鍼灸による疾患の治療は二千年にわたって中国に伝えられてきた。この間、経験的に、皮膚上の鍼灸効果の著しい点がツボとして認識され、これらのツボを結ぶ体内の経絡路に関する理論が「陰陽五行説」にもとづいて構築された。この鍼灸理論は現代医学の立場から見て実験的な裏付けが欠けている。またわが国では鍼灸技術者は、鍼灸の治療効果の判定基準があいまいなまま、「効いた、効いた」と主張するので、医学者が学会で鍼灸効果を口にするのをはばかる傾向が続いてきた。しかし現在ではわが国でも欧米諸国でも、鍼灸効果を現代医学の知見にもとづいて解明する研究が盛んに行われている。

本章ではまず鍼灸技術の概略を説明し、ついで鍼灸のツボや経絡路が現代医学の知識でどのように説明されるかを考える。さらに鍼灸治療効果の解明をめざす実験動物による研究や、最近、欧米諸国で実施された大規模な鍼灸治療効果の統計学的研究結果についても紹介する。

1-1 鍼灸治療の実際

鍼には古来いろいろな種類があり、鉄、銅、金、銀などから作られる（図1－1）。わが国では鋼鉄製の鍼がよく用いられる。鍼を刺入する方法はさまざまで、鍼を刺してからすぐに抜く場合、しばらく刺したままにする場合、抜いたり刺したりを繰り返す場合などがある。

他方、灸の技法は、古来鍼の技法と共に発達してきた。鍼のツボ（経穴ともいう）や経絡路は

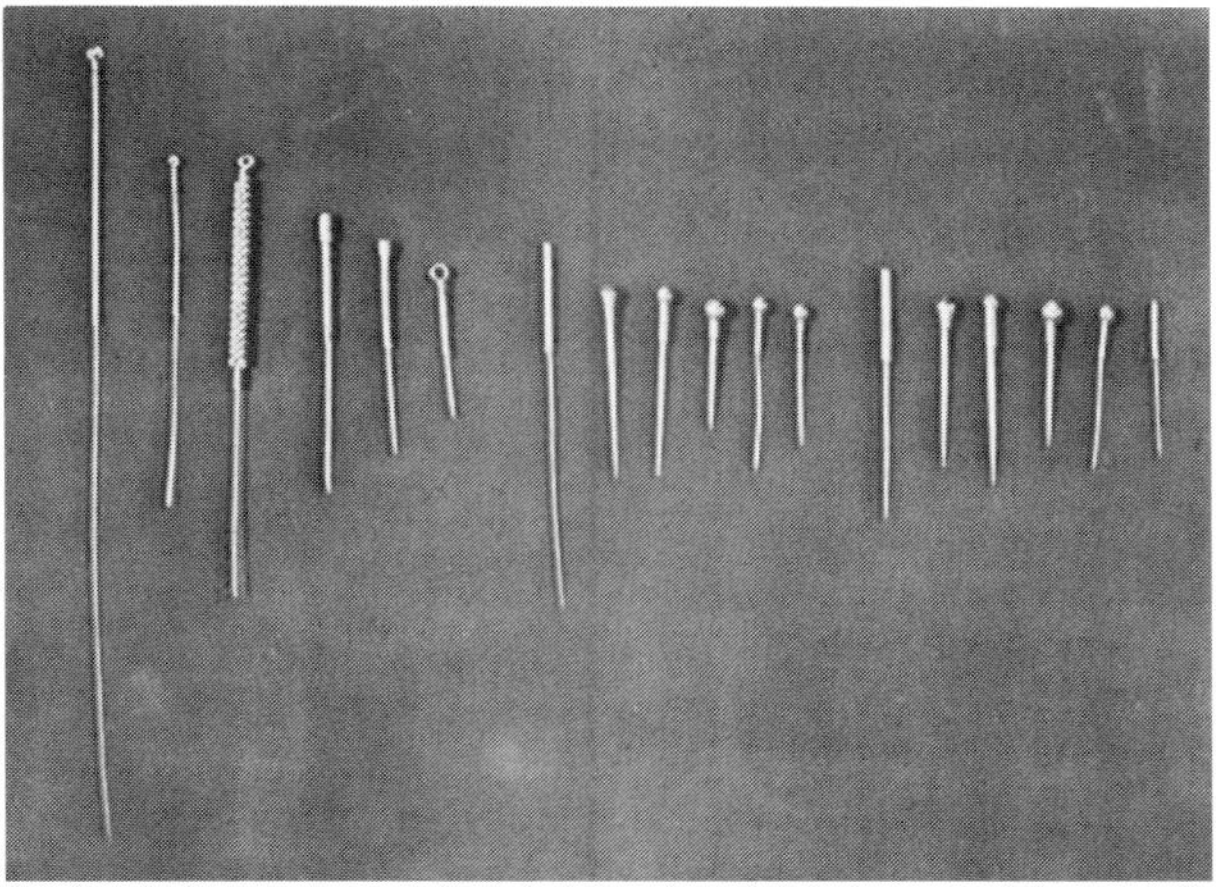

図1−1　鍼管と鍼のいろいろ。左の５本が中国の伝統的なもの

もともとまず灸によって見出されてきたという。灸はもぐさ（ヨモギの葉を乾燥させたもの）を円錐状にして皮膚の上に置き、線香で点火して燃やし、皮膚を局部的に加熱する。もぐさの燃焼による皮膚の過熱を軽減するため、円筒形の容器にもぐさを入れたり、もぐさと皮膚の間にいろいろな物をはさんだりすることがある（図１−２）。

鍼灸の効果は、中国医学古来の鍼灸理論によれば、ツボという皮膚の特殊部位に機械的あるいは温熱的刺激を与えると、この刺激がツボを結ぶ経絡路に沿って体内を伝わり、種々の疾患に対して治療効果を現す、と説明されている。図１−３はわが国で江戸時代に作られた、ツボと経絡路の位置を示す人形である。しかしこのツボと経絡路は陰陽五行説という、われわれにとって理解を絶する考えにもとづいており、現代医学の知見とは相容れないものである。なおこの説は、世界最古の書『易経』に記されており、世界は陰と陽の二つの力によって支配されており、人体ではこの二つの力が経絡を流れている、という考えである。

鍼治療を施す鍼術師は、まず疾患の原因である患者の体の陰・陽の力のバランスを患者の状態から診断する。この際もっとも重要なのが脈拍による診断である。図1－4は手首の脈拍を調べる部位である。わが国でも人気の高い韓国のドラマ「チャングムの誓い」では、この脈拍による診断の場面がよく出てくる。ただしこのような診断には多年の熟練が必要で、神秘的ですらある。図1－5は現在中国で広く使用されている背中のツボの図版と、これに従って刺入された鍼の写真である。

ちなみに英語で鍼をアキュパンクチャー（acupuncture）という。鋭い（acute）鍼の刺入

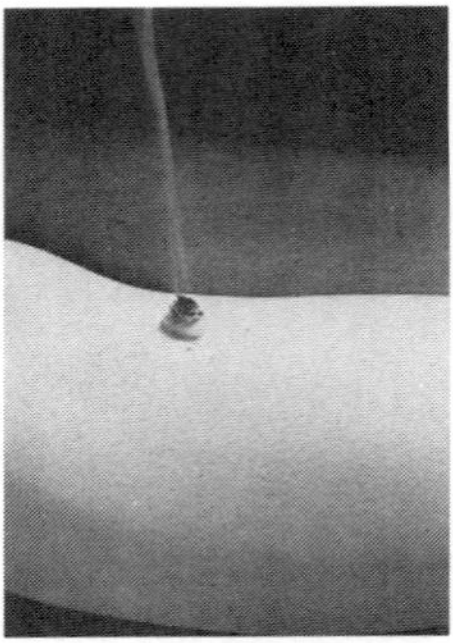

図1−2　灸を皮膚に施したところ

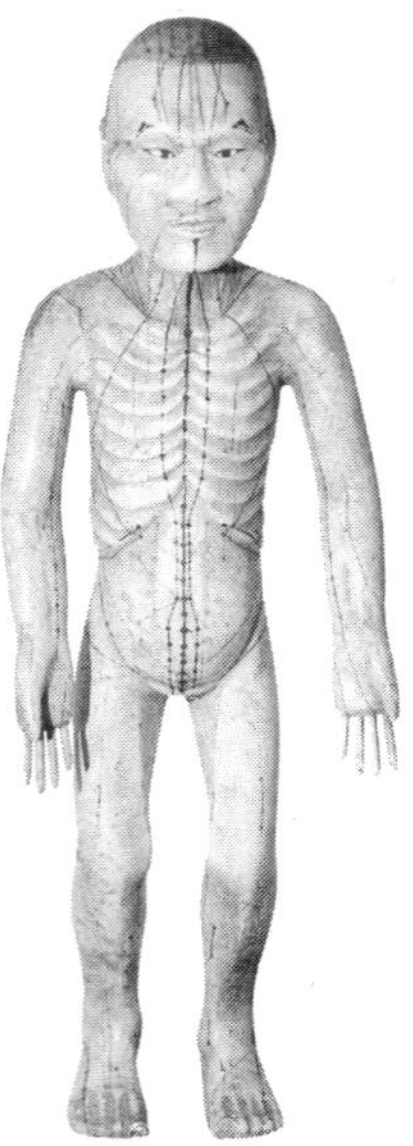

図1−3　ツボと経絡路を示す人形

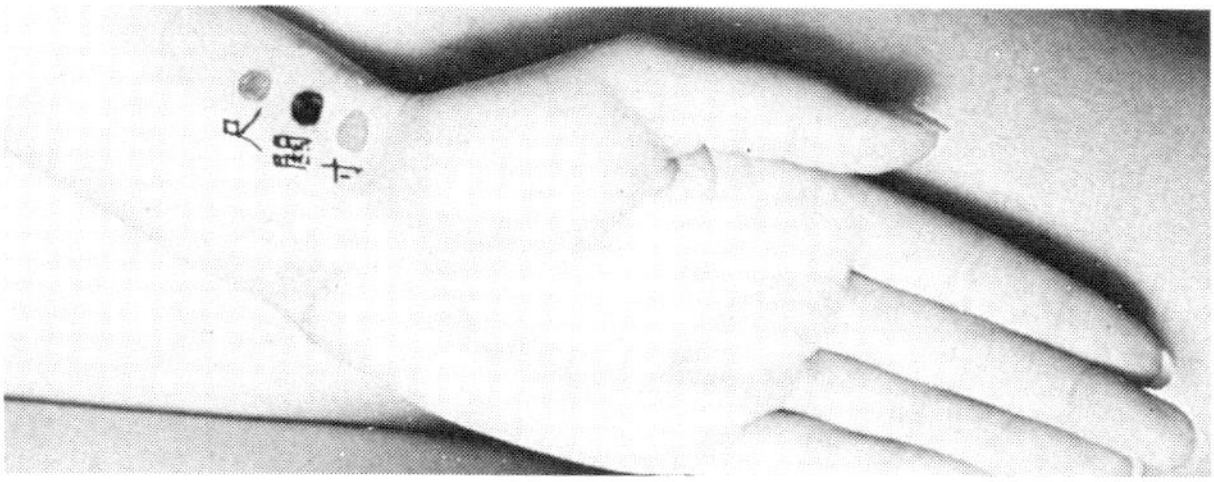

図1–4　手首の脈拍を調べる部位

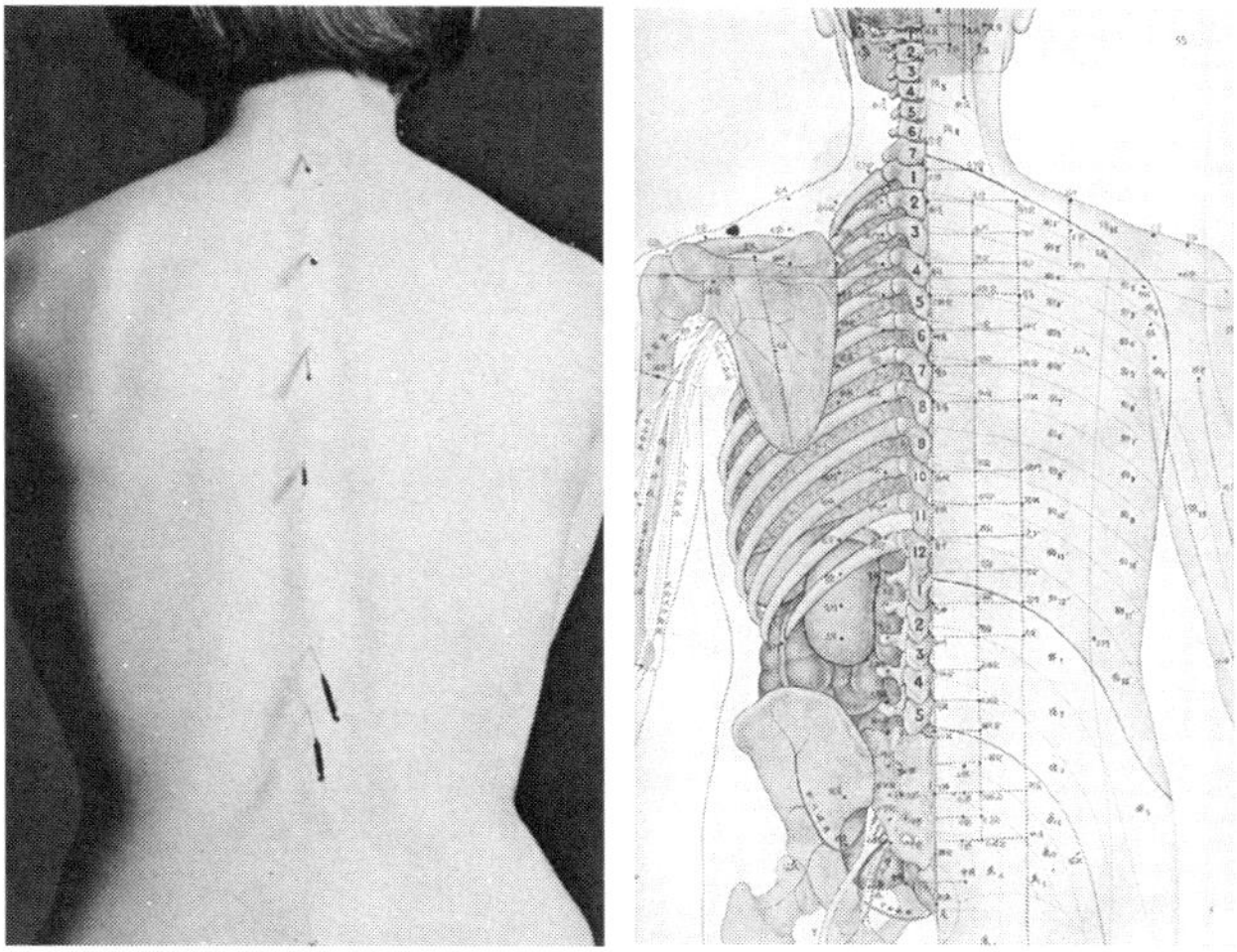

図1–5　背中のツボの図版(右)にしたがって刺入された鍼(左)

(puncture)を意味する。灸はモクシバスチョン(moxibustion)である。もぐさは日本語の発音のままモクサ(moxa)と呼ばれる。鍼灸の技法が主としてわが国を経由して欧米諸国に伝わったことがうかがえる。

1-2 欧米諸国へ拡がったきっかけ

鍼灸技術は古来わが国にいわゆる漢方医学の一環として中国から伝えられており、江戸時代には広く疾患の治療に用いられてきた。しかし明治維新後、欧米の医学がわが国に導入されると、従来の漢方医学が感染症の予防と治療にまったく無力であったため、医療機関の医学は欧米医学一色に塗りつぶされ、漢方医学は少数の識者を除き、顧みられない事態となった。

この結果、鍼灸技術は、いかがわしい民間療法の一つにすぎないとみなされ、鍼灸技術者にとって長い冬の時代が続いた。この事態は第二次大戦終了後も長く変わることがなく、戦後わが国に進駐した米軍の政策草案中には鍼灸禁止令が含まれていたという。幸いにもこの禁止令はわが国の生理学者の尽力により撤回された。

以後わが国の鍼灸技術者は、鍼灸の価値を社会的に認めさせようと盛んに研究を行い、成果の発表に努めたが、いずれも「鍼灸治療が効いた、効いた」という主張を繰り返すばかりの未熟なもので、学問的に見ればいわば空振りに終わっていた。驚いたことに、わが国でのこのような

「効いた、効いた」の主張は、鍼灸効果の大規模かつ客観的な臨床的テストが欧米諸国で盛んに行われるようになった現在もいまだに続けられている。

鍼灸技術が欧米諸国一般の人々の注目を集め、広く世界に拡がるようになったきっかけは、米国のニクソン大統領による一九七二年の電撃的な中国訪問であった。

このとき毛沢東、周恩来ら中国政府首脳は、ニクソンの面前で鍼麻酔による無痛出産の供覧を行い、ニクソンはこれに深い感銘を受けた。同じ年に世界保健機関、WHOは鍼灸を医学として正式に認め、これ以後、鍼灸技術は急速に欧米の人々の間に広まっていった。現在、WHOは数十種の疾患に鍼灸治療が有効であると発表している。なおWHOの当時の動向は、あとで述べるように欧米の医学者の鍼灸に関する多年の研究を背景としており、（わが国のように）政治家の行動の影響などを受けたものではない。実はこのニクソン訪中まで、わが国では学会で鍼灸の話題を持ち出すのは本人の見識を疑われかねずタブーとされ、鍼灸に関心を持つ医学者でさえ公の場での発言を控えていたのである。

1-3 欧米での急速な普及

一九八七年に、当時の東ドイツ、ベルリンのフンボルト大学（ベルリン大学の後身）医学部助手のトーマス・グロス氏が家族と共に、筆者の指導を受けるため来日した。彼が筆者の指導の下に成功裡に研究を終え、一九八九年秋に帰国しようとしていたとき、突如ベルリンの壁が崩壊し、東ドイツも消失した。このとき彼を含むフンボルト大学のほとんどすべての職員が解雇された。信じられないことであるが、東ドイツの研究者は国外の一切の学術雑誌の購読を禁じられていて、そのため学問の進歩に遅れをとり、西側の欧米諸国から見て恐ろしく低い研究レベルにあったのである。筆者は何度も講演のためフンボルト大学を訪れてこのことを知っており、東西ドイツが合併したら東ドイツの研究者は直ちに失職するであろうと予想して心を痛めていた。その予想は不幸にも的中したのである。

しかしグロス氏にとって不幸中の幸いは、彼の父親が裕福な医師だったことである。彼は帰国後、生理学者から開業医に転身することを決心した。さらに慧眼にも鍼灸治療の流行を予想したので、直ちにモスクワの鍼灸学校に入学して鍼灸技術を習得した後、ベルリンに帰って個人の医院を開業した。ちょうど前述のニクソン訪中により鍼灸が人々の注目を集めていたので、彼の予想どおり医院はおおいに繁盛し、旧東ドイツの人々のなかでは例外的に立派な家を建て、医院も引き続き繁盛して現在に至っている（図1－6）。

グロス氏によると欧米諸国では、鍼と共に灸もよく治療に使われている。わが国と同じように、鍼灸技術者を養成する専門学校が数多く開設されており、ここを卒業した鍼灸師は原則として大学の医学部を卒業した医師の監督、指導のもとに鍼灸治療を行うことになっている。ただしこの原則は必ずしも守られず、医師が実際に指導を行っているケースは多くはないようである。グロス氏の場合は医学部を卒業した医師でもあるので、鍼灸技術者としての自分を自分自身が監督すればよく、何の問題もない。このような事情はわが国でも同じである。

欧米諸国では最近、鍼灸の治療効果について慎重に計画された大規模臨床研究が数多く行われており、その成果が多くの学術雑誌に公表されている。これらの研究についてはあとで紹介するが、このような諸外国の動向とは対照的にわが国では、鍼灸治療の長い歴史を有するにもかかわらず、鍼灸技術者による組織的な臨床的研究は皆無である。一方、厚生労働省が独自に実施した鍼灸効果に関する検討（平成十五年）では、「鍼灸効果の臨床的有効性は客観性に乏しく不明である」と判定されており、鍼灸治療への健康保険の適用申請が却下された。この検討が行われた時点で、すでに欧米では鍼灸効果の疾患に対する有効性を示す研究結果がどんどん発表されていたにもかかわらず、厚生労働省の当事者はこれらの文献を読んで参考にした形跡はないようである。一方で漢方薬は、葛根湯などを始めとして、わが国で健康保険が適用され

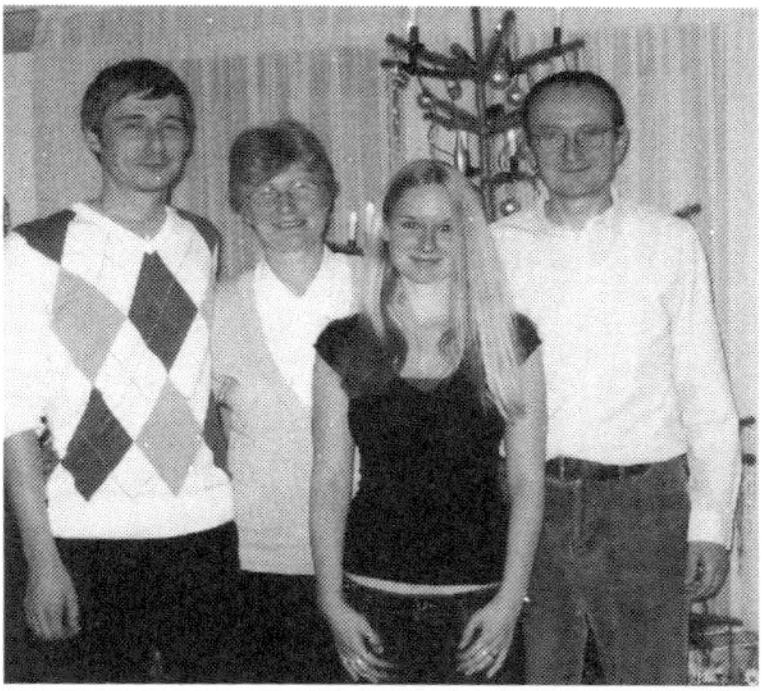

図1−6　トーマス・グロス氏（右端）と家族

ているものが多い。

欧米諸国で臨床的テストを通過し製造販売を認可された薬効の著しい薬物が、わが国の医師と患者の熱烈な要望にもかかわらず、厚生労働省の「欧米人と日本人の間には体質の相違がある」との理由で、振り出しに戻って最初の段階からテストと審査をやり直される。このため国外で認可された新しい薬物がわが国で認可されるのに何年もかかり、その間は治療に使えない、という弊害がしばしば指摘される。鍼灸効果の判定にも同じロジックが適用されるのだろうか。

1-4 欧米諸国での大規模な臨床的研究

現代社会を根底から支えている自然科学の知識の体系は、言うまでもなく欧米の人々が生み出したものである。欧米人には自然界の神秘に迫ろうとする精神が現在に至るまで脈々と受け継がれており、この精神は鍼灸効果の解明についてもみごとに発揮されている。実は欧米の研究者の間では、ニクソン訪中のはるか以前（一九四〇年代）から鍼灸に興味を持つ医学者が多く、たとえばフランスではツボの電気抵抗の測定や鍼の刺入による内臓の動きのX線による記録や、心電図による心臓の反応などが熱心に研究されてきた。これらの結果はすでに一九四〇年代後半に数多く発表されている。わが国では鍼灸を学会で議論するのをはばかっていた頃である。つまり以下に紹介する鍼灸効果の大規模テストは、時流にのった試みなどではなく、欧米における鍼灸に関する長い研究の伝統から生まれたものなのである。

一般に薬物の効果の判定には二重盲検テストが行われる。これは被験者と医師を（1）テスト群と、（2）模擬テスト（対照）群に分け、（1）群では薬効をテストすべき本物の薬物を被験者に投与し、（2）群では効果のない偽の薬物を投与する。この際、医師も被験者も被験者がどちらの群に入っているかは知らされない。つまり医師、被験者双方とも（1）、（2）のテスト群の振り分けがわからない状態に置かれるのである。

しかし鍼灸治療は被験者（患者）に鍼を刺したり灸をすえたりする行為を行う必要があり、原則的には二重盲検テストを行うことが困難である。この困難を除去するため、鍼治療の場合、模擬テスト群では、（1）ツボをはずして鍼を刺入する、（2）ごく浅く鍼を刺入する、（3）振動を与えて、被験者に鍼を刺入されたように思わせる、（4）巧妙に考案された特殊な装置により、被験者に実際に鍼が刺入された感覚を起こさせる、などの方法が考案されている。（4）の方法では、被験者ばかりでなく医師も、実際に鍼を刺入したか否かの判定がつかない場合があるという。このように、模擬テストであることを見破られないために、細心の配慮がなされる。一方、灸では皮膚が加熱されるので模擬テストが困難で、このようなテストはまだ行われていない。ここでは主として筆者がグロス氏から入手した米国（一件）、ドイツ（二件）の報告書をもとに、鍼の治療効果を探る大規模臨床的テストの概略を紹介しよう。なおこのようなテストは、英国、カナダ、フランス、スペインなどでも行われている。

千人前後に及ぶ多数の被験者の募集は、米国の報告書でのみ詳しく記されている。まずマスコミを介して被験者を募集し、希望者のうち（1）年齢五十歳以上、（2）長期間にわたって、テストの対象に選ばれた疾患（この報告書では慢性の膝関節の疼痛、病名を変形性膝関節症という）に苦しんでいること、（3）レントゲンなどによる患部の検査、（4）テスト群あるいは模擬テスト群のいずれに入れられてもよいとのインフォームド・コンセントが成立していること、などの条件を充たした者を被験者に選んでいる。他の国々でもほぼ同じ方法で被験者を募集しているのであろう。なお、他の国でのテストで鍼治療の対象とされた疾患は、ドイツでは変形性膝関節症と偏頭痛、スペインでは変形性膝関節症であった。

研究費用を負担するスポンサーについては、ドイツの報告書の一つにのみ明記されており、生命保険、健康保険会社の連合が出資している。この補助金はハイデルベルク大学が受け取り、各研究機関、病院に分配した。他の報告書にスポンサーが記されていないことは、政府の指導や補助金なしに自主的な研究が行われたことを示している。

鍼治療はテスト期間（二十日以上）中、厳密に定められた規則に従って施され、治療効果の判定はもっぱら被験者の主観的判断に委ねられ、患部の痛みが消失したか、あるいは軽くなったか、などの問診にもとづいて行われた。治療効果の統計的処理は複雑で、これについての説明は省略する。
　これらのテストの結果はいずれもほぼ同様であった。大雑把に要約すると、
（1）本当に鍼をツボに刺入する治療を受けた被験者の五〇パーセント以上に明らかな治療効果、つまり患部の痛みの消失あるいは軽減がみられた。
（2）偽の模擬治療を受けた被験者でも四〇パーセント以上に同様な治療効果がみられた。
（3）いま一つのテスト群として、鎮痛薬などの薬物治療を受けた被験者では、二〇から三〇パーセントに症状の軽減がみられたのみであった。ただしこのテストは鍼の効果を強調するために行われたもので、症状に適した薬物が使用されたか否かは明らかではない。
（4）これらのテスト群の症状の治療効果は統計的に有意であることが確認された。
　模擬テスト群の被験者にみられた治療効果は明らかにプラセボ効果によるものである。プラセボ効果とは、偽薬を与えられた患者でも四〇パーセントくらいは症状が治まるという経験的事実を指す用語で、薬を服用した精神的安心感が自律神経系の働きを回復させることによるものである。このプラセボ効果は、製薬会社が巨費を投じて新薬を開発する際の最大のリスクとなっている。薬効テストの最終段階での治癒率が四〇パーセントそこそこなら、その新薬の申請は却下されてしまう可能性が大である。なおプラセボ効果については本書の第4章で詳しく論議する。

　医学はある意味で結果オーライの面があり、ドイツでは本章で説明した鍼の治療効果報告は政

府により肯定的に受け取られ、変形性膝関節症の鍼治療には健康保険が適用されることになった。わが国ではこの申請が却下されたことはすでに述べた。なお、以上の報告から推論されるように、鍼灸治療効果のかなりの部分（おそらく半分）はプラセボ効果によるものであろう。なお筆者は、鍼効果のかなりの部分がプラセボ効果であるとしても、鍼治療は有効であると考えている。

筆者はこれらの報告書を読むと、自然科学を生んだ欧米の人々の、物事を解明しようという熱意と執念を感じずにはいられない。彼らは政府の補助や指示などなくても自主的に横の連絡をつけ、スポンサーをみつけ、目的を達するのである。一方わが国では、これまで自主的に医師、鍼灸師により行われた鍼の治療効果のテストでは被験者数が二十名を超えたものはなく、テストの内容も欧米のように客観的なものではない。このようなわが国の研究者の態度は、過去に自然科学を欧米から導入したわが国独特の「宿痾《しゅくあ》」に根差していると考えられ、この宿痾は政府の学術行政にも顕著に現れている。これらの問題は本書の第7章でふれることにする。

1-5 ツボと経絡路の実体とは

人体におけるツボとこれを結ぶ経絡路は、中国での二千年以上に及ぶ鍼灸治療から経験的に導かれたものである。もしこれらの考えがいかさまなら、二千年以上の時代を超えて生き残れなかったであろう。事実、中国の医学書の知見にもとづく鍼灸治療は、少なくとも膝や背中などの慢性痛には効力を発揮し、理屈っぽく容易に物事を信じない欧米人の間に急速に受け入れられていった。すでに説明したように欧米では、鍼灸が民間治療の枠を越えて健康保険の対象に入りつつある。

筆者が東大医学部生理学教室に助手として勤務をはじめた一九六三年、北朝鮮のキム・ボンハン氏（図1－7）の「経絡系統について」と題する小冊子が研究室に届けられた（図1－8）。この中には彼が発見した、ツボの箇所に存在するボンハン小体、これを繋ぐ管状のボンハン管と、これらの構造が身体に広く分布して経絡系統を形成していることが、多くの解剖学組織標本

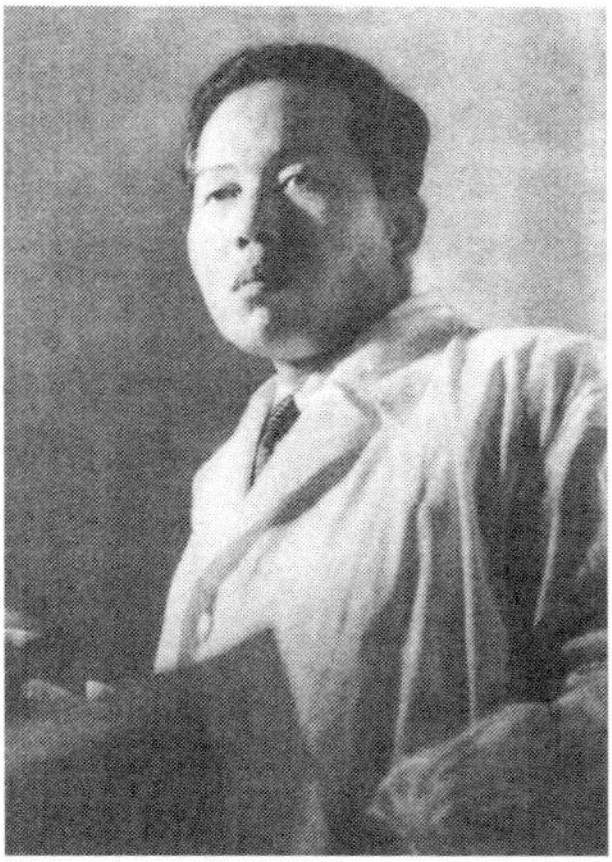

図1–7　キム・ボンハン氏

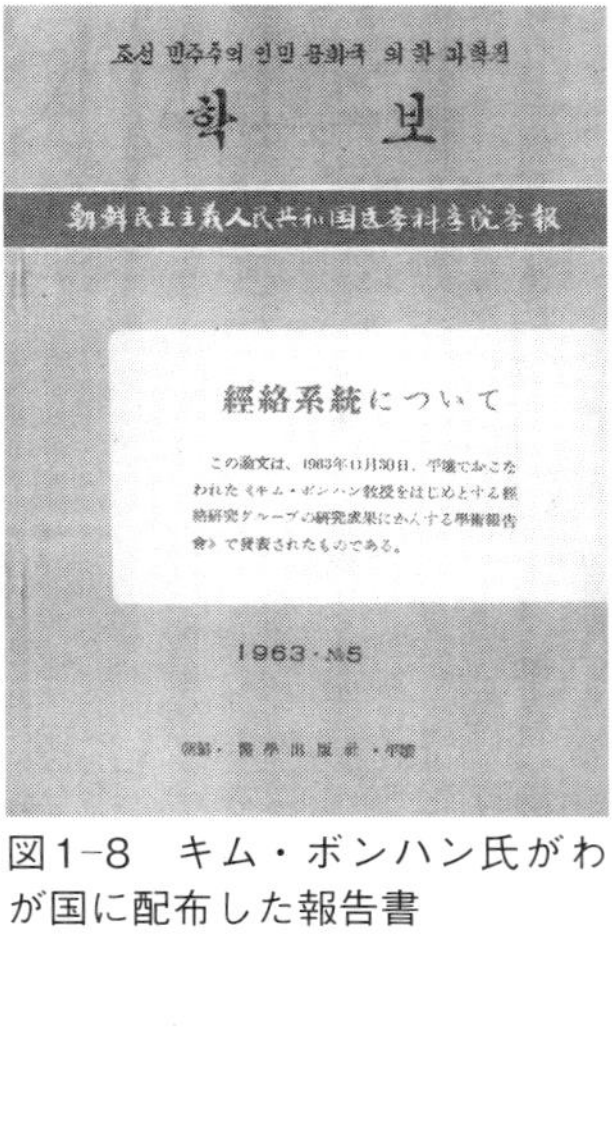

図1–8　キム・ボンハン氏がわが国に配布した報告書

と共に説明されていた（図1－9）。さらに彼は放射性同位元素を用いて、実験動物体内の経絡系統の存在を示した。

この衝撃的な報告はわが国の生理学者を驚かせ、新任の助手であった筆者は教授から危うく彼の報告の追試をさせられそうになって慌てたのであった。しかしボンハン小体と経絡系統の実在を確認する各国での試

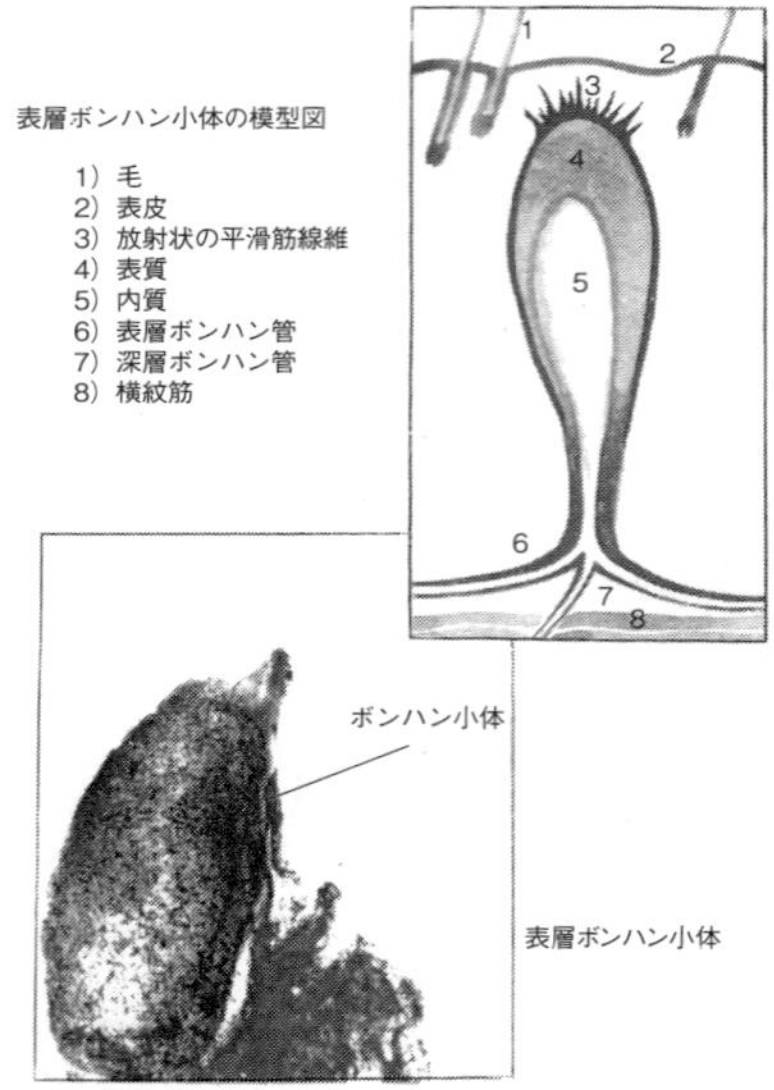

図1–9　ボンハン小体の模型図と写真
（「経絡系統について」より）

みはすべて成功せず、そのうちこの話は消えうせてしまった。キム・ボンハン氏はその後、虚偽の報告をしたと弾劾され、自殺したとのことである。彼の見出したボンハン小体と経絡系統は幻に終わったのである。

中国の医学書ではすでに述べたように、身体におけるツボにはそれぞれ名称がつけられ、それらの部位が示されている。しかし実際に正しいツボの位置を探り当てるには、多年の修練を必要とする。熟練した鍼灸師は微妙な指先の触感によりツボの位置を決めるという。しかし、ツボと

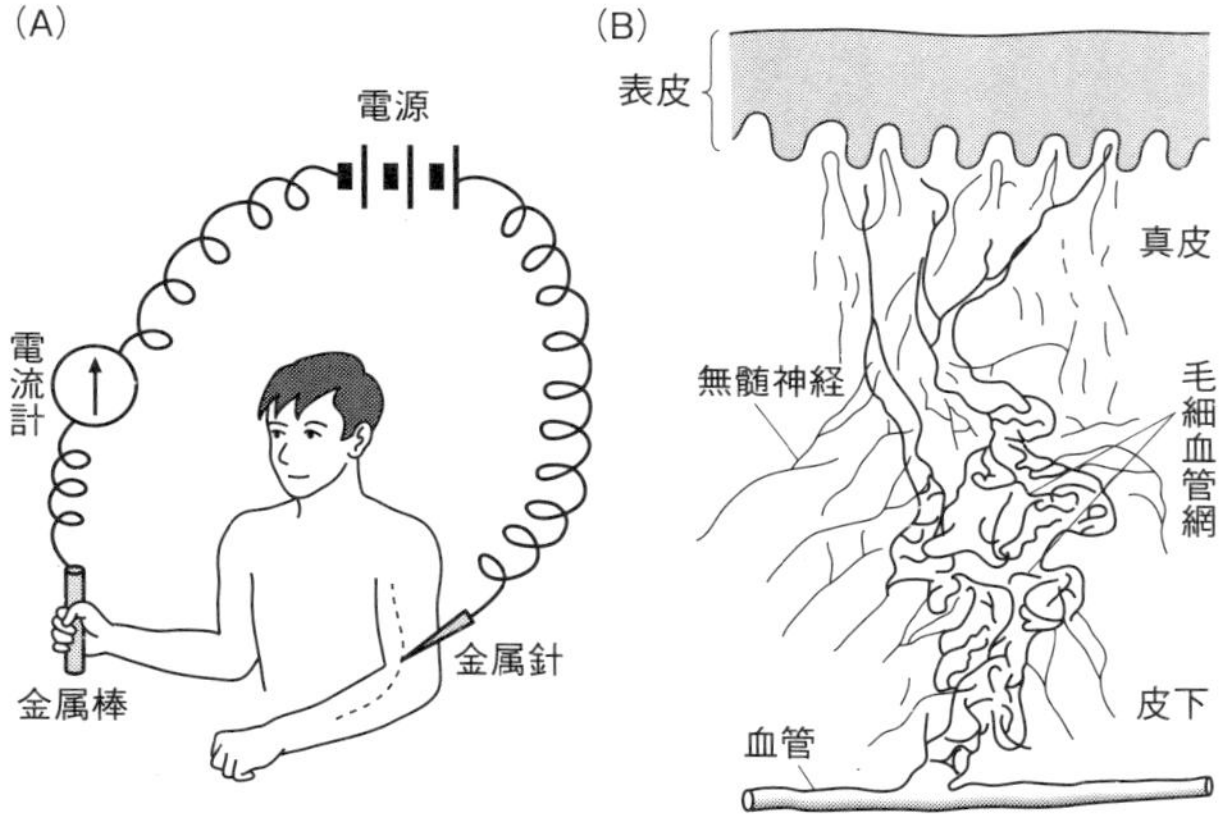

図1−10　(A) 皮膚の電気抵抗値の測定　(B) ツボの部位の皮膚にみられる毛細血管網

いう皮膚上の特殊部位が本当にあるなら、もっと客観的にその位置を決められないだろうか。

欧米でもわが国でも、ツボの位置を皮膚の電気抵抗の測定によって決めようとする試みがいくつか行われている。典型的な測定法は、直流電源の一方の極（金属棒）を被験者が握り、他方の極（金属針）を皮膚の各部に当てて電気抵抗を測定するものである（図1−10A）。このような測定では、ツボに相当すると考えられる部位の電気抵抗は周囲のそれに比べて低い（つまり電流を通しやすい）という。フランスのニボエは、このような電気抵抗の低い部位の皮膚は薄く、表皮の下の真皮には糸鞠状の毛細血管網があり、この毛細血管網を神経線維が取り囲んでいると報告している（図1−10B）。しかし彼の報告は他の研究者によっては認められていない。さらに、このようなツ

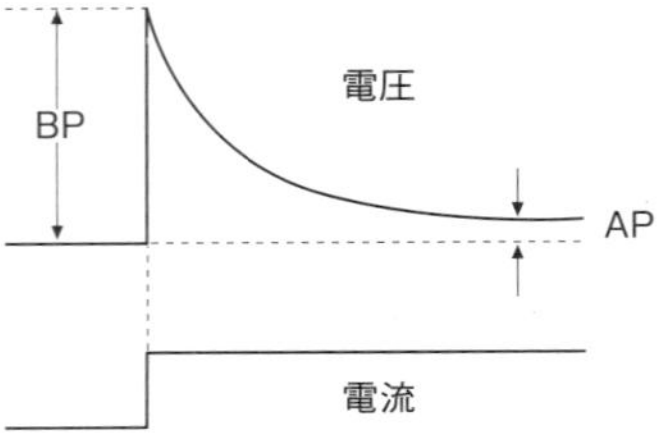

図1−11　皮膚に一定の電流を流したときの分極。BPは分極前、APは分極後に皮膚に流れる電流

ボに相当する部位の電気抵抗値は日によって一定でなく、またその位置も日によって移動するという報告もある。また、この電気抵抗の低い点を繋ぐ線に沿って神経や血管が走っているともいわれるが、これが経絡路に一致するか否かは不明である。

いずれにせよ、皮膚の下の真皮には血管や神経が分布しており、皮膚の電気抵抗の低い場所は、ニボエの報告のような特殊な組織はなくても、血管や神経が密に集まっていると考えられる。皮膚の血管や汗腺は自律神経によって支配されており、自律神経の活動による血管の収縮・拡張、汗腺の発汗活動などはその部位の皮膚抵抗を著しく変化させるであろう。また第4章で論議するように、自律神経の活動は大脳皮質の精神活動に著しく影響される。

皮膚の（ツボと思われる）特定部位に直流電圧を加えて電流を流すと、この電流は時間と共に減少してほぼ一定の値に落ち着く（図1−11）。この現象を皮膚の分極という。わが国の小林の実験によると、この皮膚分極の結果、落ち着く皮膚の抵抗値は、鍼の刺入では変化せず、灸をすえるごとにわずかに変化するが、被験者を瞑想させるとはるかに著しく減少したという。この実験は条件の設定が明確でないが、瞑想が直ちに自律神経活動に影響を与え、その結果、血管、汗腺などの状態が変化したと考えられる。このように、われわれの精神活動が速やかに末梢の自律神経活動に影響するという事実は、すでに説明したプラセボ効果が、大脳皮質の精神活動→自律神経という神経回路により発現することを裏づけるものである。

以上の結果から考えると、中国の伝統的なツボと経絡路に対応する解剖学的構造の有無は、依然として謎である。さらに、あとで説明する動物実験の結果は、伝統的な経絡路の存在を支持しないように思われる。

1-6 鍼灸の治療効果を起こす神経経路

すでに説明してきたように、種々の疾患におよぼす鍼灸の効果には、大脳皮質の精神活動によるプラセボ効果が明らかに含まれる。しかし鍼灸効果をプラセボ効果のみに求めることは明らかに無理で、大脳皮質を経由しない未知の神経回路を伝わる神経インパルス（活動電位）の働きも関与するに違いない。しかし患者に鍼灸治療を行うときは、大脳皮質の精神活動→自律神経という神経回路と、大脳皮質とは無関係な神経回路の働きを切り離して調べることは不可能である。つまり患者を研究対象にするかぎり、鍼灸効果へのプラセボ効果の混入を除外することができな

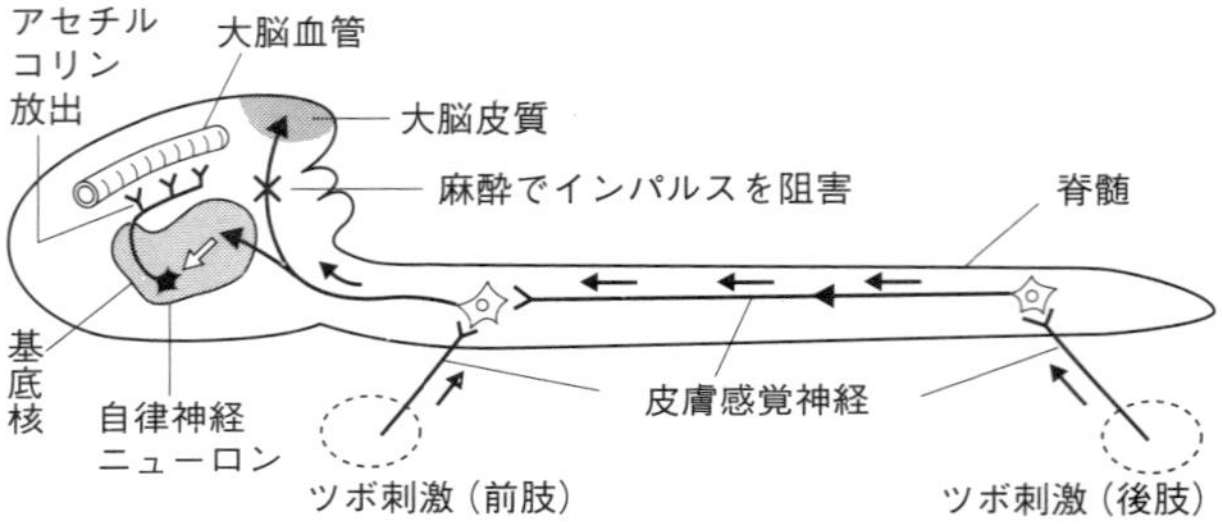

図1−12　前肢または後肢のツボ刺激は、まず皮膚感覚神経に沿って大脳基底核に伝わり、ここで脳血管を支配する自律神経ニューロンに飛び移る

い。この困難を除去して鍼灸効果の研究を進めるには、麻酔した実験動物を用いなければならない。このような研究は現在、世界各国で盛んに行われている。

一例としてわが国の内田らの研究を紹介しよう。この研究は焦点を鍼の偏頭痛に対する治療効果に絞り、動物実験により皮膚の鍼刺激が大脳血管の血流変化を起こす可能性を調べたものである。ドイツの鍼効果の臨床的テストの対象疾患にも選ばれているように、鍼は偏頭痛の治療に広く用いられている。

内田らは麻酔したラットの前肢、後肢のツボに相当する部位に鍼を刺入し、これを手で左右にひねったり、この部位を電気刺激したりすると、大脳血管が拡張し、単位時間当たりの血流量増加が起こることを見出した。つまり確かに、前肢または後肢のツボ刺激は、遠く離れた大脳の血管に変化を起こさせたのである。彼らはさらに実験条件をさまざまに変化させてこの脳血流増加の神経系路を調べ、図1−12に示すような神経系路が存在することを示した。

まずラットの前肢または後肢にあたえられた刺激は、皮膚に分布する感覚神経に沿って電気インパルスとして大脳の基部（解剖学名を基底核という）に達し、さらにこれを越えて大脳皮質感覚野に達する。ここまではすでによく知られた神経回路である。無麻酔のラットなら、皮膚刺激により感覚野に生ずる痛みのため飛び上がってしまうであろうが、麻酔により大脳の精神活動（動物の場合には情動活動という）が阻害されているので、これは考慮しなくてよい。

感覚神経により基底核まで伝えられてきた電気インパルスは、ここで脳の血管を支配する自律神経に飛び移り（図1－12の白い矢印）、この結果、自律神経末端から放出される化学物質、アセチルコリンにより脳血管が拡張し血流量が増加する。この結果、偏頭痛の原因となっていた化学物質が、増大した血流によって速やかに洗い去られると考えられる。この感覚神経の電気インパルスの自律神経への「飛び移り」はきわめて重要な知見である。なぜなら、大脳皮質の精神活動に直結する体性神経系と、精神活動とは無関係に身体機能を調節している自律神経系とを連絡する神経の連絡路は、解剖学的に知られていないからである。

ここで筆者が飛び移りという言葉を使ったのは、感覚神経の電気インパルスが未知の神経連絡路を伝わって自律神経系に伝わる事実を表現するためである。つまりこの事実が、精神活動の自律神経活動への影響、つまりプラセボ効果を解く鍵でもあるのだ。この点も第4章で論議する。

以上の麻酔ラットを用いた研究結果は明快で、鍼灸効果の発現には少なくとも二つの異なった神経経路が関与することを示している。

（1）前肢または後肢のツボの鍼灸刺激→皮膚の感覚神経インパルス→自律神経インパルス→大脳血管の拡張→鍼灸効果の発現、という神経経路。一般にこのような電気インパルスの伝わる神経経路を反射回路という。この反射回路は経絡路とはまったく無関係である。

（2）大脳皮質（鍼灸刺激あるいは鍼灸刺激を受けたという精神活動）→自律神経インパルス→身体の器官の活動の変化→精神的（心理的）効果の発現。これはプラセボ効果にほかならない。

なお、（1）のような感覚神経から自律神経へと電気インパルスが飛び移る反射回路は、大脳基底核ばかりでなく、視床や脳幹部、さらには脊髄でも存在する。

ただしこのような結果は、麻酔下の動物で得られていることに留意する必要がある。鍼灸効果を発現する神経回路のより確実な解明には、無麻酔、無拘束状態の動物での実験が必要であるが、はたして将来このような実験が可能になるであろうか。

まとめ

以上、本章で説明したように、中国医学が主張する身体のツボとこれを繋ぐ経絡路は、これらに対応する解剖学的構造が認められず、また麻酔実験動物による研究から明らかになった電気インパルスの伝わる神経経路は、経絡路とは無関係であった。つまり、欧米での大規模臨床的テストにより鍼灸治療の有効性は一般に認められつつあるが、ツボと経絡路の謎は依然として謎のままである。

一般に、ある仮定された構造の実在とその生理学的な働きは、解剖学や生理学の研究により証明可能であるが、逆にある仮定された構造やその働きが実在しないことの証明は原理的にほとんど不可能なのである。いくら研究を重ねてその実在を否定しようとしても、「将来実在が証明されるかもしれないではないか」と反論されればそれまでで、議論は平行線をたどるばかりである。実際に現在も「経絡路は実在し、神経回路とは無関係である」との主張が鍼灸師によりなされている。

純粋な学問の世界では、実証がなされない仮説や主張は結局無視され葬られて、学問は先に進んでいく。しかし鍼灸は、ある意味では学問ではない、結果オーライの、臨床医学の問題である。さらに鍼灸の治療効果の解明には、現代医学の難問、プラセボ効果が立ちはだかる。麻酔下の動物実験は本章で説明したように、プラセボ効果の関与なしに明快な結果を得ることができる。しかしこのような研究の弱点は、「麻酔により単純な神経回路のみが生き残っている実験動物では明快な結果が得られるが、もっと重要で複雑な神経回路は麻酔により遮断されているのではないか」という疑問には答えられないことである。

このようなわけで、鍼灸に関する謎は、一部が実験的に解かれ始めたとはいえ、依然として謎であると言わねばならない。

第2章

磁場の人体に及ぼす影響の謎

人体内に磁石はあるか

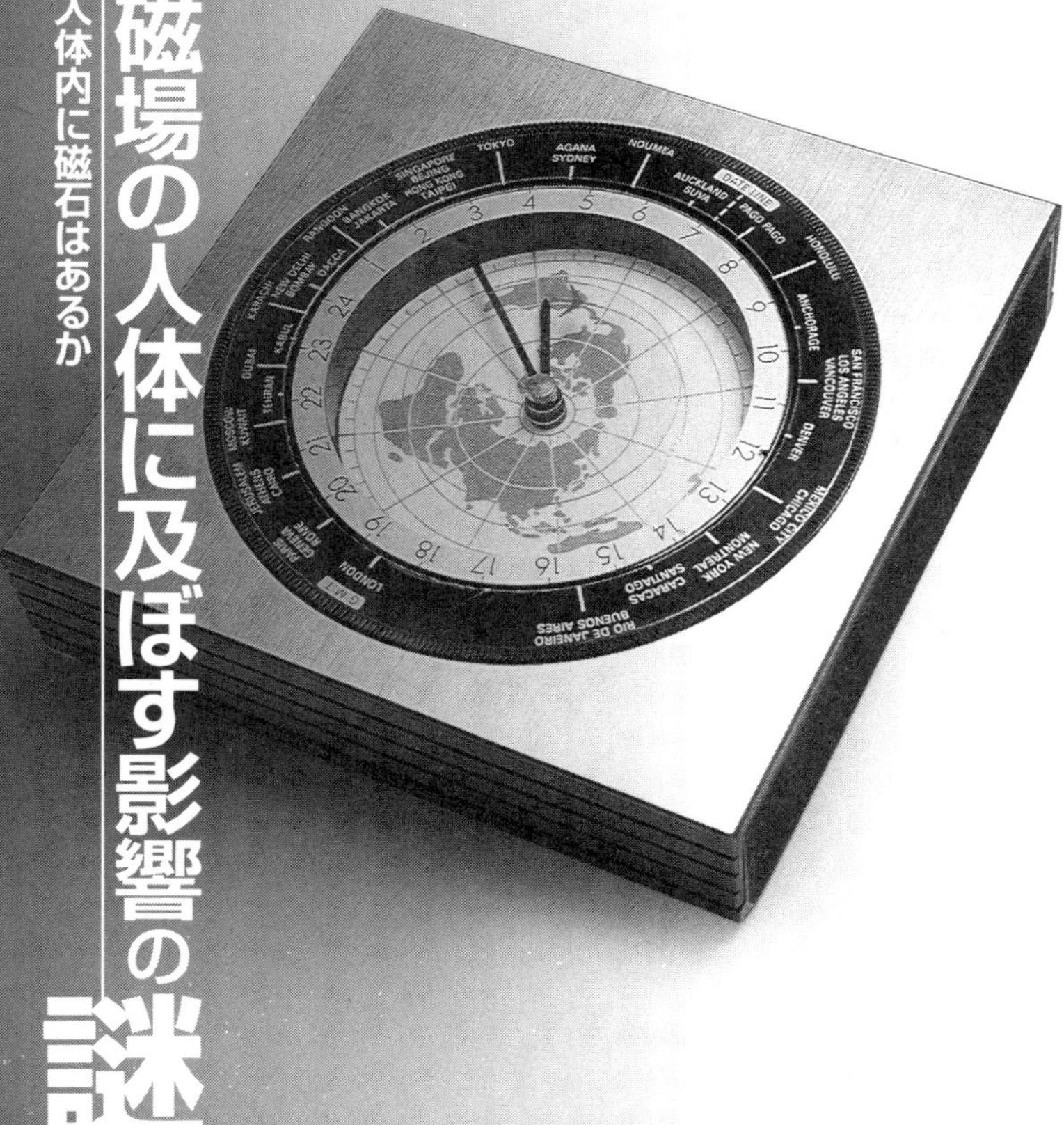

発電機、モーターなどの動磁場は電流を誘導して人体にも影響を与える。しかし静磁場は体内に電流を生ずることはなく、地球磁場（地磁気）や種々の磁気治療器具などの静磁場の人体への効果は、謎に包まれている。この静磁場の作用の謎に対するチャレンジを、筆者自身の研究をまじえて紹介する。

われわれが住んでいる地球はそれ自身巨大な磁石で、地球上のすべての生物は地球の磁場（以下、地磁気と呼ぶ）に囲まれて暮らしている。また、ある種の生物は地磁気を利用して生活している。たとえばある種のバクテリアは体内にマグネタイトという鉄化合物を含む微小な構造があり、地磁気に沿って北あるいは南に向かって（つまり地磁気のS極あるいはN極に向かって）動く。また渡り鳥、伝書鳩、サケなどの回遊性魚類の体内にもマグネタイト様物質があり、これらの動物は地磁気を感じながら移動すると考えられている。原始的な人類も磁気を感じて行動していた可能性がある。

地磁気や永久磁石の磁場は、時間と共に変化しない静磁場である。これに対し時間と共に変化する磁場を動磁場という。動磁場は発電機、モーターなど、人類の文明社会の至るところに存在するが、自然界には一般に存在しない。動磁場はその周りに電流を起こすので、人体に動磁場を与えると体内に電流が生じさまざまな効果を現す。しかし電流を起こさない静磁場の人体に対する効果はまったく不明である。

また現代社会は電磁波による情報を中心として動いており、われわれはおびただしい電磁波に包まれて生活している。電磁波がわれわれの身体に影響を与え、身体を変化させつつあると主張する学者も多い。さらに発電所、原子炉など強力な電磁波を発生するところで働く人々や、高圧送電線の下で暮らす人々の健康もしばしば問題として取り上げられる。本章ではまず磁気と電気に関する基礎知識から説明を始めることにしよう。

2-1 磁石とはなにか

われわれの身近にある永久磁石にはN極とS極があり、N極とS極は磁力線で結ばれている。磁力線はN極から出てS極に向かうと定義されている。図2－1は棒磁石の磁力線を示したものである。この磁力線は砂鉄を敷いた紙の下に磁石を置くと容易に見ることができる。このような磁力線の存在する空間が磁場である。磁場の強さは磁力線の束（磁束）の密度が高いほど大きい。

二つの磁石のN極とS極の間では引力が、N極どうしあるいはS極どうしの間には斥力（反発力）がはたらく。二つの磁極間にはたらく引力または斥力は万有引力と同じく、磁極間の距離の二乗に反比例する。

永久磁石の中の物質分子はそれぞれが微小な磁石で、それらのN極とS極はそろって同じ方向を向いている。したがって、磁石をいくら分割しても磁石のままである（図2－2）。

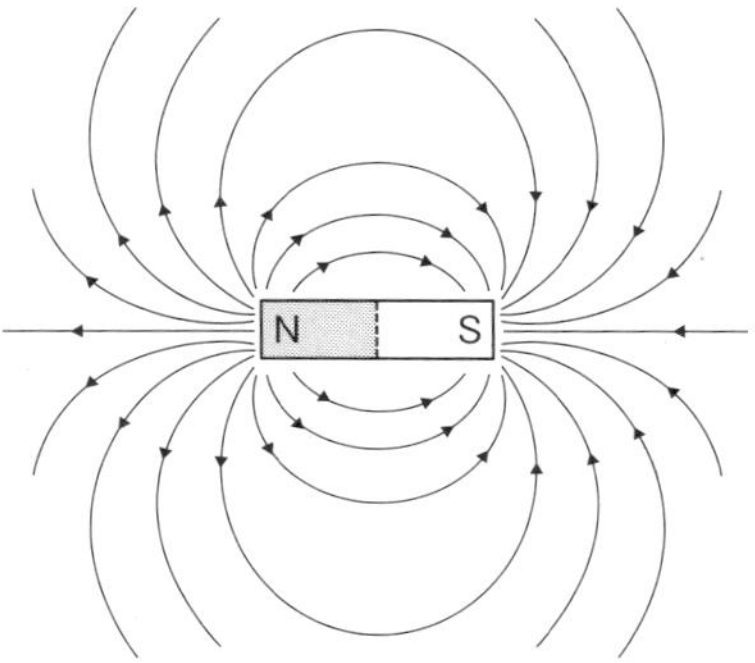

図2－1　磁石の磁力線の流れ

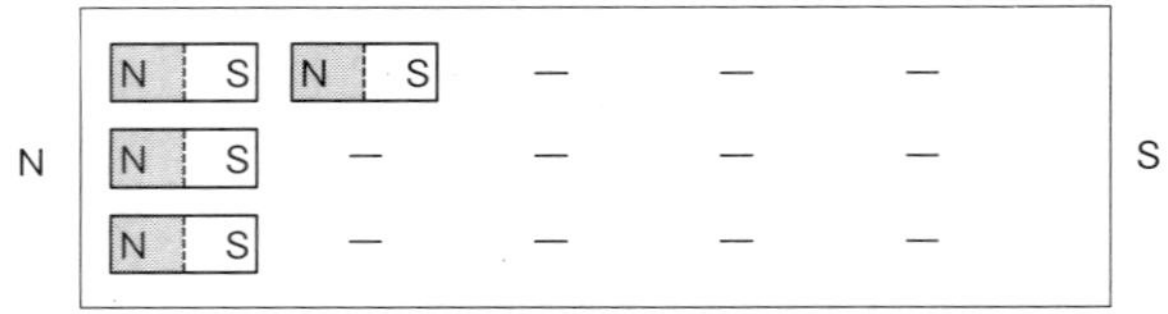

図2−2　永久磁石中の分子の配列

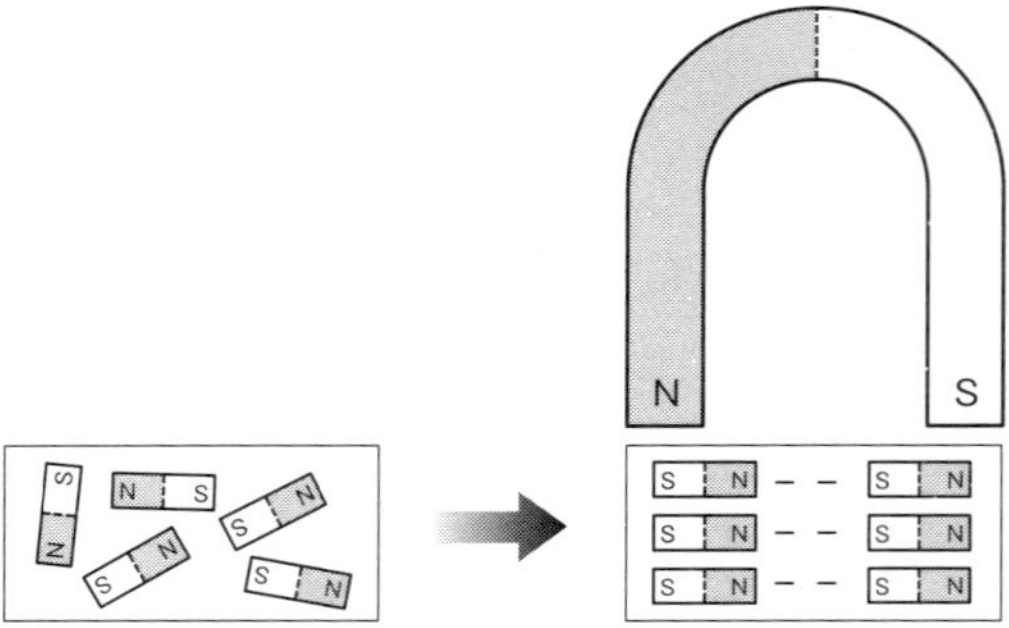

図2−3　強磁性体分子の磁場による配向

磁石に吸いつけられる鉄やニッケルなどを強磁性体という。強磁性体の分子も微小な磁石である。ふだんはばらばらな方向を向いているので磁石ではないが、磁場の中に置かれるとそろって同じ方向を向き、磁石になる（図2－3）。これを磁場による物質分子の配向という。つまり磁石に吸いつけられた強磁性体は一時的に磁石になるのであり、磁石から離れれば分子の配向が失われ、もとの状態に戻る。

　ただし一部の磁性体では、分子の配向が一部残ることがある。これを残留磁気という。この残留磁気は、あとで説明するように生体内の磁石の存在を探る手がかりとなる。

2-2 われわれは磁場を感じない

磁場の強さを表す単位はガウスまたはテスラで、一テスラは一万ガウスである。われわれの身体は磁気に対する感受性がないので、磁場の強さをこれらの単位で示されてもさっぱり実感がわかない。したがってここでは、いくつかの例を挙げて、磁場の強さについての実感を持っていただくことにしよう。

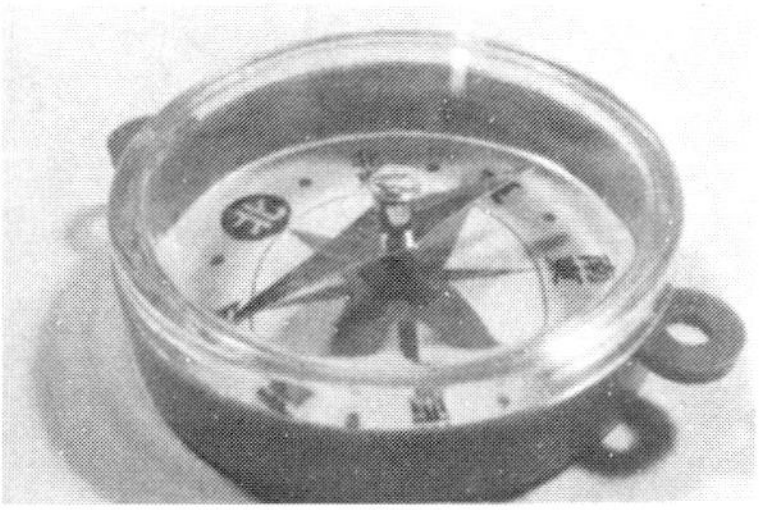

図2-4　方位磁石

われわれを取り巻いている地磁気の強さは約〇・五ガウスである。これはわれわれの身近にある永久磁石の磁場に比べてもはるかに微弱である。このため方位磁石は、薄くて軽い磁針を、自由に回転できるように突起物で保持することが必要である（図2－4）。これに対してモーターなどの電磁装置が発生する磁場の強さは一～一万ガウス、超伝導磁石の磁場はさらに強く二万ガウス（二テスラ）以上にも及ぶ。筆者が研究室で使用していた実験装置の一つ、核磁気共鳴装置は超伝導磁石を使用しており、この磁石は釣り鐘状の金属でカバーされていた。あるとき金槌をうっかりこの金属カバーから数十センチはなれた床の上に置いたとこ

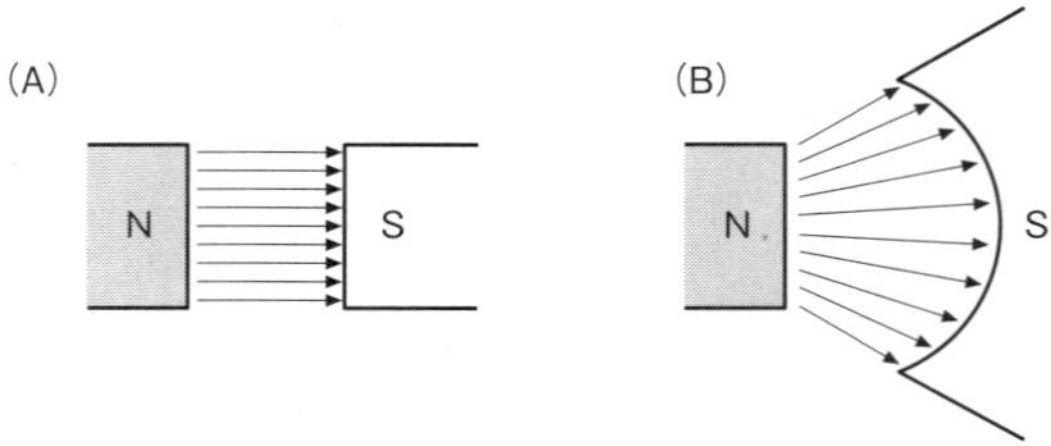

図2−5　(A) 向かい合う磁極の面積が等しければ磁束密度は一様である　(B) 磁極の面積が異なると磁束密度は一様でなく勾配磁場となる

ろ、金槌が空中を飛んで金属カバーに吸いついたことがあった。しかし、このような強烈な磁場の付近でも、われわれは平気で実験をするし、あとで何の自覚障害も起こらない（ただし、心臓ペースメーカーを体内に装着している者は実験室立ち入り厳禁である）。このように、われわれの体は磁気に対して極端に鈍感なのである。

しかし、われわれが磁気を感じないからこそ、われわれが長期間知らず知らずのうちに強い磁場にさらされたとき、身体に悪影響があるのではないか、との問いかけが生ずるのである。なお、あとで述べるように、原始的な人類は地磁気を感じて行動していた可能性がある。

2-3 静磁場と動磁場

磁場が時間と共に変化せず一定であるとき、これを静磁場という。つまり永久磁石の磁場は静磁場である。同じ面積で異なる極性の磁極が向き合っているとき、磁束密度、つまり磁場の強さはどこでも同じである（図2－5A）。これに対して、向き合っている磁極の面積が異なる場合には磁束密度が一様でないので、磁場の強さには勾配ができる（図2－5B）。これを勾配磁場という。また図2－1のように、磁石の一方の極の周りの磁場も、磁束密度が場所により変化するので勾配磁場である。どの静磁場でも、ある場所での磁場の強さは時間と共に変わらず一定である。

一方、電流はその周囲の空間に磁場をつくる。直線的に流れる電流の場合、電流と直角の平面に円形の磁場ができる（図2－6A）。電流の方向と磁力線の方向との間には「右ねじの法則」が成り立つ。右ねじをドライバーで右回転させると、ねじは前方に進んで行く。このねじの回転方向が磁力線の向き、ねじの進む向きが電流の方向に相当するのである（図2－6B）。

逆に導線を螺旋《らせん》状に巻いてコイルを作りこれに電流を流すと、やはり右ねじの法則によりコイルの螺旋と直角方向に磁場ができる。このときコイルを円を描いて流れる電流の向きと磁力線の向きの間に右ねじの法則が成り立つ（図2－7）。コイルの中に強磁性体を入れると、磁場の強さが増大する。これがわれわれの生活に広く利用されている電磁石である。

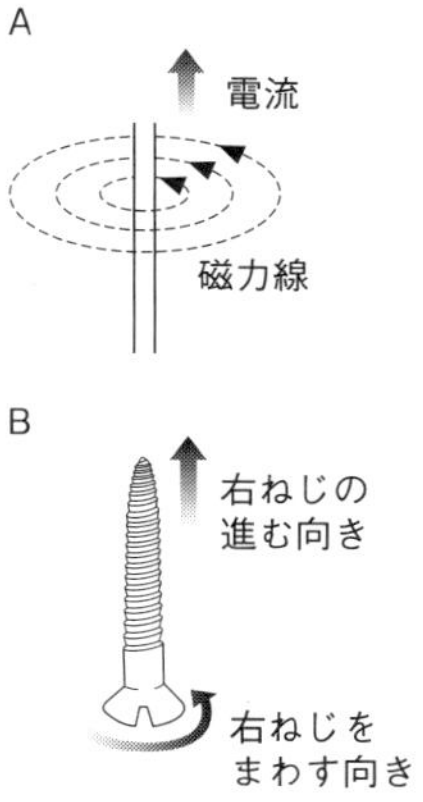

図2−6　(A) 電流の方向と磁力線の方向　(B) 右ねじの法則

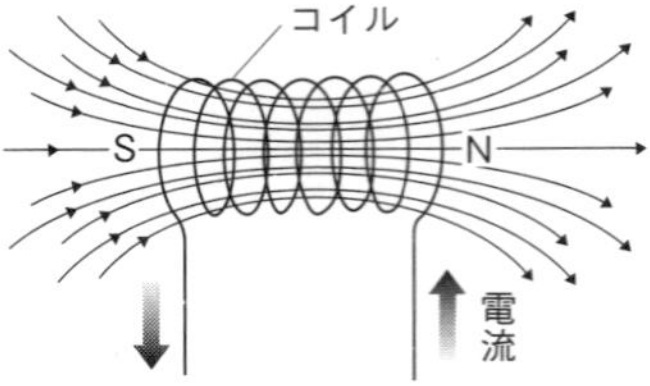

図2−7　コイルを流れる電流と磁力線

電磁石のコイルに流す電流の強さ、向き、あるいはそれら両方を時間と共に変化させると、電磁石によって生ずる磁場の強さ、磁力線の向き、あるいはそれら両方が時間と共に変化する。このように時間と共に変化する磁場を動磁場という。静磁場はその周りに電流を起こすことはないが、動磁場はその磁力線の周りの空間に（やはり右ねじの法則に従って）円形の電流を生ずる。この現象はあとで説明するように、種々の疾患の治療に応用されている。

2-4 電流を発生する交流磁場

磁場が時間と共に変化する動磁場の人体への効果は、電磁石を用いてよく研究されている。電磁石は図2−8のように円筒形の強磁性体をコイルの中に入れたものである。電圧が時間と共に正弦波状に変化する交流電源からの電流をコイルに流せば、強さ（磁束密度）が時間と共に正弦波状に変化する動磁場が得られる。このような動磁場を交番磁場あるいは交流磁場という。

人体に電磁石を当てて交流磁場を与えると、体内にすでに説明した右ねじの法則により磁束と直角な平面を電流が流れる（図2−9）。これを誘導電流という。交流磁場が人体に及ぼす効果

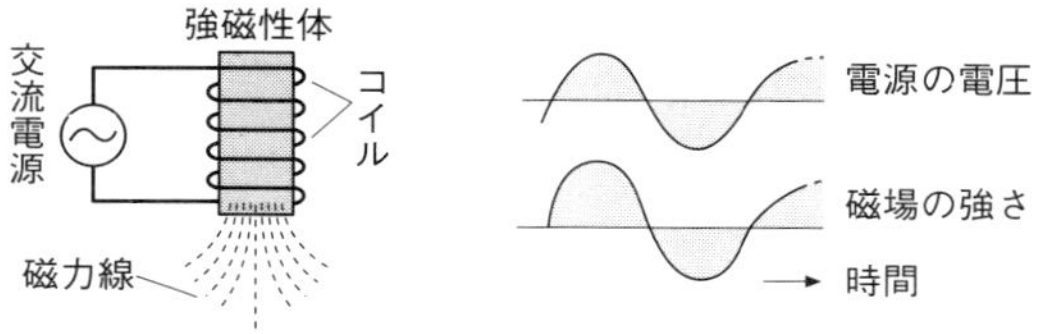

図2-8　電磁石に交流電源からの電流を流すと動磁場ができる

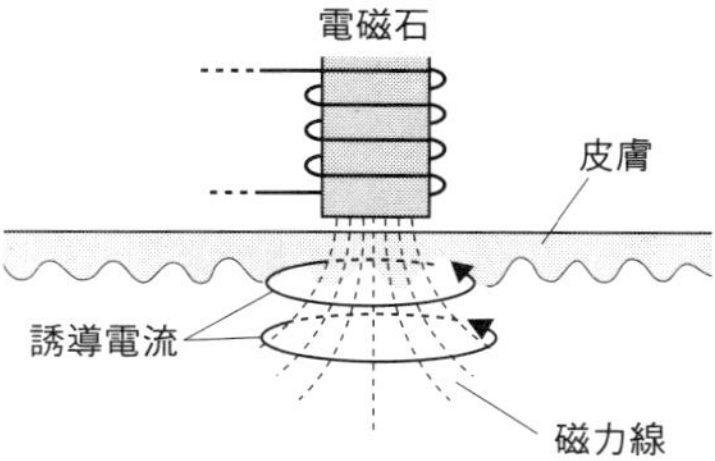

図2-9　交流磁場による体内の誘導電流

は、すべてこの誘導電流の効果で説明される。

たとえば数百ガウスの交流磁場（周波数は数キロヘルツ）を人体の手のひらに与えると、その皮膚の下の血流が増加する。これは交流磁場そのものの作用ではなく、これにより起こる誘導電流により、手のひらの皮膚の感覚神経に電気インパルス（活動電位）が発生し、このインパルスがどこかで感覚神経から自律神経に飛び移り、その結果、自律神経中枢からのインパルスが手のひらの血管を拡張させ血流が増加すると考えられる。この経路は、すでに第1章で説明した鍼効果発現の反射回路（図1－12）と似通っていることに気づかれるであろう。

また人体の頭部に百ガウスの交流磁場（二十ヘルツ）を与えると、被験者は閃光が光ったように感じる。これを磁気閃光といい、光を感ずる眼の網膜に発生する誘導電流が視神経に電気インパルスを発生させるために起こる現象である。

　このように交流磁場の人体への効果は明らかにされており、したがって交流磁場を利用したいろいろな治療器具が発売されている。さらに誘導電流は身体の局部の温度を上昇させるので、癌組織を交流磁場により加熱し癌組織を死滅させる治療法が研究されている。

　以上、説明したように、磁場が時間と共に変化する動磁場は、体内に誘導電流を起こし生体に影響を与える。では磁場が変化せず、誘導電流も起こさない静磁場は、生体にどのように作用するのであろうか。

2-5 地磁気を利用する生物

　米国マサチューセッツ州の水中で、地球の北極方向に向かって移動するバクテリアが一九七五年に発見された。このバクテリアの体内には鉄化合物を含む微小な構造体が一列につながったものが二組存在する（図2－10）。この構造体のつながりは地磁気によって北向きに配向し、バクテリアの体も北を向く。この結果、バクテリアは鞭毛を動かして北に進んでゆく。地球の北極と地磁気のS極との間にはずれがあり、千六百キロメートルくらいカナダ側にずれている（図2－11）。したがって、高緯度にあるマサチューセッツ州ではバクテリアの動く方向は水平ではなく斜め下向きとなり、彼らの生活に適した水底の泥の中に潜り込むのに役立つのだという。実際に

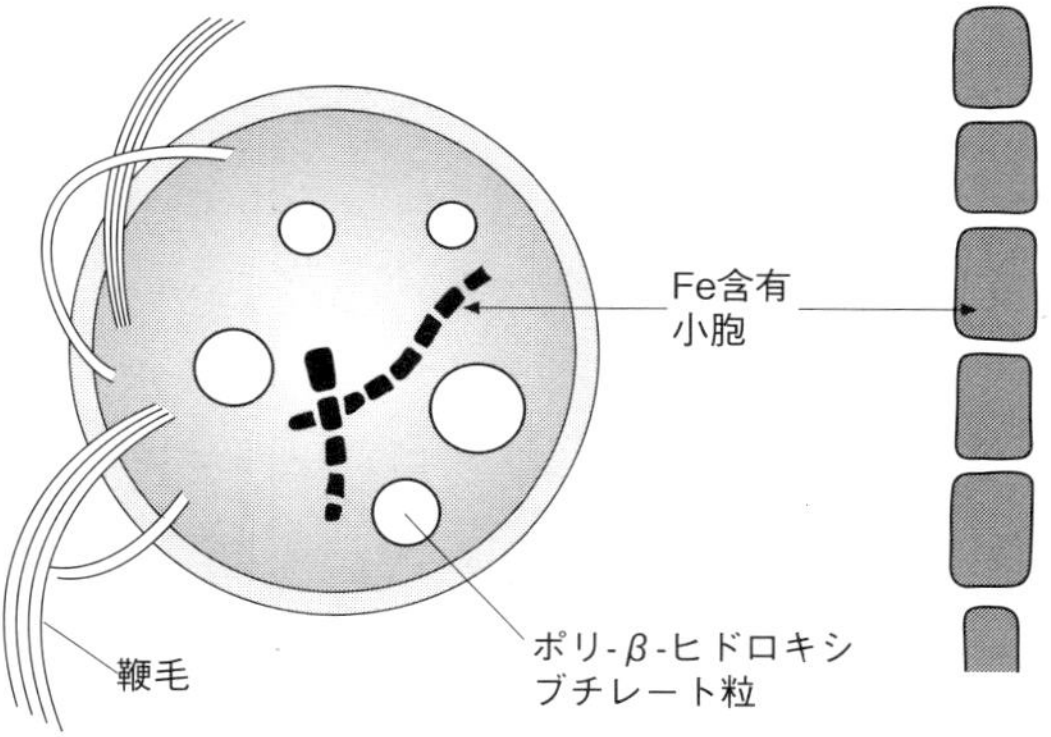

図2−10　米国マサチューセッツ州で発見された走磁性バクテリア

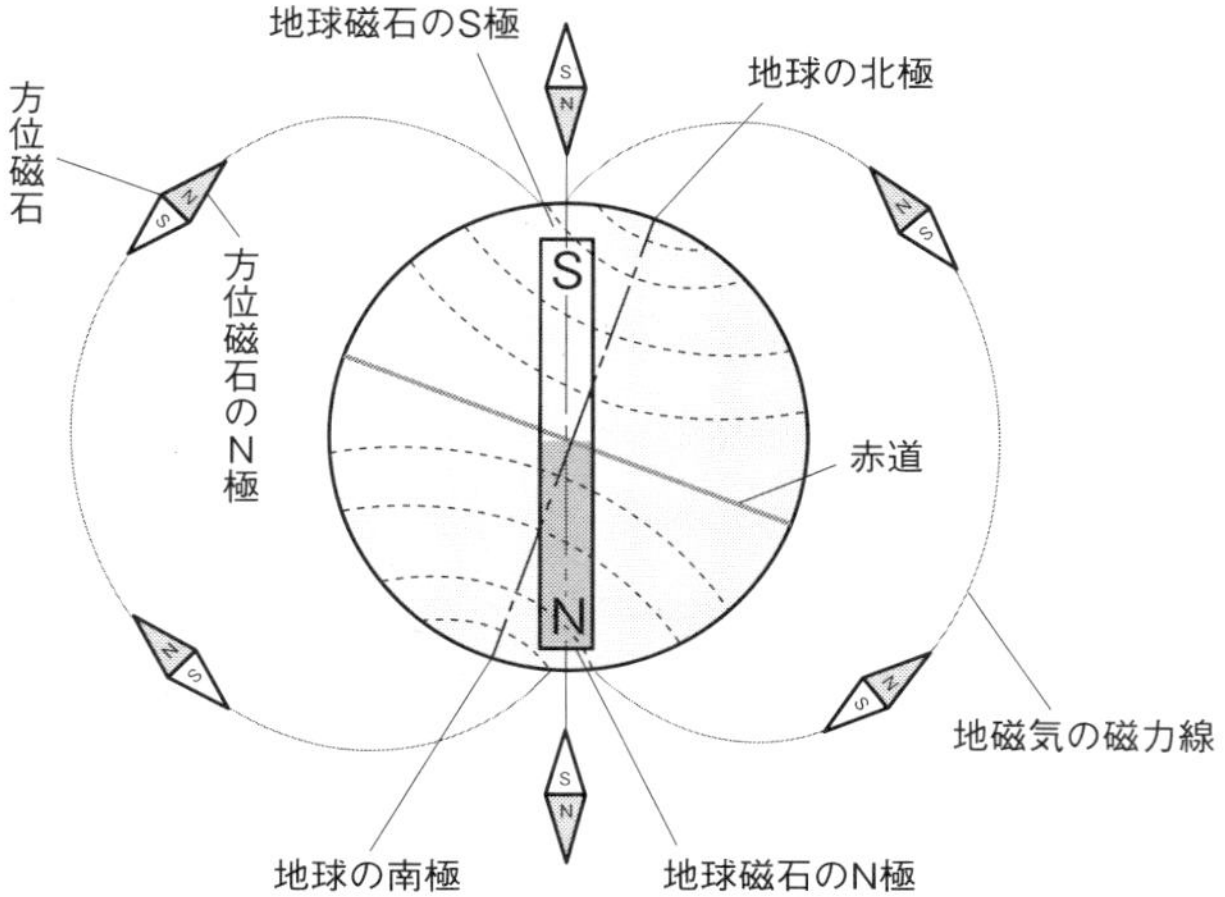

図2−11　地磁気のS、N極

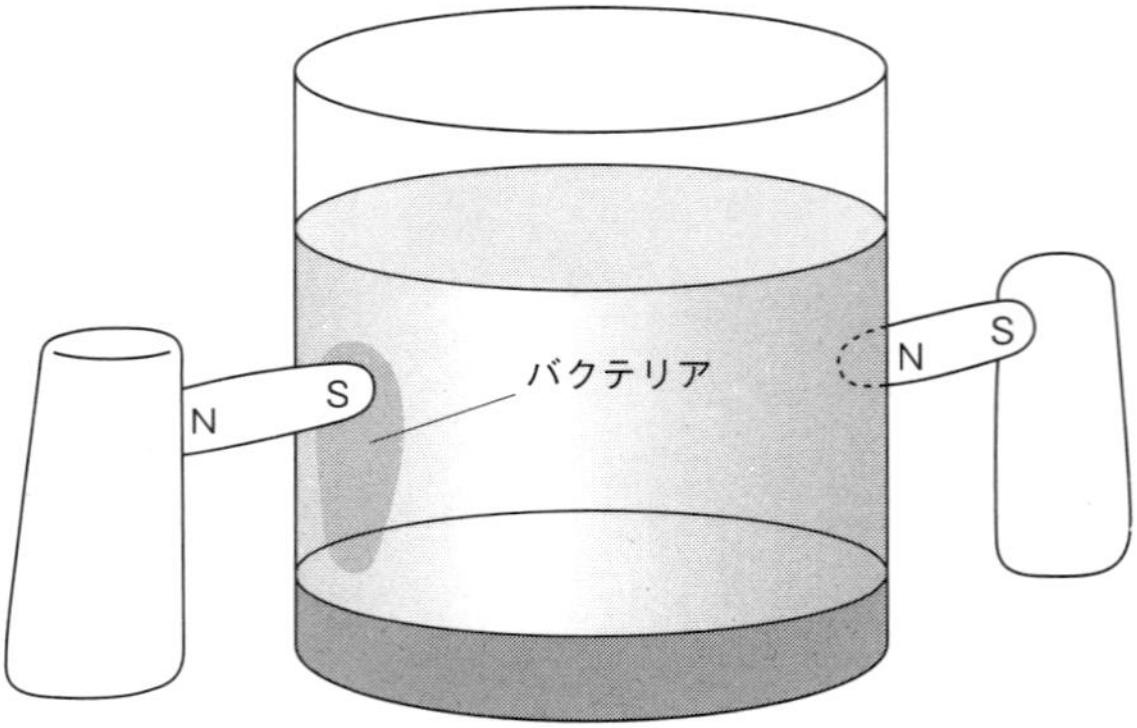

図2−12　走磁性バクテリアのS極への集まり

このバクテリアを容器中で泳がせると、磁石のS極に向かって集まるが、N極には集まらない（図2−12）。

この地磁気を感じ配向する構造体は鉄の酸化化合物、マグネタイト（Fe_3O_4）を含む。マグネタイトは強磁性体であるから、地磁気に感じて方位磁石の磁針のように北を向くのである。マグネタイトを含む構造体をマグネトソームという。

地球の南半球のオーストラリア、ニュージーランドでは、マサチューセッツ州とは逆に、南に向かって移動するバクテリアが知られている。これらのバクテリアを走磁性バクテリアというが、以上の結果からその運動方向は、地磁気によるマグネトソームの配向で決まることがわかる。

他の生物では、ミツバチが仲間に餌のある方向を伝える「尻ふりダンス」が磁場により乱されるので、ミツバチは磁気を感知することがわかっている。ミツバチの体を強い磁場に置いたあとの残留磁気が腹部で測定され、実際に腹部からマグネタイトが取り出された。ミツバチは一般に、太陽の動きを体内時計で補正することにより方位を知ると解説されているが、地磁気を感知できればより確実に方位を知ることができるはずである。マグネタイトは大洋を回遊するベニザケの体内からも取り出されており、回遊魚が地磁気を感じて回遊のコースを決めていると考えられる。

一般の解説書では、渡り鳥が夜間飛行するときは星座を目印とし、星座の動きは体内時計により補正しているとされ、「渡り鳥は星座を知っている」などと表現される。しかしこれが本当なら、星座が見えない曇天では渡り鳥は飛行を断念しなければならない。渡り鳥が地磁気を感知できれば、夜間に飛んでいるとき、きょろきょろ星座を見なくても、渡りの方向をより確実に決められるであろう。同様なことは伝書鳩の帰巣についても当てはまる。実際に伝書鳩に磁石をとりつけると、雲や霧で地上の景色のよく見えない状態では伝書鳩の帰巣方向の決定は混乱してしまうという。つまり、伝書鳩は主として地上の景色を頼りに飛ぶ方向を決めるが、景色が見えないときには地磁気を頼りにするのであろう。伝書鳩の頭部の特定な場所にも、残留磁気の測定からマグネタイト粒子が何個も存在することがわかっている。

人類に近縁の哺乳動物であるアカネズミも、地磁気により南北方向を感知することが実験的に示されており、脳の嗅覚に関係する部分で特に強いマグネタイトによる残留磁気が測定される。

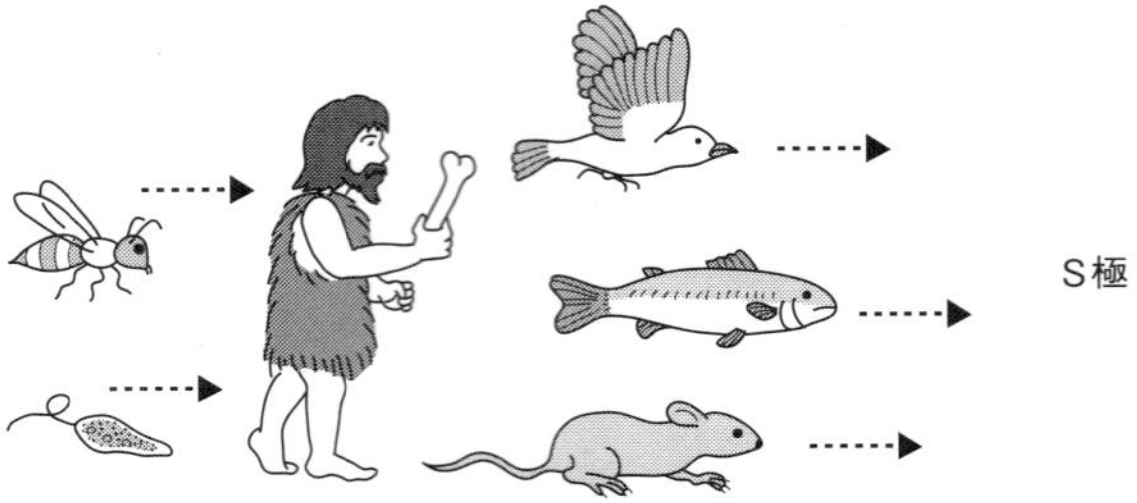

図2−13　地磁気を感知する生物の移動

ネズミは主に嗅覚を頼りに餌を探しているが、地磁気の感知による方向感覚も利用して生活しているのであろう。なお、マグネタイトの存在は残留磁気測定から、ヒザラガイ、サメ、イルカなどでも報告されている。この結果から考えて、アジアやアフリカの草原を群れをなして移動するトナカイ、ゾウ、ヌーなどの草食動物もマグネタイトにより地磁気を感じているのではなかろうか。

マグネタイト（あるいはその類似の強磁性体）がバクテリアから哺乳類に至る種々の生物に広く認められ、一部の生物がそれを利用して生活していることは、人体にもかつてマグネタイトが存在し、原始人類がこれを利用して生活していた可能性を強く示唆する（図2−13）。

なお、マグネタイトのような強磁性体の地磁気による配向が、いかにして動物の地磁気に対する感覚を引き起こすかは謎である。伝書鳩の頭部のマグネタイト粒子の働きについては、図2−14のような仮説が提出されている。この仮説は感覚細胞の細胞膜に、磁気を感じて回転するマグネタイトの棒を含むイオンチャンネルを考える

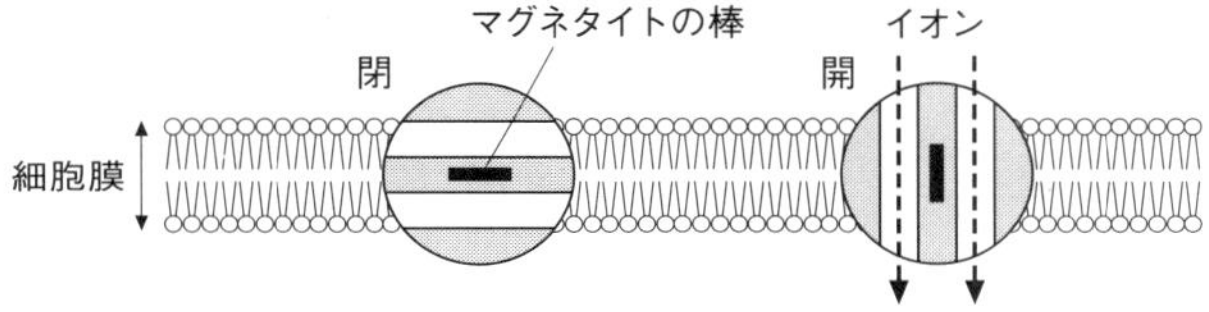

図2−14　地磁気に応じて開閉するイオンチャンネル

ものである。この磁気感覚イオンチャンネルの開閉は、マグネタイト棒を含む回転体の地磁気に対する位置によって決まり、この回転体が地磁気の方向に配向（つまり回転）すればイオンチャンネルが開き、細胞膜が電気インパルスを発生すると考えるのである。しかし現時点ではこれから先の説明はなく、単なる仮説にすぎない。

2-6 生体化学反応に静磁場は効果があるか

ここまで地磁気を感知する生物について説明してきた。これらの生物でまず地磁気に反応し配向するのは、強磁性体であるマグネタイトであった。では生体内の重要な反応を行う化学物質も、地磁気よりずっと強い人工的な静磁場に置かれれば何らかの配向を起こし、生体に影響を与えるであろうか。

タンパク質や核酸などの物質はきわめて強い磁場で配向するので、生体に何らかの効果を起こす可能性がある。この予想のもとにバクテリアや酵母菌を一万五千ガウスにも及ぶ強い磁場中に置くと、増殖や発芽がある程度、抑制されるという報告がある。しかし逆に、効果がないとの報告もあり、結果はすっきりしない。また効果があるとしてもそのメカニズムは不明である。

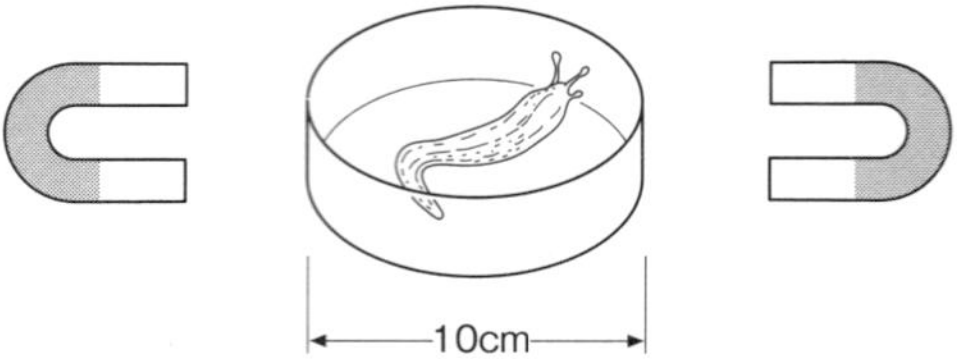

図2–15　ナメクジを静磁場に置く実験

マウスのような小さい実験動物を静磁場に閉じ込めて飼育する実験もあるが、効果は顕著とは言えず、また閉じ込められたことによる動物の精神的ストレスも考慮せねばならない。

精神的ストレスとは無縁と思われるナメクジに対する静磁場の影響を調べた報告がある。ナメクジを二〜三十五ガウスの静磁場に何時間か置くと（図2–15）、空腹になっても餌（レタス）を食べなくなる。この効果は、ナメクジの摂食中枢ニューロンが静磁場により麻痺されるためと説明されている。この説明が正しければ、静磁場はニューロン細胞膜のイオンチャンネルあるいはレセプターを変化させることになる。

生体とは直接関係はないが、水溶液中の有機化合物の化学反応（特に酵素反応）に対する磁場の効果は化学反応の種類により著しく異なる。ある種の酵素反応は十数万ガウスの静磁場でも変化せず、一方べつな酵素反応では、ずっと弱い静磁場（三千二百ガウス）でもかなり促進される。しかし、同じ酵素反応で静磁場の効果がなかったとの報告もある。化学反応に対する磁場の影響についてはいろいろな理論があるが、ここでは省略する。

人体に対する静磁場の影響は現在に至るまで不明である。もしこれが将来明らかにされるとしたら、その鍵をにぎるのは生体の呼吸系に関係する強磁性体である鉄を含む化合物、つまりヘモグロビンやチトクロームなどの呼吸酵素であろう。これらの物質は鉄原子を含むので、磁場による鉄原子の運動でその働きが変化する可能性が考えられるからである。

2-7 静磁場を利用した治療器具は効果があるか

静磁場を利用した治療器具でよく知られているのは「ピップ・エレキバン」（以下、エレキバン）などの磁気ばんそうこうである。これは薬の錠剤くらいの大きさの特殊な永久磁石を皮膚に貼り付けるもので、肩こりなどに効果があるという。エレキバンの場合、磁場の強さは皮膚表面で八百ガウスである。筆者の研究室のメンバーのうちある者は、これを貼ると皮膚が熱くなる気がすると言っているが、筆者は貼っても何も感じなかった。つまりエレキバンを貼付したときの感じかたには個人差がある。

今から十数年前、エレキバン製造元の会社役員が私を訪ねてきた。厚生省（当時）から「治療効果が不明なので、しかるべき研究者にエレキバンを客観的にテストしてもらうように」との指示があったので、テストをしていただきたいと言われるのである。筆者はかねて生体に対する磁場の効果に興味を持っていたので、この依頼を引き受けた。

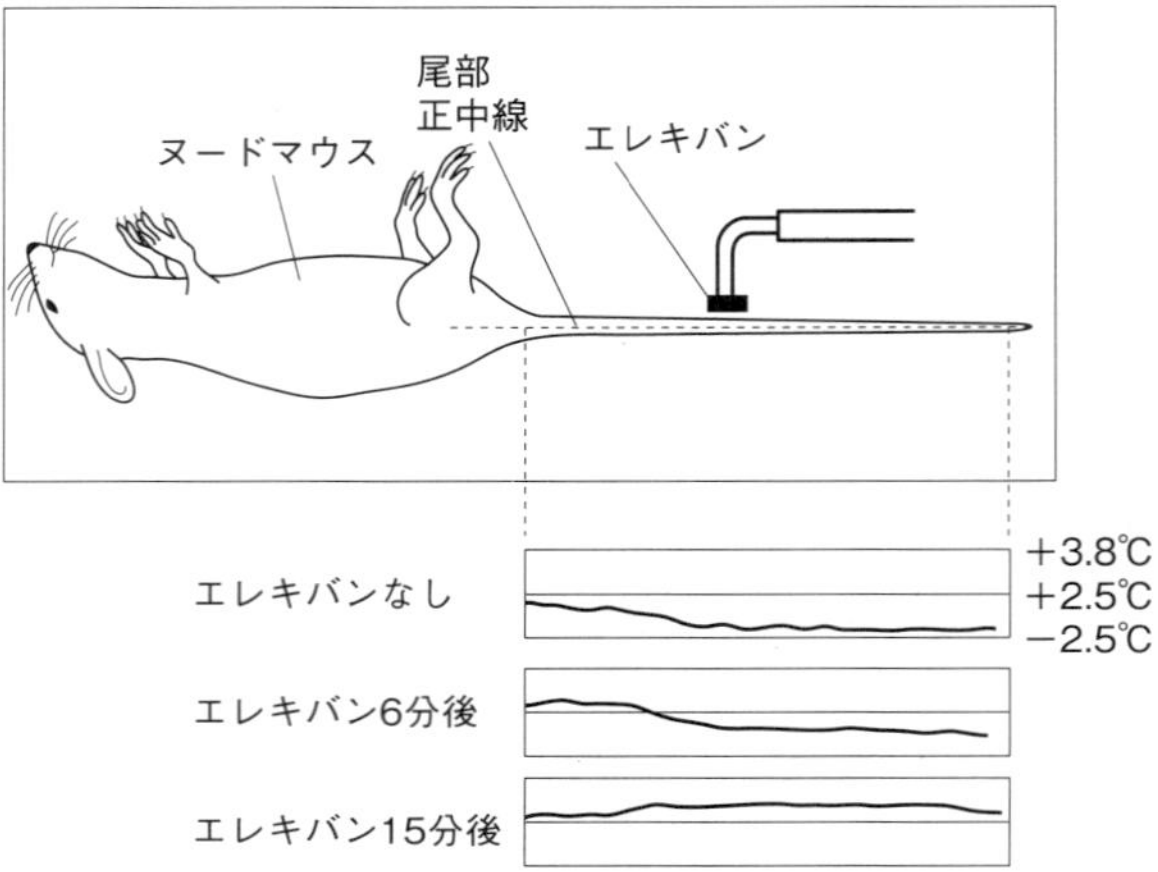

図2-16　エレキバンによるヌードマウス尾部の皮膚温度の上昇（筆者の実験）

主にカエルを実験材料として神経のインパルス伝導速度、筋肉の収縮、血管の血流などに対するエレキバンの効果を調べたが、はっきりした結果がでない。そこでカエルよりヒトに近縁の純系ヌードマウスを実験動物として、以下のような実験を行った。

実験動物を麻酔し、実験装置によりその体温（直腸で測定）を一定に保つ。麻酔をするのは動物の動きをとめ、実験操作による情動反応（ヒトのプラセボ効果に相当する）を除外するためである。ヌードマウスの尾にはまったく毛が生えておらず皮膚が露出している。この尾部の正中線に沿っての皮膚表面の温度分布を、赤外線サーモグラフィーで記録した。麻酔後マウスの状態が安定すると、尾部に沿っての温度分布が一定になる。ここでエレキバンを尾部の一部に近づけ、そのまま放置すると、尾部の皮膚温度が次第に上昇した（図2－16）。エレキバンを遠ざけると皮膚温度は以前の値に戻った。なお、エレキバンと同じ形の金属片を尾部に近づけても効果はみられなかった。

この効果は繰り返すことができ、何匹かのマウスで同様な結果が得られた。この結果はエレキバンの何らかの静磁場の作用により、エレキバンに近接している血管が拡張し、その結果、この部分から尾部先端にかけての血流が増加し、皮膚温度が上昇したことを示唆するものであった。エレキバン製造元の役員はこの結果にたいへん喜んでくれた。

筆者はその後さらに実験を繰り返したが、このような実験の常であるらしく、効果の見られない実験例も出はじめた。また、製造元に対する厚生省の指示は必ずしも厳しいものではなく、単なる一時的な叱責であったようで、同社は筆者の研究の継続を必要としなくなり、この研究は中止された。

筆者は以上の経験から、エレキバンの静磁場は、ヒトでも実験動物でも個体差はあるが、皮膚の血管を拡張させる作用があると考えている。次にこのメカニズムを考えてみよう。

2-8 血管拡張効果のメカニズム

エレキバンを貼ったところが熱くなると感じる人では、実際に皮膚の血管が拡張し血流が増加していると考えられる。したがって肩こりのある人は、その原因となる物質が血管拡張により増大した血流により除去されるので肩こりが治るのであろう。以下に述べるのは筆者による、体内に電流を起こさない静磁場の血管拡張効果発現のメカニズムである。

インターネットで静磁場効果を検索してみたところ、「血管は脈動を繰り返しており、その直径はたえず変化している。エレキバンのように磁石を皮膚に貼り付けた場合、その磁場は磁束密度が磁石からの距離と共に減少する勾配磁場である。したがって脈動する血管にとっては磁場の強さが時間と共に変化する動磁場に置かれたと同様なのだ」という意見が見つかった。しかし筆者はこの考えに同意しない。エレキバンの静磁場のスケールから見て、拍動による血管の直径変化は微々たるもので、一般の磁気治療器具の交流磁場の作るようなオーダーの誘導電流は生じ得ないからである。

では他にどんな説明が可能であろうか。血管の拡張は副交感神経から分泌される化学物質、アセチルコリンによって起こると長年信じられてきた。しかし近年、血管の内側を裏打ちしている血管内皮細胞が、アセチルコリンに反応して化学反応を起こし、その結果作りだされる酸化窒素ガス（NO）が血管を拡張させることが発見された（発見者ロバート・ファーチゴットはノーベル賞を受賞）。

ダイナマイトの原料であるニトログリセリンは血圧を下げる顕著な作用のあることが以前から

知られており、高血圧症の患者はニトログリセリンをいつも血圧低下の薬剤として手元に置いている。このような危険な物質がなぜ人体に治療効果があるのか不思議に思われていた。しかしファーチゴットの発見により、窒素（N）化合物であるニトログリセリンが、体内で血管内皮細胞が作りだすNOガスの原料になっていることがわかり、この不思議は解消した。

このNOガスはいくつかのNO合成酵素の化学反応により作られる。エレキバンの静磁場の強さ（八百ガウス）は地磁気の強さ（〇・五ガウス）よりはるかに大きい。また溶液中の化学反応物質を配向させるには強大な磁場が必要であるが、血管内のような極度に限局された空間では、反応物質の配向がエレキバンの弱い磁場でも起こるのではないだろうか。

したがってエレキバンの静磁場によりこれらの物質の血管内での配向が起こり、その結果、NOガスの産生が盛んになると考えれば、筆者がヌードマウスで観察したような、血流を増加させる効果をあるいは説明できるかもしれない。

2-9 磁場による障害の予防

われわれは磁場に対する感覚がないため、強い磁場に長期間さらされることにより健康が損なわれる可能性を無視しがちである。しかし電気溶接工場などの高電圧交流電源を使用する職場や、アルミニウム工場のように数十万アンペアの電流で電気分解を行う職場の従業員は毎日、強い磁場に長時間さらされている。わが国ではこのような状態がほとんど問題にされずにきた。

しかし欧米では以前から、強い電磁場で働く従業員の健康についての統計的調査が行われており、ワシントン州の調査では、二十年間の白血病（癌の一種）による死亡率が一般人に比べて数倍高いという。この結果は、このような従業員特有の疾病を予防する健康管理の必要性を示している。実際に核磁気共鳴装置を用いて研究を続けていた私の友人の中で、健康を害したり亡くなったりしている者が多いように思われる。

欧米では磁場の強さにより、磁場の中で働く時間に制限を設けている。あらゆる人工的磁場のうち最も強いのは、電子や陽子を光速に近い速度で衝突させ素粒子の研究を行うシンクロトロン装置で使用される泡箱である。これは液体中の泡の生成によって荷電粒子の飛跡を観測する装置で、研究者はこの装置に近づくと一万五千ガウスにも及ぶ磁場にさらされる。したがって研究者が泡箱で実験する時間は厳しく制限されている。また、将来は東京―大阪間などで実用が予定されているリニアモーターカーは超伝導磁石を使用するので、乗客が強い磁場にさらされないよう注意が必要である。

これらのような強い磁場でなくても、われわれの生活では五十～六十ヘルツの交流電源ではたらく多くの電気製品が用いられている。これらが発生する動磁場は弱いが、長期間これにさらされた場合の影響がないとはいえない。したがって、実験動物の胚や胎児への弱い動磁場の影響が、長い場合には十ヵ月以上にわたって調べられている。これまでの報告では大きな影響はないようであるが、胚や胎児が成長後も影響がないかどうかはわからない。このような研究はもっと多く行われることが望まれる。

一方で医学者の中には、鉄筋コンクリートのビルで仕事をし、電車や車で通勤する生活により、地磁気が鉄に吸収されその影響を受けることが少なくなるために起こる、磁気欠乏疾患を警告している者もいる。このように磁気に関する両極端の考えがあるのは、磁気の生体に及ぼす長期間の影響がまったくわかっていないためである。

まとめ

本章で説明したように、われわれは地球の地磁気に囲まれて生活している。われわれは磁気を感知する能力をまったく持たないが、バクテリア、魚類から鳥類などの温血脊椎動物に至るまで、地磁気に反応する強磁性体、マグネタイトは広く生物界に分布しており、一部の生物は地磁気を感じてこれを生活に役立てている。ただし、マグネタイトの地磁気による配向がいかにして感覚神経のインパルスを起こすかは謎である。ネズミにも地磁気を感じる能力があることは、太古の人類が地磁気を感じながら行動していた可能性を示唆する。現代の人類はなぜこの能力を失ったのであろうか。

一方、磁場の強さが時間と共に変化する動磁場は、人体内に渦巻き電流を起こし、疾患に対する治療効果を現す。これに対し、磁場が時間と共に変化しない静磁場が種々の生物に与える影響は、極端に強い磁場でもあまりはっきりしない。ただし溶液中の化学反応には、酵素内部の鉄などの金属原子を配向させることにより、ある程度の効果を現す可能性がある。しかし人体に対する静磁場の効果はいまだ謎が多く、その本格的な解明にはまだ手がつけられていない。

第3章 睡眠の謎

睡眠物質は存在するか

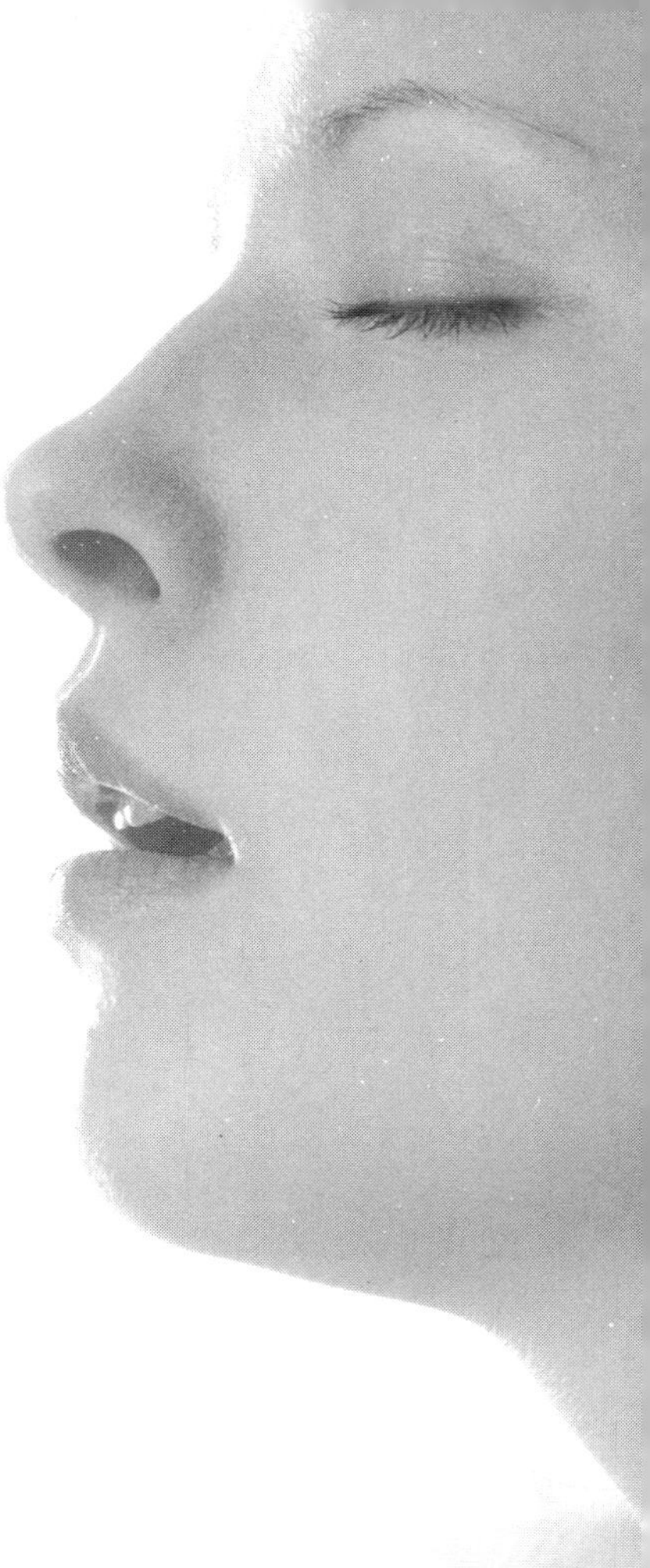

睡眠物質の発見競争はかつて世界各国で熾烈に行われたが、現在は睡眠に関する新しい知見はまったく報道されていない。睡眠研究の進展を阻んでいる理由を、主として睡眠研究の出発点での問題設定や、睡眠物質の効果検定法の問題点から考える。

わが国の人々の平均寿命は女性ではすでに八十歳を超え、男性でも八十歳に迫りつつある。一方で、われわれの睡眠時間は多くの人で一日に六時間から八時間である。つまりわれわれヒトは、長い人生の約三分の一、約二十七年間を眠って過ごすのである。ヒトと近縁の温血脊椎動物、イヌ、ネコ、ラットなども眠らせないでおくと、たとえ餌を十分与えても、十日くらいで死んでしまう。このことからヒトや動物にとって睡眠は生存のため必要であることがわかる。

睡眠がなぜ起こるかは古来人々の興味を引き、さまざまな学説が提唱されてきた。そのうち睡眠は体内の化学物質で引き起こされるという、睡眠の化学説が研究者の関心を引きつけるようになり、激しい睡眠物質発見競争が世界各国で行われた。この競争を反映して一九八〇年代にはわが国でも多くの解説書が出版された。筆者もこれらの本を読んで、睡眠のメカニズムは近い将来、化学説で解明されるのではと期待していた。

ところが、最近のこの分野の研究の進歩にはほとんど見るべきものがないのである。睡眠物質は現在では三十余種類も発見されているが、研究当事者の誰もがこの結果に満足せず、睡眠のメカニズムはまだ謎と考えている。睡眠物質に対するチャレンジが人体の神秘に撥《は》ねつけられているかのようである。

一方、広く生体に見られる一日周期のリズムは、現在では概日《がいじつ》リズムとよばれ、その研究は睡眠物質の研究とは無関係に発展を遂げてきた。この分野の進歩は確実で、最近は分子遺伝学の手法を取り入れ、体内時計のメカニズムを分子レベルで解明しつつある。本章ではまず、古い歴史を持つ睡眠物質の研究について説明し、次いで概日リズムの一環としての、睡眠と目覚めを司るしくみの研究を紹介しよう。

3-1 睡眠物質の先駆的研究と停滞

二十世紀初頭の一九〇六〜〇七年（明治三十九〜四十年）にわが国とフランスでほとんど同時に、実験動物（イヌ）の脳から睡眠物質を取り出そうとする試みがスタートした。わが国の研究者は当時の愛知県立医学専門学校（名古屋大学医学部の前身）の石森国臣ら、フランスはパリ大学のルネ・ルジャンドルとアンリ・ピエロンである。どちらの研究グループもイヌを十数日にも及ぶ長期間、眠らせない状態に置いた。これを断眠動物という（図3－1）。彼らは動物が眠くなるのは脳の活動の結果、睡眠性毒素（あるいは催眠性物質）が脳内に溜まることにあると考え、断眠イヌの脳にはこの物質が大量に溜まっていると予

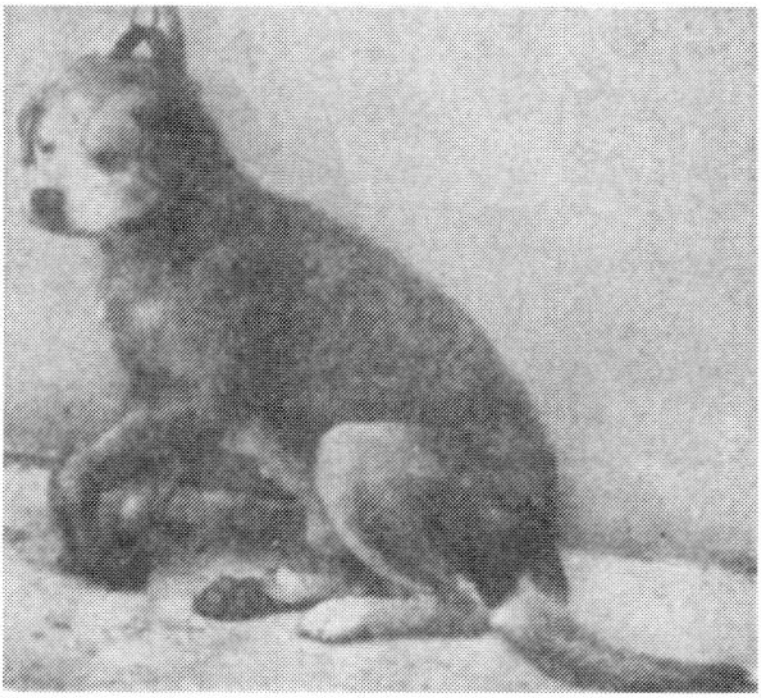

図3−1　断眠されたイヌ。首輪にぶらさがっている

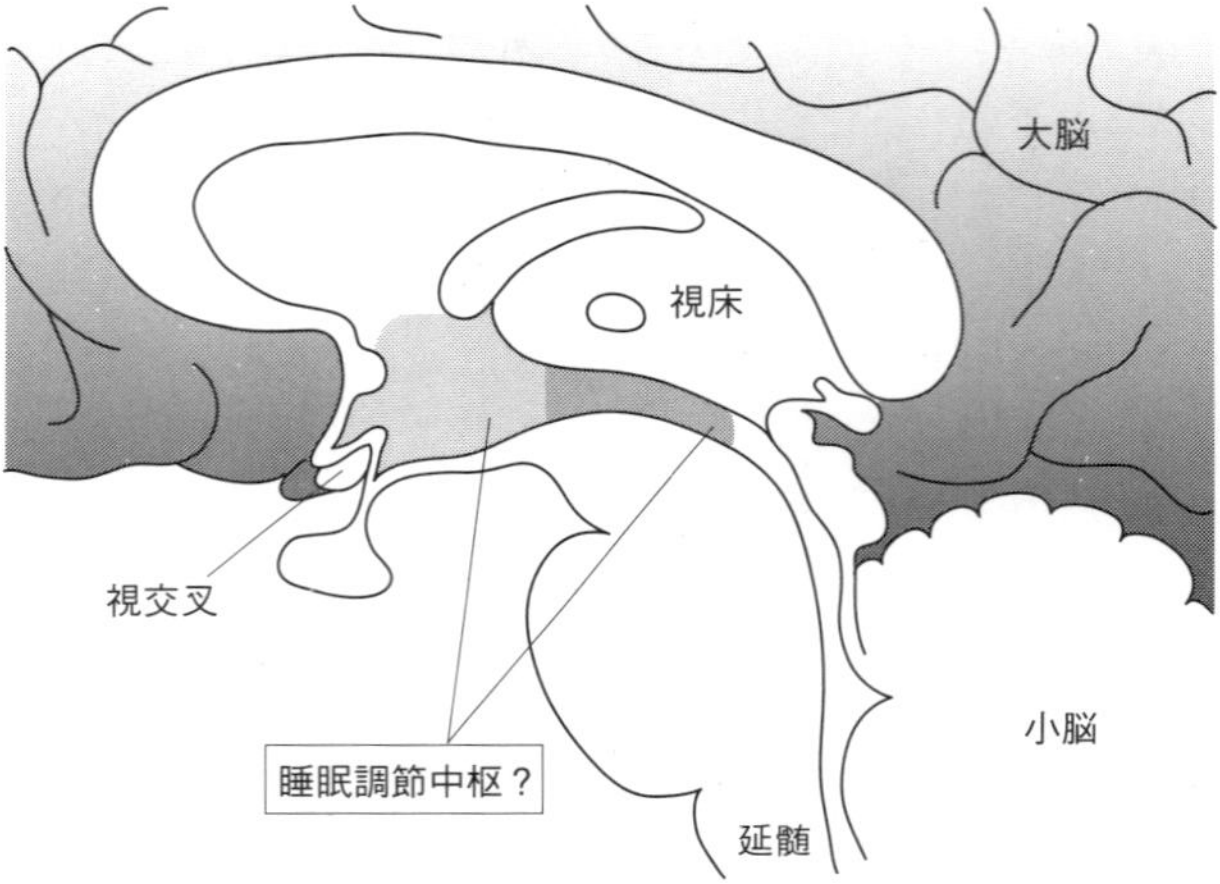

図3-2　嗜眠性脳炎患者の病変部から考えられた睡眠中枢

想したのである。

しかし当時の化学分析技術は未発達で、この睡眠物質の本体は研究できない。そこで彼らは断眠イヌの脳の抽出物を他のイヌに注射し、その効果を調べてみた。効果は劇的で、イヌはみな眠ってしまった。しかしわが国とフランスで同時に行われたこの独創的な研究は、当時の人々の注目するところとならず忘れられた。

これらの先駆的研究のあとに続く者が現れなかったのは、彼らの研究にも問題点があった。実験動物が「眠った」と主張しても、「眠った状態」の定義はあいまいである。イヌは本当に眠ったのであろうか。それとも眠ったように見えただけなのであろうか。つまり当時は睡眠の確実な判定基準がなかったのである。

一九一四〜一八年にわたった第一次世界大戦の

後、嗜眠性脳炎という病気が流行した。この病気の患者はひたすら眠り続け、死後解剖すると脳の特定部（脳幹部と視床の中間）に病変がみられた。このため、脳のこの部分が睡眠をコントロールする睡眠中枢と見なされた（図3－2）。この考えが正しければ、睡眠はこの中枢の電気的活動で起こるので、睡眠物質を考慮しなくてもよいことになる。しかし当時の実験技術ではこの考えの当否を検討することは困難であり、次第に忘れられていった。

しかし後に、図3－2の中の視交叉付近に体内時計があることが明らかになる。つまり当時の睡眠中枢の考えは、概日リズムを司る中枢として復活することになるのである。（本章で後述）

睡眠物質が睡眠中枢から血管中に放出される化学物質であろうという説も提唱された。しかしこの睡眠物質が睡眠中のヒトや動物の血液中を循環しているなら、頭が二つで胴体がつながっているシャム双生児で、二つの頭が別々に眠る現象を説明できない。シャム双生児の神経

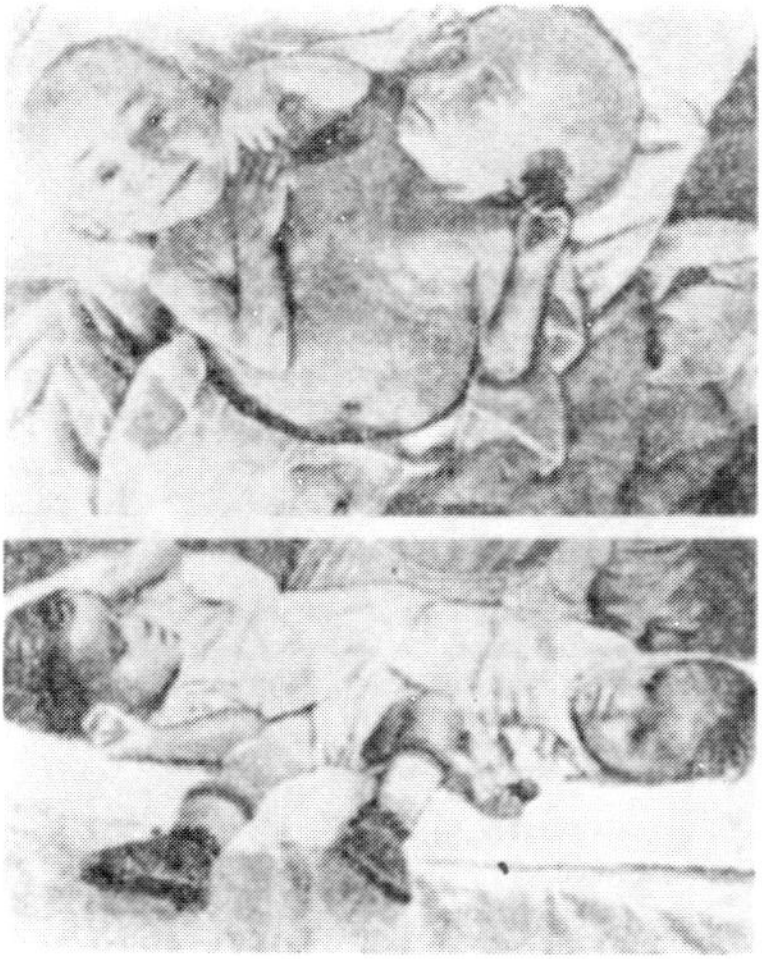

図3-3　シャム双生児の睡眠　上図では左側、下図では右側の子供が目をさましている

系は別々であるが、循環系は共通なのである（図3－3）。したがって、循環血液中の睡眠物質の存在は否定される。

これに代わる考えとして、睡眠が脳の酸素不足から起こるとする説、あるいは乳酸など疲労の原因となる代謝産物の蓄積によるとする説、などが提唱された。しかし当時の実験技術ではこれらの説の検証がなされることはなかった。睡眠の研究はしばらく停滞したのである。

3-2 睡眠物質探究の再開

内分泌学とは、体内の種々の内分泌器官から血液中に分泌されるホルモンとその作用を研究する学問である。内分泌学は一九〇〇年、わが国の高峰譲吉が副腎から手術の際の止血に用いられるアドレナリンという化学物質を発見したことに始まる。以後、生化学的実験技術の進歩により、種々の体内の器官が分泌するホルモンが次々と発見され、内分泌学は爆発的な進歩を遂げた。アドレナリンは現在でも世界の三大医薬の一つに数えられ、発見者の高峰は名誉と共に莫大な富をも得ることになった。

この内分泌学の成果は、睡眠も未知のホルモンの働きによって起こる可能性を示唆していた。これがきっかけとなって研究者の関心は長いこと忘れられていた睡眠物質に向かい、睡眠物質に関する報告が相次いでなされた。睡眠をコントロールする物質を発見し、高峰にあやかろうとする動機もあったことだろう。

ドイツの学者たちは、内分泌器官を統合する脳下垂体が臭素（Br）を含むこと、薬物で眠らせたイヌの脳下垂体では臭素濃度が低下することに着目し、甲状腺ホルモン（チロキシン）分子のヨウ素（I）を臭素に置き換えた化合物を合成した。この化合物はイヌを眠らせる効果があると報告したが、彼らの結果は他の研究者によって確認されなかった。

またドイツの別の学者たちは、眠らせた実験動物や、冬眠中の動物の脳の抽出液をネコに注射すると眠った（ような）状態になると報告した（図3－4）。彼らはこの抽出物が睡眠物質を含むと考え、脳は睡眠中、睡眠状態を保つためホルモンのような物質を産生していると主張した。

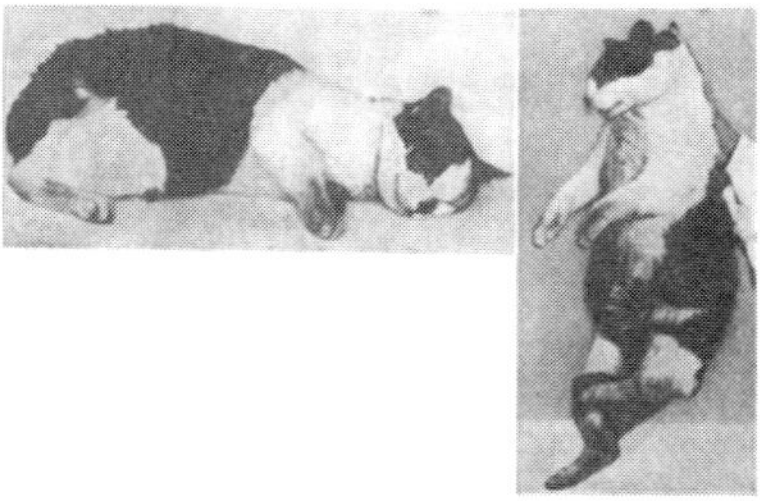

図3−4　冬眠中の動物の脳の抽出液を注射されたネコ

さらに米国の研究者たちは、本章のはじめに説明した断眠動物（イヌ）の実験を行い、断眠イヌの脳脊髄液を正常なイヌの脳に与えると、ある程度の催眠効果があると報告した。彼らは睡眠を疲労と結びつけて考えていたようである。この他にも多くの睡眠物質に関する報告があるが、いずれも実験的な裏づけに乏しく、忘れられていった。

ドイツ、イエナ大学の精神病学研究室のハンス・ベルガー（図3－5）は一九二九年、ヒトの頭に電極を取り付け、脳の内部の神経細胞（ニューロン）の電気的活動を記録するのに成功した。これが脳波の発見である。脳波は頭蓋骨を隔てて、脳内のニューロンの電気活動を時々刻々と記録する。ニューロンやシナプスを流れる電流は、その周りに磁場を作る（シナプスについての詳しい説明は第4章の4－8「精神的ストレスを抑える方法」を参照）。磁場は頭蓋骨を貫いてその外部に広がる。この磁場は時々刻々と変化する動磁場なので、磁場の周りには誘導電流が起こる。頭部の電極はこの電流を記録するのである。なおニューロンの電気活動の説明はブルーバックス『生体電気信号とはなにか』に詳細に説明されているので、興味のある読者はお読みいただきたい。

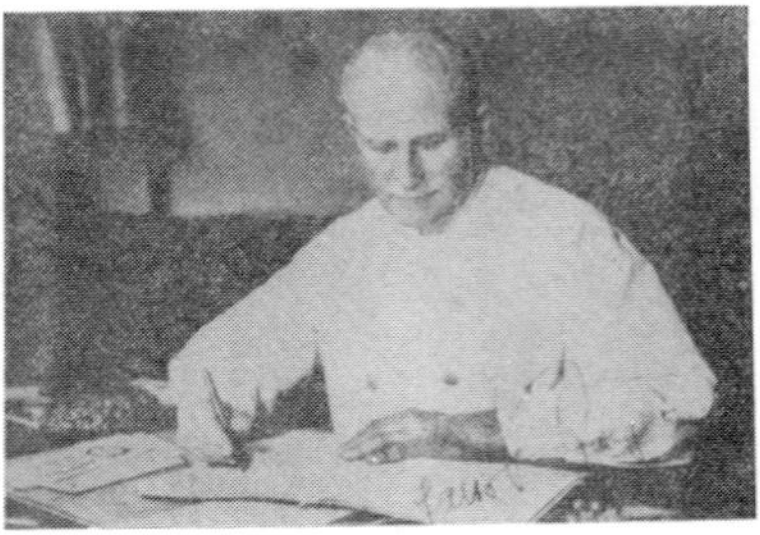
図3-5　ハンス・ベルガー

脳内の天文学的な数（百五十億ともいわれる）のニューロンは、われわれが目覚めているとき、おのおのが固有の電気活動を行っている。この状態はわれわれの集まって作る社会に譬《たと》えられる。社会でわれわれの多くは互いに無関係に社会的活動を行っている。したがって、われわれが活動し動いている方向はランダムで、これらを平均すれば、お互いに打ち消しあってきわめて小さな値になるに違いない。

同様なことが脳波の記録にも当てはまる。脳波は多数のニューロンの活動が平均されたものであり、脳波記録の際、頭部で記録される電圧はマイクロボルト（一マイクロボルトは百万分の一ボルト）というきわめて小さなオーダーにすぎない。したがって脳波の記録には高感度の増幅器が不可欠で、脳波の発見当時、これを記録するのは容易ではなかった。

脳波の発見が報じられた頃、わが国から英国ケンブリッジ大学生理学研究室に留学したばかりの山極一三は、研究室主任エドガー・エードリアン教授（感覚神経インパルスの研究でノーベル賞受賞）から「近頃、脳波などという得体の知れないものを記録した者がいる。君は脳波記録に適した頭をしているようだから、被験者になりたまえ。われわれが君の脳波を記録してやる」と命令された。そのときの脳波記録はうまくゆかず、研究室のメンバーの中には「脳波の存在は疑わしい。あれは部屋の壁からでるノイズではないか」などと言う者がいたという。これは後年、東京医科歯科大学教授となった山極が筆者に話してくれた昔話である。

このエピソードから窺えるように、脳波の存在はしばらく疑いの目で見られていた。脳波が広く研究に利用されるようになったのは、性能の良い脳波記録装置が開発され市販されるようになった一九五〇年代に入ってからである。そしてこの方法が、睡眠物質探究の前に立ちはだかる壁を突破すると期待されたのである。

3-3 脳波とはどのようなものか

ここで脳波とはどんなものであるかを検討しよう。すでに述べたように、脳波は脳内のおびただしいニューロンの電気活動を頭蓋骨を隔てて記録するものである。この場合、脳波に活動が記録されるニューロンは頭皮から二〜三センチメートル以内の距離にあるものである。それはすなわちわれわれの精神活動が営まれる大脳皮質のニューロンであり、脳波はその電気活動を記録す

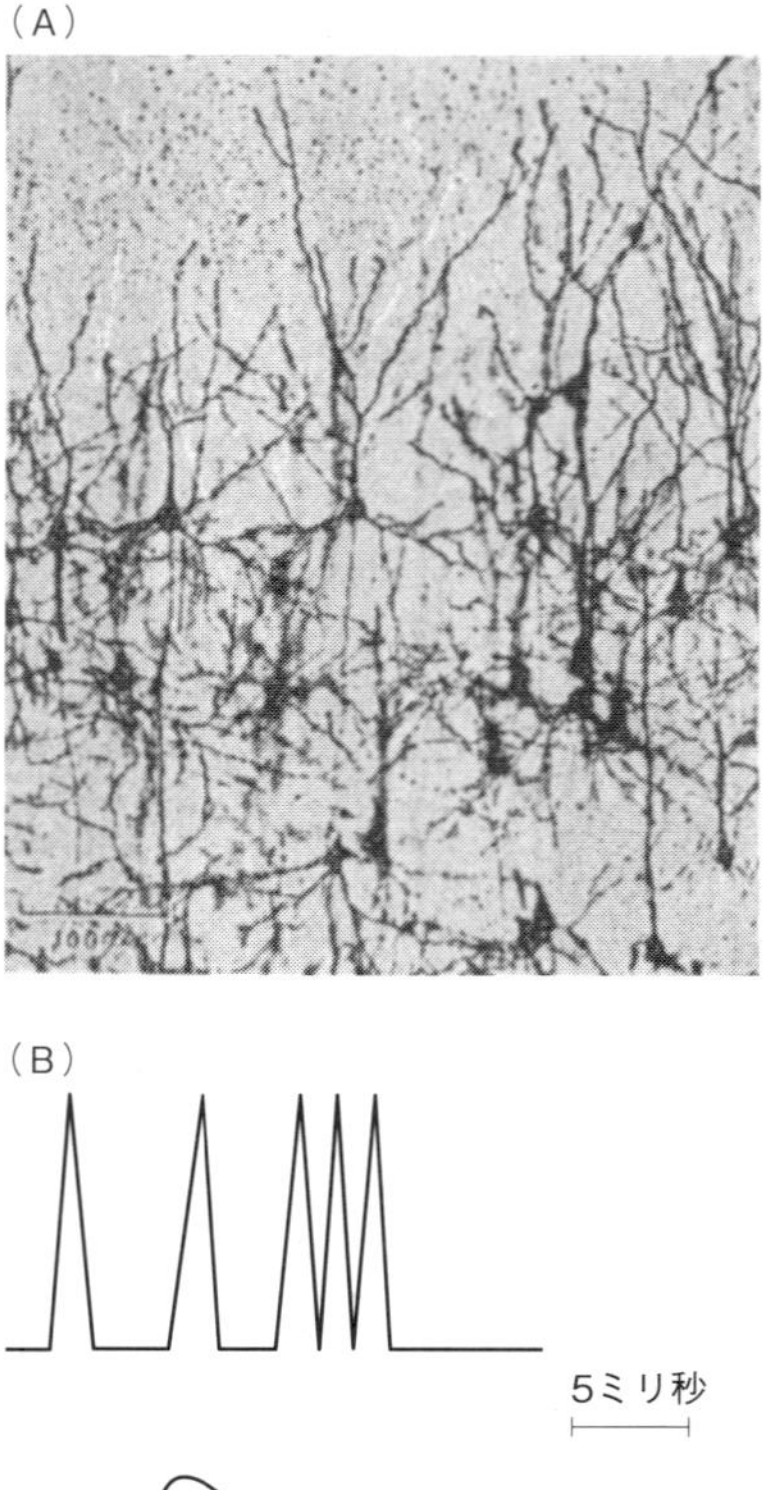

図3-6　(A) 大脳皮質のニューロン
(B) 電気インパルス(上)とシナプス電位
(下・左が興奮性、右が抑制性)

るのである（図3－6A）。

ニューロンの電気活動には、電気インパルスと、シナプス電位がある（図3－6B）。さらにシナプス電位には、興奮性シナプス電位と抑制性シナプス電位がある（これらの詳しい説明も、ブルーバックス『生体電気信号とはなにか』を参照していただきたい）。ニューロンの電気インパルスは棘《とげ》状の電気変化で、その持続時間はミリ秒のオーダーである。これに対してシナプス電位は、はるかにゆっくりした電気変化である。

脳波の電気変化はマイクロボルトのオーダーなので、周囲の電気的雑音の影響で動揺する。したがって脳波の安定した記録のため、脳波の高感度増幅器では高い周波数の信号をカットする。この結果、持続時間の短い電気インパルスは記録から除去されてしまい、もっぱらゆっくりしたシナプス電位の重なりあったものが記録される。

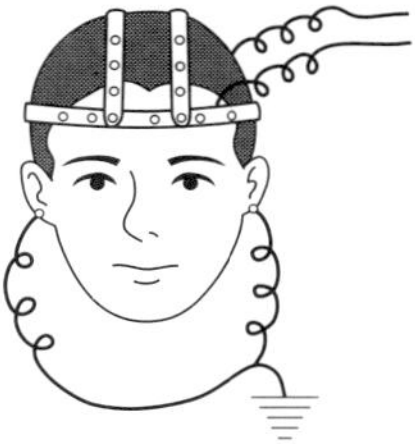

図3-7　脳波の記録

脳波記録は通常、一方の電極（記録電極）を前頭部あるいは後頭部に置き、他方の電極（不関電極）は電位の変動がゼロに近い耳朶《じだ》に置き、記録電極の電位変化のベースラインとする（図3－7）、一方、不関電極を使わず、頭部の二ヵ所においた二つの記録電極の間の電位差を記録することも行われる。この場合、記録される脳波は二ヵ所で発生する脳波の差である。しかしいずれの記録法でも、脳波から直接、脳内のニューロンの活動を具体的に説明することは不可能である。

3-4 脳波を見捨てた神経生理学者

一九五〇年代から六〇年代にかけてわが国の脳波研究をリードしたのは、東京大学医学部に脳研究所を創設したこの分野のパイオニア、時実利彦であった。彼はその研究室に多くの研究者を擁し、盛んに研究を行う傍ら、脳についての優れた解説書を数多く出版した。年配の読者で彼の名を記憶している方は多いであろう。

ところが一九六〇年代の半ばから、細胞内微小電極により中枢神経の個々のニューロンの電気活動を記録する研究が世界的に盛んとなった。その結果、時実研究室の研究者は潮が引くように、微小電極の研究に吸い寄せられ去っていった。若い研究者がこのような態度をとったことは、彼らが脳波記録のあいまいさを悟り、明快な結果が得られる実験法に走ったためで、責められるべきではない。彼らの将来は、若いときに発表した学術論文の量と質で決まるのである。しかし時実は晩年寂しい思いをし、筆者にも「もう私の相手をしてくれる者はいなくなってしまいましたよ」と言われた。

かなり時間的には隔たりがあるが、同じようなことが臨床医学でも起こった。以前は病院に大きな脳波記録装置が置かれ（図3－8）、頭部の異常を訴える患者は頭部の十ヵ所近くに電極を取り付けられ、これらの部位から一斉に記録される脳波を医師が検討して障害部位を判定したものである。ところが脳の断層写真を記録し研究する、CTスキャン装置や核磁気イメージング装置が開発され臨床的に使用されるようになると、病院から脳波記録装置は姿を消してしまった。

しかし、このように神経生理学者、さらには臨床医学者にも敬遠された脳波測定は、睡眠物質の探究者にとっては至極便利な方法だった。これらの測定法が、彼らの提出する睡眠物質の当否を決めるよりどころとなったのである。

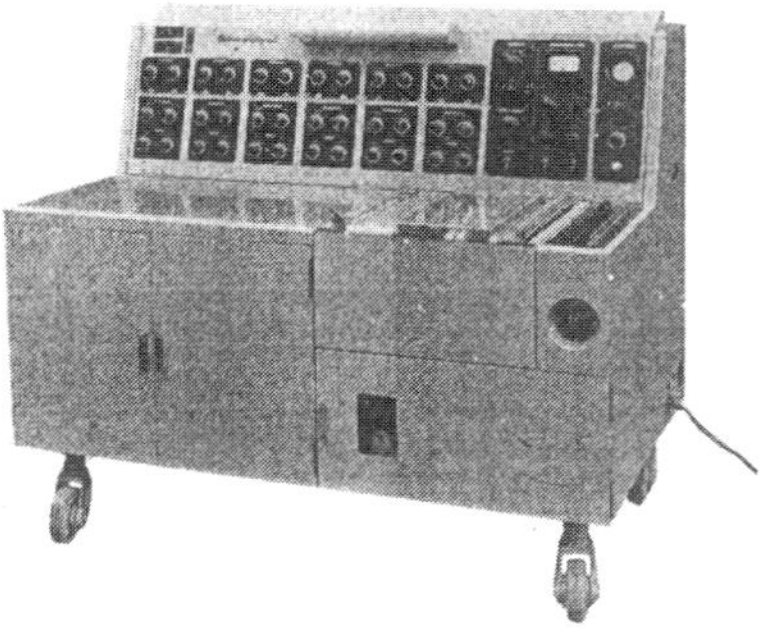

図3-8　脳波計

3-5 脳波でわかる「覚醒」と「睡眠」

話を脳波記録が盛んだった一九五〇年代に戻そう。脳波記録を可能としたエレクトロニクス技術の進歩により、体の骨格筋の活動を記録する筋電図、眼球の動眼筋の活動を記録する眼電図の記録も可能となった。したがってこれらの記録を同時に行うことによって、ヒトや実験動物が目覚めているか眠っているかを判断する客観的な基準が得られたのである。

大雑把に言って、健常なヒトの脳波は以下のように分類される。

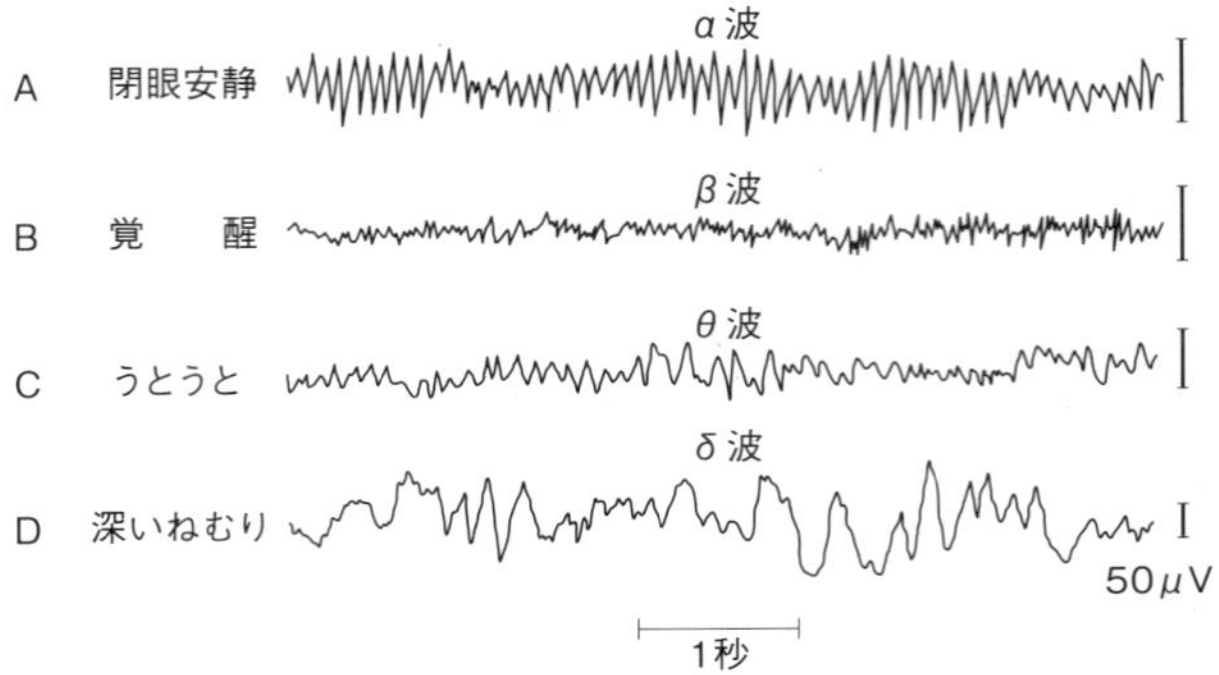

図3-9　健常なヒトの脳波

（1）α（アルファ）波――ヒトが眼を閉じ、ゆったり寛いでいるとき現れる（周波数、八～十三ヘルツ）（図3-9A）。
（2）β（ベータ）波――ヒトが目覚めて精神活動しているときに現れる（周波数、十四～三十ヘルツ）（図3-9B）。
（3）θ（シータ）波――うとうととしている浅い眠りのとき現れる（周波数、四～七ヘルツ）（図3-9C）。
（4）δ（デルタ）波――深い眠りのとき現れる（周波数、〇・五～三ヘルツ）（図3-9D）。

これに対し、てんかんなどの発作が起こっているとき、脳波はしばしば規則的で振幅の大きな変化を示す（図3-10）。これは脳のニューロンが一斉に同期して電気活動を行うためと考えられる。つまりわれわれの社会で言えば、人々が恐慌を起こし、一斉にある方向に逃げ出したり、戻ってきたりを繰り返すのに譬えられる。

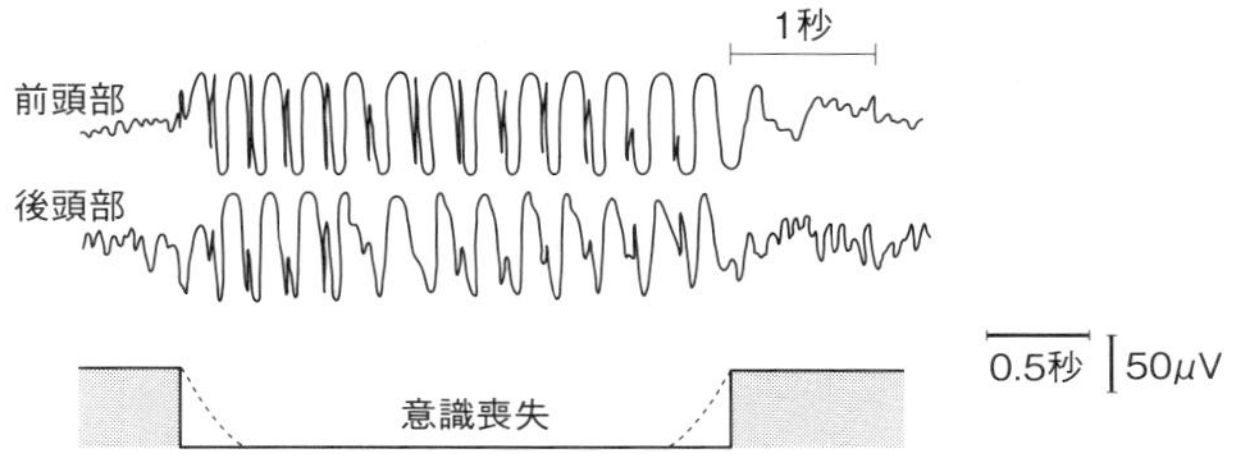

図3−10　てんかん患者の脳波

健常なヒトの脳波が、目覚めた（覚醒）状態から深い眠りへと移行するにつれ、振幅が増加し周波数が減少していくのも、ニューロン活動が同期するようになると考えれば理解できる。このとき活動するニューロンの総数はおそらく減少しているであろう。

3-6 レム睡眠の発見と網様体説

われわれは眠っているとき、ひたすら熟睡しているのではなく、夢を見たりうなされて大声をだしたり、手足をばたばたさせたりする。このいわば経験的「常識」を実験的に追認したのが、一九五三年のユージン・アセリンスキーらによるレム睡眠の発見であった。ヒトは睡眠中ある時期に、閉じた瞼《まぶた》の下で眼球が動眼筋の活動により急激に動き、体が動いたり呼吸がせわしなくなったりする。このとき、脳波も目覚めているときのパターンを示す。彼らはこの睡眠をレム睡眠と命名した。レム（ＲＥＭ）とは英語の Rapid Eye Movement の略語である。これに対して正常な睡眠をノンレム睡眠とよぶようになった。

ヒトの睡眠では図３−11に示すように、一〜二時間続くノンレム睡

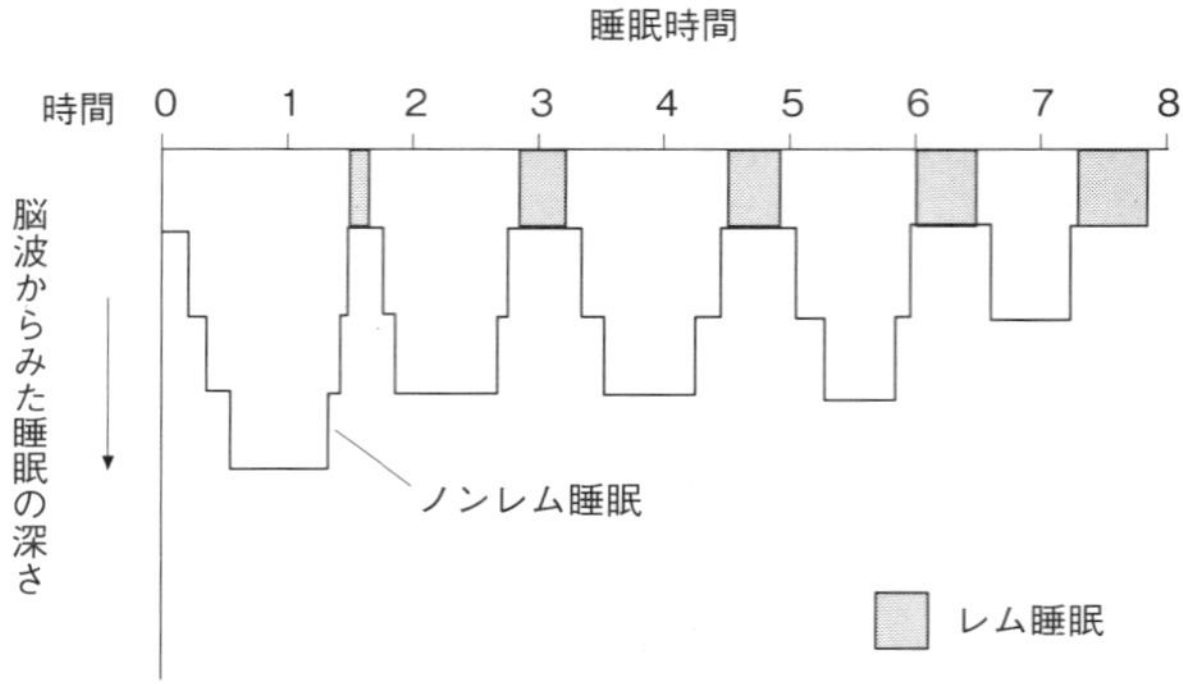

図3-11　健常なヒトのノンレム睡眠とレム睡眠

眠と、十〜三十分続くレム睡眠が交互に繰り返される。脳波のパターン（図3－9参照）から判断されるノンレム睡眠の深さは、まず次第に深くなり頂点に達し、ついで次第に浅くなりレム睡眠に移行する。なお、図で睡眠の深さの変化が階段状に表されているのは、脳波のパターンにもとづいてノンレム睡眠を四段階に分けているためである。また、夢を見るのはもっぱらレム睡眠中であるといわれていたが、後にノンレム睡眠中でも夢を見ることがわかった。

このノンレム睡眠とレム睡眠のリズミックな繰り返しは、まず神経生理学者の注目するところとなった。われわれは体をつつくなどの刺激を与えられると眠れない。身体の皮膚の感覚神経は束（感覚神経上行路）になって脊髄を上っていき、脳幹部を経て大脳皮質の皮膚感覚野に達し感覚を引き起こす。一九五八年、米国のH・W・マグーンは、麻酔したネコの感覚神経の束を大脳に入る手前で切断してみたが、ネコの脳波は睡眠のパターンを示さなかっ

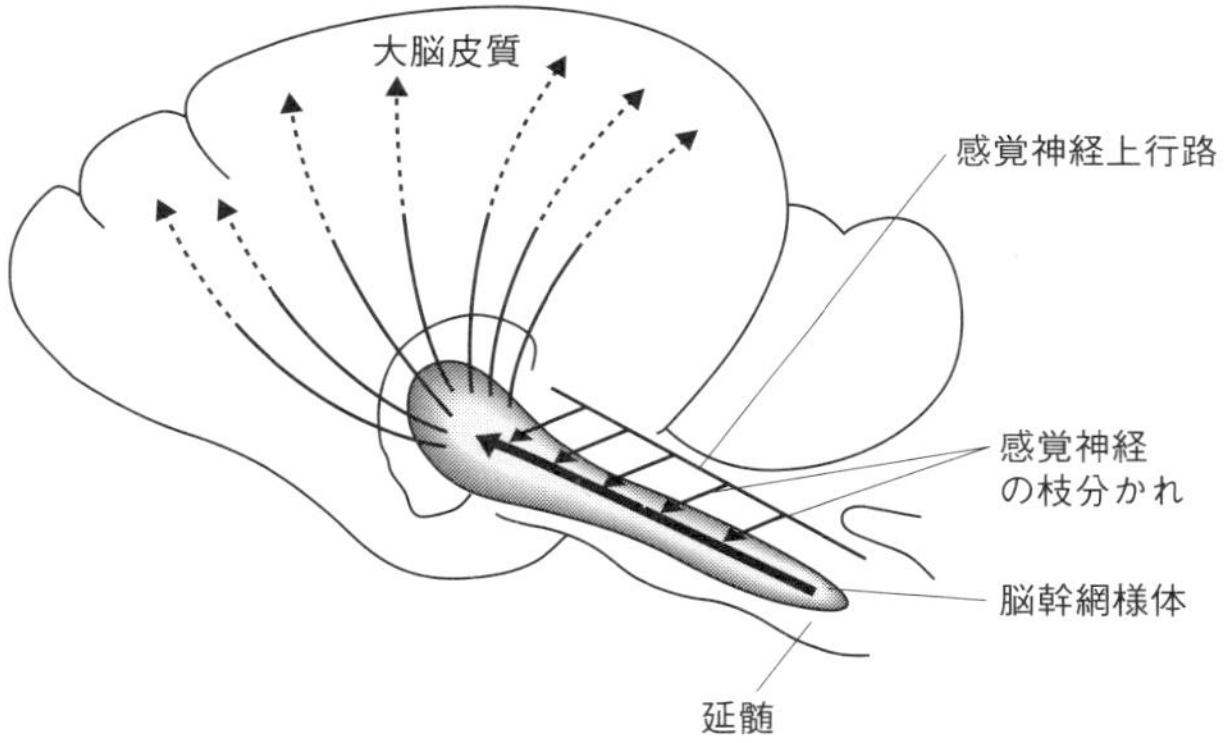

図3-12　感覚神経上行路の枝分かれは脳幹網様体に入り、大脳皮質に分布する

た。実は感覚神経の束は脳幹部で枝分かれして脳幹網《もう》様体《ようたい》という構造に入り、ここを通って広く大脳皮質全体に連絡している（図3－12）。そこで、この網様体を破壊すると、ネコの脳波は深い睡眠のパターンを示した。

マグーンはこの現在から見ると荒っぽい実験から、脳幹網様体は脳の睡眠と目覚めのレベルを調節していると考えた。睡眠と目覚めの「レベル」といわれても、何のことかさっぱりわからない。しかし、この説は当時、多くの教科書に紹介され有名となった。

現在ではこの考えは実証的裏づけがなく、雲をつかむような話であるとして取り上げられなくなっている。実は筆者は若い頃、このマグーンの説を受け売りで文科系の大学で学生に講義したことがある。学生が静かなのでよく見ると、みな居眠りしていたので慌ててしまった。今になって考えると、あの学生たちは賢かったようである。しかし脳幹網様体は少なくとも、次の第4章で説明するように、われわれの心と体の結びつきの鍵を握っていると考えられる。

脳幹網様体説と同様に一時もてはやされ、やがて取り上げられなくなった考えにフランスのミシェル・ジュベーが唱えたモノアミン説がある。彼はネコの脳波に及ぼす脳幹部の局所電気刺激、局所破壊のレム睡眠に及ぼす影響から、脳幹部の二つのニューロン群が、セロトニンとノルアドレナリン（どちらもモノアミンに属する）を分泌して脳の目覚めと睡眠をコントロールしていると主張した。しかしこの説も、他の神経生理学者の研究によりほころびが続出し、現在では教科書から削除されつつある。

このように、研究の中心を個々のニューロンの電気活動の記録に置く神経生理学の分野では、ある学説の当否は短期間のうちに実験的に検討されて明らかになり、正しくないと判定されればすみやかに葬られてしまうのである。

3-7 睡眠物質候補の乱立

ここでやっと本章は、現代の睡眠物質発見競争の説明に入ることになる。この競争の結果、約三十の物質が睡眠物質の候補として報告された。しかし、そのどれもが決め手に欠け、睡眠物質は依然として研究者の前に屹立する謎であり続けている。

有髄神経のインパルスが跳躍伝導するしくみを解明したわが国の偉大な神経生理学者、田崎一二は「研究者にとって複雑とは悲鳴にほかならない」と言っている。脳波の発見により進展すると期待された睡眠物質研究が、なぜこのような事態に陥っているのであろうか。ここではこれまでになされたおびただしい研究を概観すると共に、研究の行き詰まりの原因を考えてみたい。

まず、脳波の睡眠と目覚めのパターンの変化（図3－9）をもとにして睡眠物質を探究した主要な研究にはどのようなものがあるかを見ていく。睡眠物質が血液中の未知のホルモンである可能性は、すでにシャム双生児が別々に眠ることから否定されているので、研究の焦点は脳あるいは脳脊髄液中の物質に絞られた。脳脊髄液と血液の間の物質の移動はきわめて限られている。これを血液・脳関門といい、血液中に入った異物が脳に達しないよう脳を保護する働きがある。したがって睡眠物質は脳脊髄液から血管中には出て行かないという前提がある。その主要な研究は以下の通りだが、これらのほかにも多くの報告がなされた。

（1）スイスのマルセル・モニエらは睡眠中のウサギの脳を通過した血液から、ウサギの脳に注入すると脳波に深い睡眠に特有のデルタ波が高頻度で現れる物質をとりだし、これをデルタ睡眠誘発因子と名づけた。この物質は後に九個のアミノ酸からなるペプチドであることがわかった。

（2）米国のジョン・パッペンハイマーは、断眠したヤギの脳脊髄液をネズミの脳に与えると、ネズミの一日の運動量が減少することから、睡眠促進因子がこの中に含まれていると主張した。

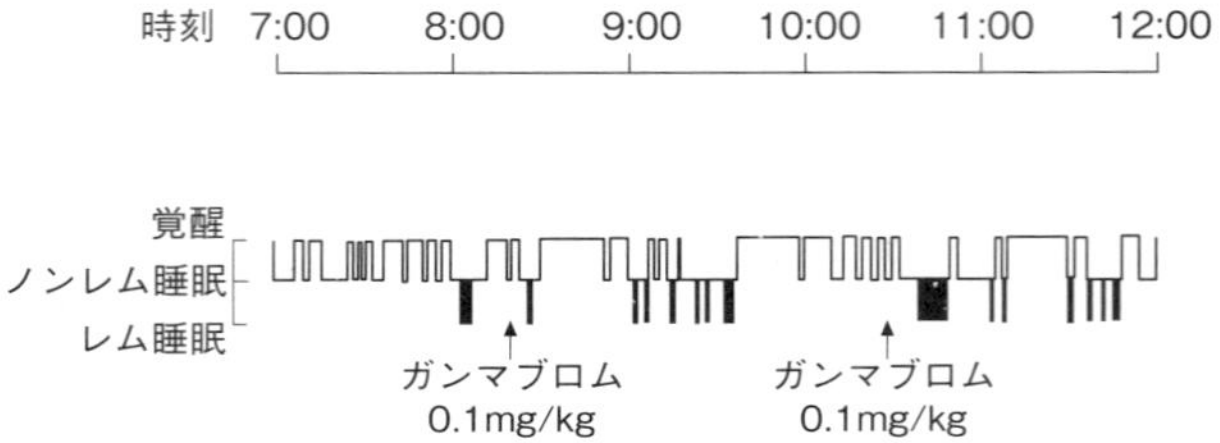

図3-13　ガンマブロムがネコのレム睡眠を起こす効果

この物質ははるか後にムラミルペプチドという化学物質であることがわかった。

(3) わが国の井上昌次郎らは、断眠ネズミの脳の抽出液がネズミにおよぼす影響から、やはりこの中に睡眠促進物質が含まれていると考えた。この物質は後にウリジンと同定された。

(4) わが国の柳沢勇らは、ヒトの脳脊髄液中のガンマブロムという物質が、ネコにレム睡眠を起こさせる効果のあることを発見した。図3-13に彼らの論文中の、この物質のレム睡眠発現効果を示す原図を示す。この原図では、ネコの状態を覚醒（記録上段）、ノンレム睡眠（中段）、レム睡眠（下段）の三段階に簡略化して示している。しかし実際の脳波記録からレム睡眠期間を測定する基準はあいまいであり、図に示されるレム睡眠の期間はかなり恣意的に測定されている。さらにこの物質はレム睡眠出現の頻度を（やや）増大させているにすぎない。下段の記録の左の部分に見られるように、この物質を与える前にも、長期間のレム睡眠が記録されている。

これらの研究グループは、いずれも驚嘆すべき粘り強さで、十年以上にわたって彼らが信ずる睡眠物質の純粋化と化学構造の決定に努力した。一方、すでに生体中に存在し、その化学構造もわかっている物質の中に睡眠物質を求めようとした研究も数多くあるが、これらの説明は省略する。

次に睡眠物質探究が、睡眠物質候補の乱立を招き、暗礁に乗り上げている現状の原因を考えてみよう。まず脳波記録そのものが抱える複雑性、あいまい性に加えて、物質の効果の脳波による判定の際、実験動物の状態が過度に単純化されており、さらにこの単純化にもかかわらず、その睡眠に及ぼす効果は劇的とは言い難い。以上は実験法の問題である。

次に、もっと深刻な問題は、研究をスタートさせる際の目標の設定である。つまり本章で説明してきた研究者たちが抱いている「睡眠物質」は存在するという信念である。もしこの信念（あるいは仮定）が間違っていれば、これは大自然の摂理を無視した問いかけであり、当然、答えは得られず大自然から撥ねつけられることになる。

睡眠物質探究の研究についてはここで話を打ち切り、睡眠の謎に迫るもう一つの研究の流れ、概日リズムの研究に話を移すことにしよう。

3-8 概日リズムの発見と研究の進展

概日リズムとは、英語の circadian rhythm の訳語である。この言葉はラテン語の circa（およそ）とdies（一日）を組み合わせたもので、約二十四時間で繰り返される生体活動のリズムを意味する。したがって目覚めと睡眠の繰り返しもこの概日リズムに含まれる。

一七二九年、フランスのドゥ・メロンはオジギソウの葉が昼間は開き、夜は下に垂れてしぼむ現象に興味を持ち、オジギソウを昼夜の明暗の変化も、温度変化もない洞穴に入れてみたところ、オジギソウの葉は上下運動を毎日、規則的に繰り返したのである。現在から見て、これは驚くべき早い時期に行われた重要な発見であった。

この現象は十九世紀に入って初めて研究者の興味を引くようになった。英国のチャールズ・ダーウィンもその一人である。しかしまだ十九世紀の実験技術では、この現象の研究は進展しなかった。

概日リズムが動物、植物にあまねく存在することが明らかとなり、多くの研究が爆発的に進展するのは二十世紀半ば頃からである。ここでは多くの報告のうち、ノネズミの活動の概日リズムを調べた米国のピッテンドリックの研究を紹介する（図3－14）。ノネズミをまず光照射一時間、暗黒二十三時間の条件下で飼育する。まず最初の一時間の照射が終わって暗黒状態になるとノネズミは歩きまわるなどの活動を十二時間続け、ついで次の一時間照射までの残りの十一時間は休止する。この活動・休止のリズムは驚くべき正確さで何十日も続いていく（実験第一期）。

六十日後に、今度はまったく照射を行わず二十四時間の暗黒状態におく。なんとノネズミは、

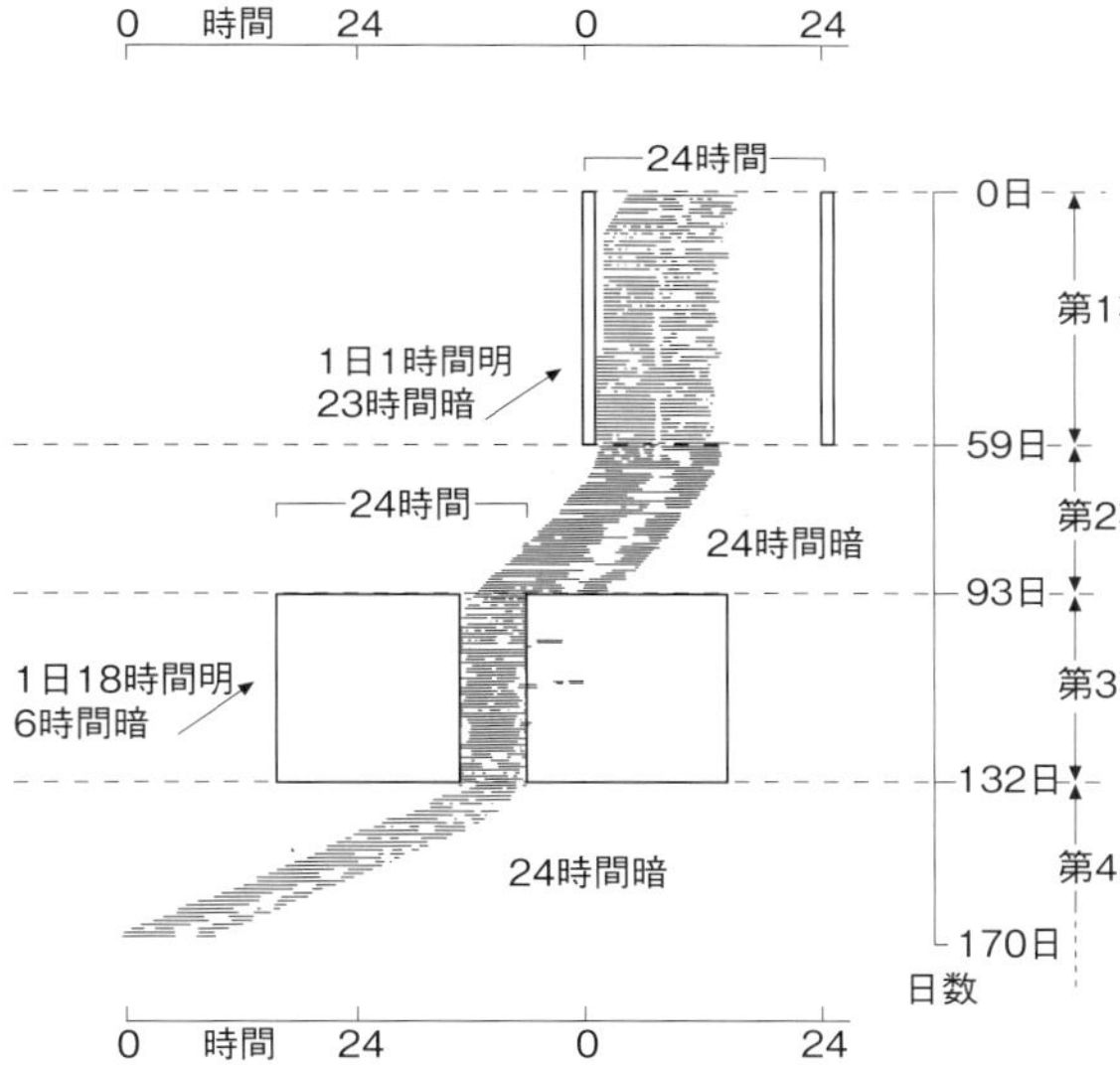

図3-14　ノネズミの活動—休止の概日リズム。図の横線はノネズミの活動期間を示す

このようないつも光のない状態に長くおかれても、独自の活動—休止のリズムを何日も繰り返した（実験第二期）。

光照射のない暗黒状態で規則的に繰り返される活動—休止のリズムは、明らかにノネズミの体が持っている固有の概日リズムによるものである。この固有の活動・休止リズムは、驚くべき正確さで繰り返される。しかしその固有リズムの周期は一日の長さ（二十四時間）とは少し違う。このため図に見られるように、暗黒中のリズムは時計の時刻に対して一定の割合でずれてゆく。

約三十日後に今度は照射十八時

間、暗黒六時間に条件を変えてみたところ、ノネズミはやはり、照射により休止し、暗黒になると活動した（実験第三期）。さらにまた光照射なしの暗黒状態に切り替えると、ノネズミは再び独自のリズムで活動—休止を規則的に繰り返す（実験第四期）。

以上のみごとな結果から、動物の体内には独自の概日リズムを作りだす体内時計があること、またこの概日リズムは光照射によってリセットされる、つまり再調整されたのちスタートすることがわかる。まさに大自然の女神が、巧妙な実験により神秘のベールを一瞬はずして、横顔を研究者に垣間見せてくれたのである。この筆者の文章は、遺伝の法則を発見したグレゴール・メンデルを讃えてある学者が述べた言葉の受け売りである。次に、この概日リズムの特性についてもっと詳しく説明しよう。

3-9 概日リズムを決める体内時計

概日リズムはこの地球上で生活しているすべての生物に見られる普遍的な現象である。さらにこの現象は、原始的な単細胞生物内の細胞器官や、高等動物体内の個々の臓器でも存在することがわかっている。

たとえばある種の単細胞植物プランクトンは、強い発光、弱い発光、葉緑体による光合成、細胞分裂という四つの機能がそれぞれ固有の概日リズムを繰り返しており、それぞれの機能がピークに達する時刻は異なるという。ハツカネズミやラットでもいろいろな機能ばかりでなく、有毒細菌の毒素への耐性にも概日リズムのあることがわかっている。一定量の細菌毒素をある時刻にハツカネズミに与えると、その八五パーセントが死亡するが、別な時刻に与えると五パーセントしか死亡しないという。また体内のある臓器の酵素活性は、一日のうちに数百倍も変化する。

また、暗黒中に置かれたノネズミの実験に見られるように、概日リズムの正確さと持続性は驚くべきものである。この概日リズムは遺伝的に定まったもので、学習によるものではない。さらに概日リズムの大きな特徴は、それが温度の影響を受けないことである。温度を大幅に変化させても、概日リズムの周期はほとんど変化しない。

このような概日リズムの性質から浮かんでくるのは、ちょうどわれわれが時計が刻む時刻をもとにして毎日生活しているように、生物の体内には正確に独自の時を刻む体内時計があり、概日リズムはこの体内時計によって決定されている、という考えである。この考えにもとづき体内時計の探究が始められた。

自然界では太陽が昇れば夜が明け、太陽が沈めば夜となる。したがって体内時計は、たとえ暗黒中でも時を刻むとはいえ、自然の状態では日の出と日の入りを感知し、常に一日（二十四時間）周期にリセットされながら働いているのであろう。このようなしくみにより、動物は季節により変化する日照時間に合わせて、毎日概日リズムを補正しつつ活動することが可能となるのである。

　このような観点からまず注目されたのは脳の松果体である。これはその名の通り松の実のような形の小さい器官で、ヒトでは脳の奥にある（図3－15）。高等脊椎動物の松果体は内分泌器官で、メラトニンやセロトニンという化学物質を分泌する。松果体のメラトニンとセロトニン含量は時刻によって著しく変化し明らかな概日リズムがある。したがって松果体の働きは、体内時計と密接に関係している。

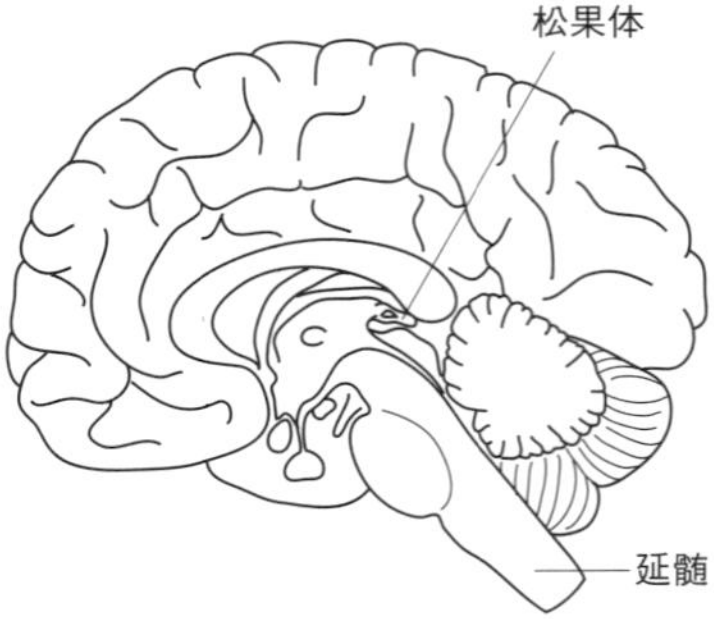

図3-15　ヒトの脳の松果体

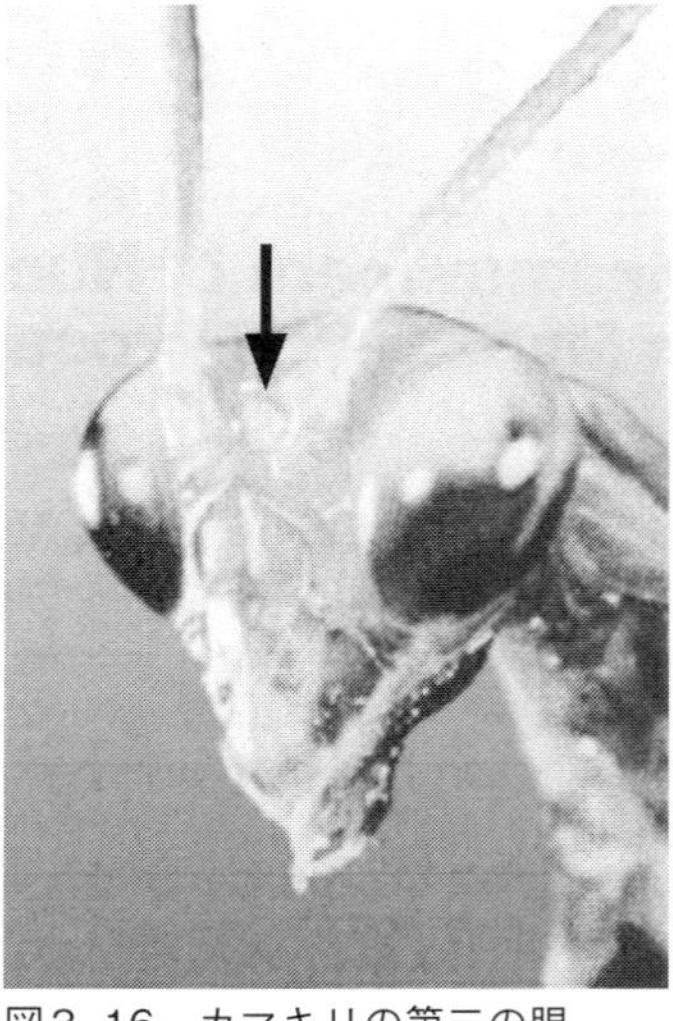
図3-16　カマキリの第三の眼

下等脊椎動物（魚類、両生類、爬虫類）の松果体には長い頸部があって、先端は脳の頂点まで伸びて光を感ずる感覚器官となっている。このため「第三の眼」とも呼ばれる。第三の眼はカマキリなどの昆虫でも見られる（図3－16）。

これらの動物の松果体は一日の光の明暗リズムを感知し、体内時計に伝えているのであろう。

3－10 体内時計が時を刻むしくみ

われわれはジェット旅客機で長時間移動すると、到着地で時差ぼけといわれる症状に悩まされる。到着地で現地時間に合わせて生活しようとしても、われわれの概日リズムはすぐに変化しない。このため夜はよく眠れず、逆に昼間は活動しようとしても眠くてたまらなくなる。

このやっかいな時差ぼけを最小限に抑える方法は、すでに説明したノネズミの実験から予測されるように、適当な時間に明るい光を浴びて体内時計をなるべく早く現地時間に合わせてリセットすることである。

最近、この体内時計の実体が明らかになった。体内時計は、ヒトを含む哺乳類では、左右の眼から出る視神経が交叉する視交叉《しこうさ》付近（解剖学では視交叉上核）に存在する一対のニューロンの塊である（図3－17）。この視交叉上核のニューロンをばらばらに分離して培養すると、おのおののニューロンが一日の周期で電気活動を変化させている。つまりこれらのニューロンは、それ

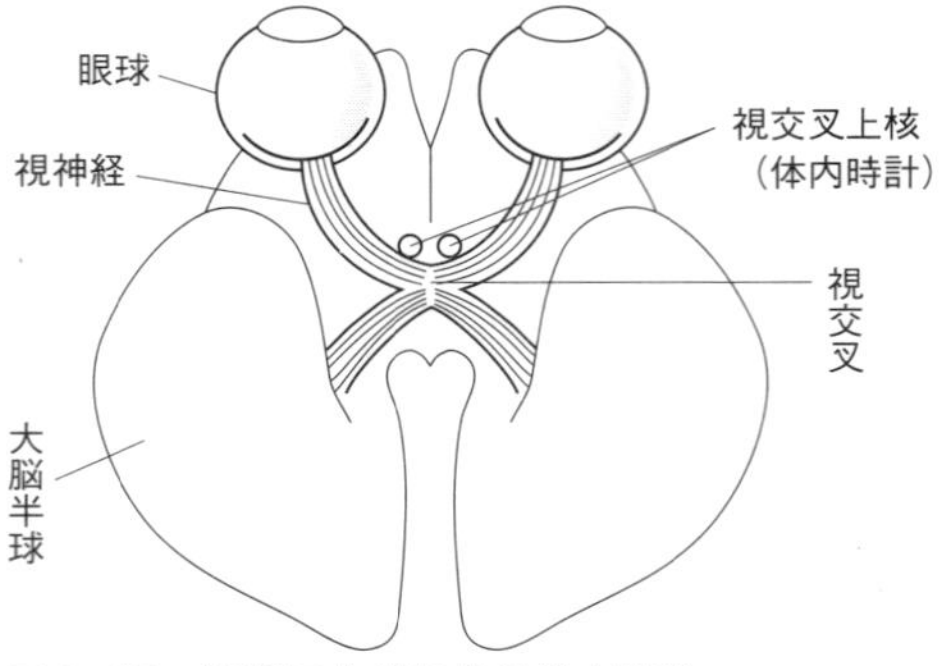

図3-17　視交叉上核にある体内時計

ぞれが体内時計を持っているのである。分子遺伝学的研究により、この体内時計ニューロンのリズムは、「時計遺伝子」と呼ばれる約十種類の遺伝子のタンパク質の合成過程によってコントロールされていることが発見された。

図3-18はこのしくみを説明したものである。

（1）まずニューロン核内で時計遺伝子という特殊な遺伝子の遺伝情報がDNAからRNAに転写される。

（2）遺伝情報を写し取ったRNAは核外に出てリボソームと結合しタンパク質を合成する（遺伝情報の発現過程は本書第7章参照）。

（3）合成されたタンパク質は転写調節因子となり、RNAによる核内のDNAの遺伝情報の転写を調節する。

このように、遺伝情報により合成されたタンパク質が、逆にその合成過程をコントロールするのである。このようなしくみをネガティブフィードバック機構という。つまり体内時計の歯車は、タンパク質合成過程のネガティブフィードバックによって回っているのである。

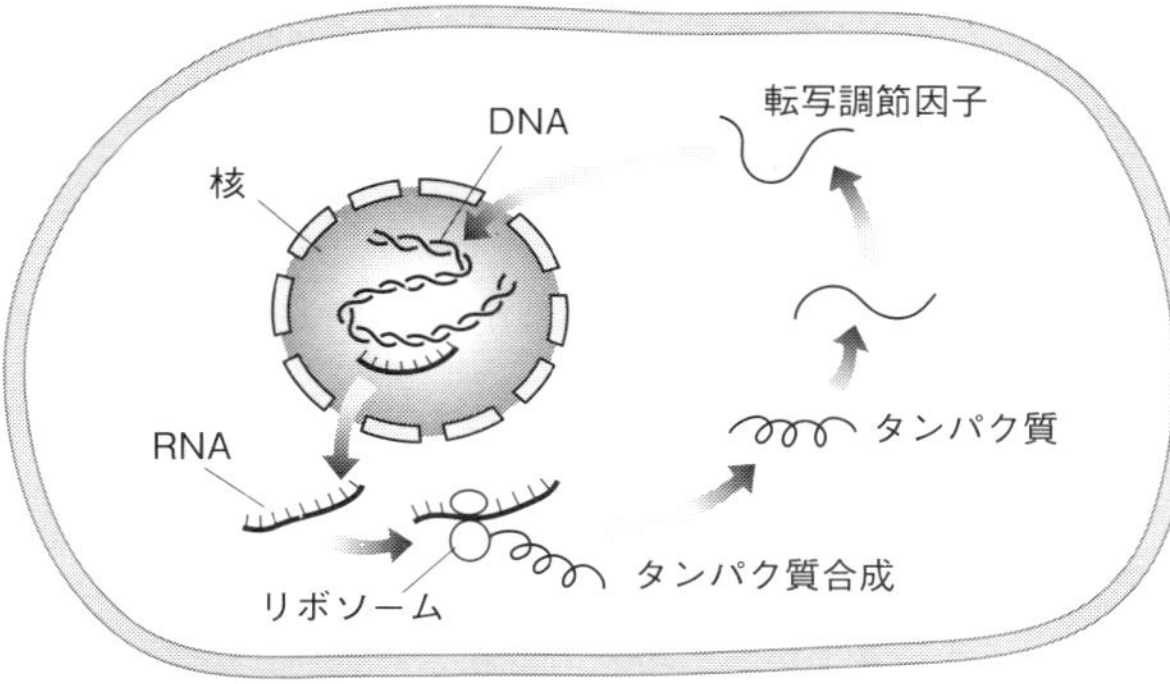

図3−18　体内時計ニューロン内の模型

体内時計はこのように広い意味での化学反応に依存しているにもかかわらず、温度変化の影響をほとんど受けないことがわかっている。一般に化学反応の速度は温度の上昇と共に増大する。多くの場合、温度が十度上がると、反応は二〜三倍速くなる。図3−18の一連の化学反応速度が、フィードバック機構により調節されているとはいえ、温度変化に対して一定に保たれているのは驚くべきことである。このフィードバック機構は将来、より詳しく研究されるであろう。

3-11　概日リズムを制御する物質

体内時計が眼の視神経に隣接して存在すること、時差ぼけの速やかな解消には時間を選んで日光を浴びるのが有効であることは、概日リズムが到着地の日照時間に適応して変化することを示している。日光は網膜内の光を感ずるニューロン（視細胞）により感知され、この情報が電気インパルスとして視交叉上核の体内時計のニューロンに伝えられ、その日の概日リズム活動をリセットするのである。

すでにノネズミの実験からわかるように、生物の体内時計は暗黒状態でも固有の周期で概日リズムを刻んでいる。したがって、生物の体内時計の固有のリズム（内因性リズムまたはフリーラン・リズムという）は、生物を暗黒状態に置いたときの生物の活動―休止の概日リズムから測定される。このような測定の結果、ヒトの体内時計の内因性リズムは二十四時間ではなく、二十五時間であることがわかっている。したがってわれわれは、特に航空機で長距離を移動しなくても、毎日われわれの体内時計の内因性リズムを二十五時間から二十四時間に訂正し、実際の一日の周期とずれていかないようにリセットしているのである。

この内因性リズムのリセットを行うのはすでに説明した脳の松果体であるらしい。松果体は視交叉上核の体内時計ニューロンからのインパルスにより支配されており、メラトニンというホルモンを血液中に分泌する。このメラトニン分泌は暗いところで盛んになり、明るいところで減少する。これは眼の網膜が感知する光が、視神経により視交叉上核の体内時計ニューロンに伝えられ、さらに松果体のニューロンに伝えられて、そのメラトニン合成活動を調節しているからである。

松果体で合成されたメラトニンは血液によって全身に運ばれ、体内時計ばかりでなく、身体のいろいろな器官がそれぞれ持っている内因性リズムを一日の周期に合わせてリセットしている。以上説明した、体内時計と松果体による全身の概日リズムをリセットする働きを図３－19に示す。

実はメラトニンの効果は、いくつかの睡眠物質探究グループによってすでに一九六〇年代から実験動物やヒトで調べられており、きわめて深い睡眠を起こすことなどが示されていた。しかし彼らは、睡眠が深すぎるので異常であるとか、投与量が多すぎるなどの理由でメラトニンにさして注目しなかったのである。この事実は、研究者グループ間の溝、偏見、排他性などを考えさせてくれる。

ここまで見てきたように、われわれの目覚めと睡眠は明らかに身体の概日リズムの一部であり、体内時計ニューロンの電気活動と、松果体のメラトニン分泌活動の支配を受けている。したがって睡眠物質は、もし存在するならこの概日リズムの一環としてはたらいているのであろう。また睡眠中にノンレム睡眠とレム睡眠が交互に繰り返す現象は短日リズムと呼ばれる。概日リズムと短日リズムの関係はまだ明らかでない。なお短日リズムとしては、脳下垂体の分泌するホルモンの一部に一～三時間周期の変化のあることなどが知られている。

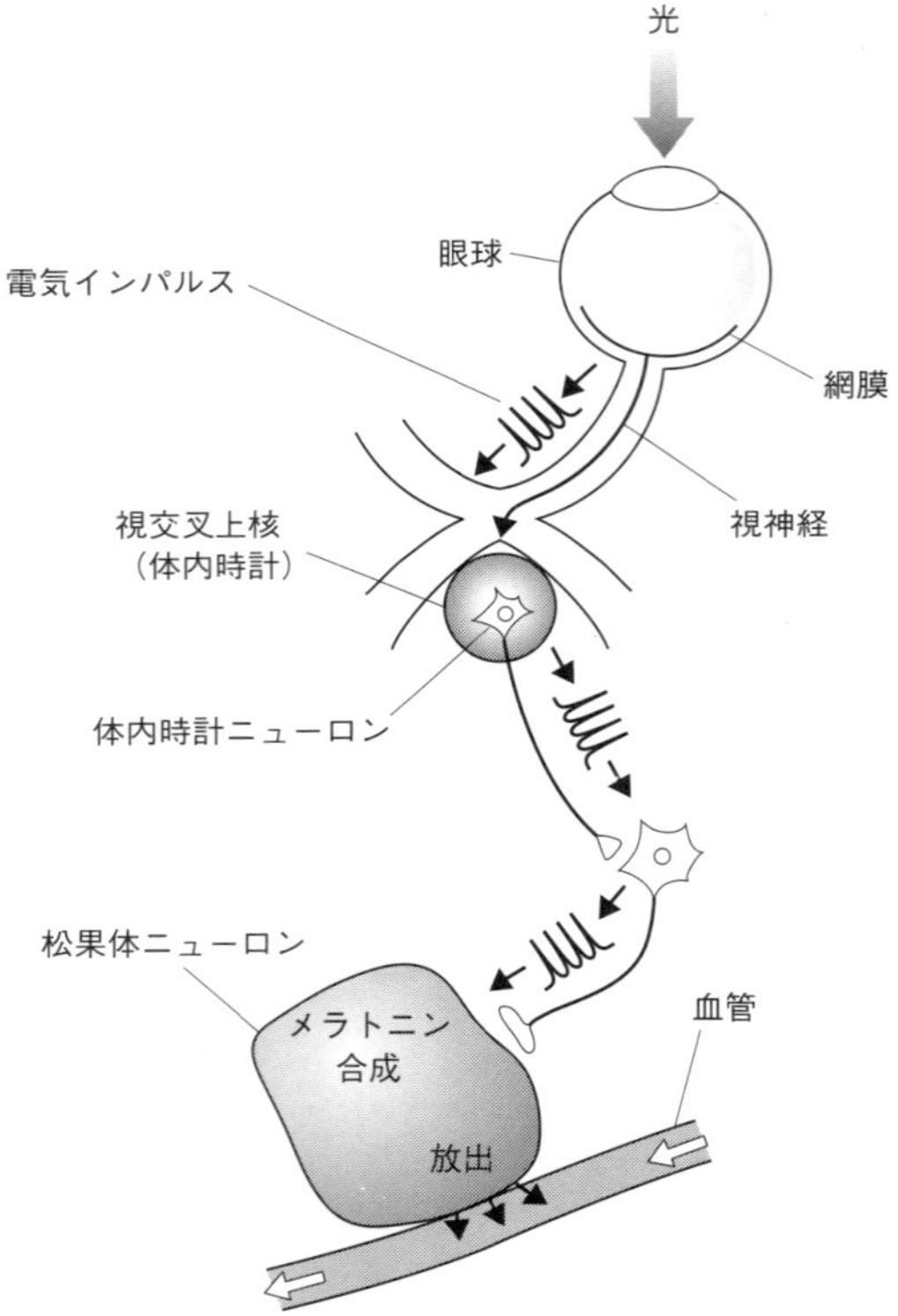

図3-19　体内時計の松果体による全身の概日リズムの調節

まとめ

本章を執筆するため睡眠物質の探究と概日リズムの最近の進歩を調べた結果、これら二つの研究分野の進歩のあまりの違いに驚いた。前者の研究は混迷の度を深めているのに対し、後者の研究は体内時計が時を刻むしくみを分子レベルで説明するに至っている。研究を始める際の研究対象の設定の重要さを思い知らされる。もちろん、研究対象が適切か否かは研究開始の時点では明らかでなく、研究が当たるか当たらないかは運のよさで決まるという考えもある。また、睡眠物質研究者がメラトニンの効果を軽視したように、ある仮説を立てて長年研究を続けていると、この固定観念から逃れることが困難になることがわかる。筆者の私見では、睡眠物質の研究は将来、体内時計と概日リズムの研究分野に吸収されるように思われる。

睡眠物質の睡眠に対する明快さを欠く効果から見て、これらの物質が目覚めと睡眠の調節に果たす役割は、おそらく補助的なものであろう。

第4章

「病は気から」の謎

プラセボ効果とはなにか

ヒトの精神的ストレスは、自律神経の失調を起こす。精神活動の座である大脳皮質の、自律神経への影響を断ち切る医学的治療法の可能性を、筆者独自の視点から考える。

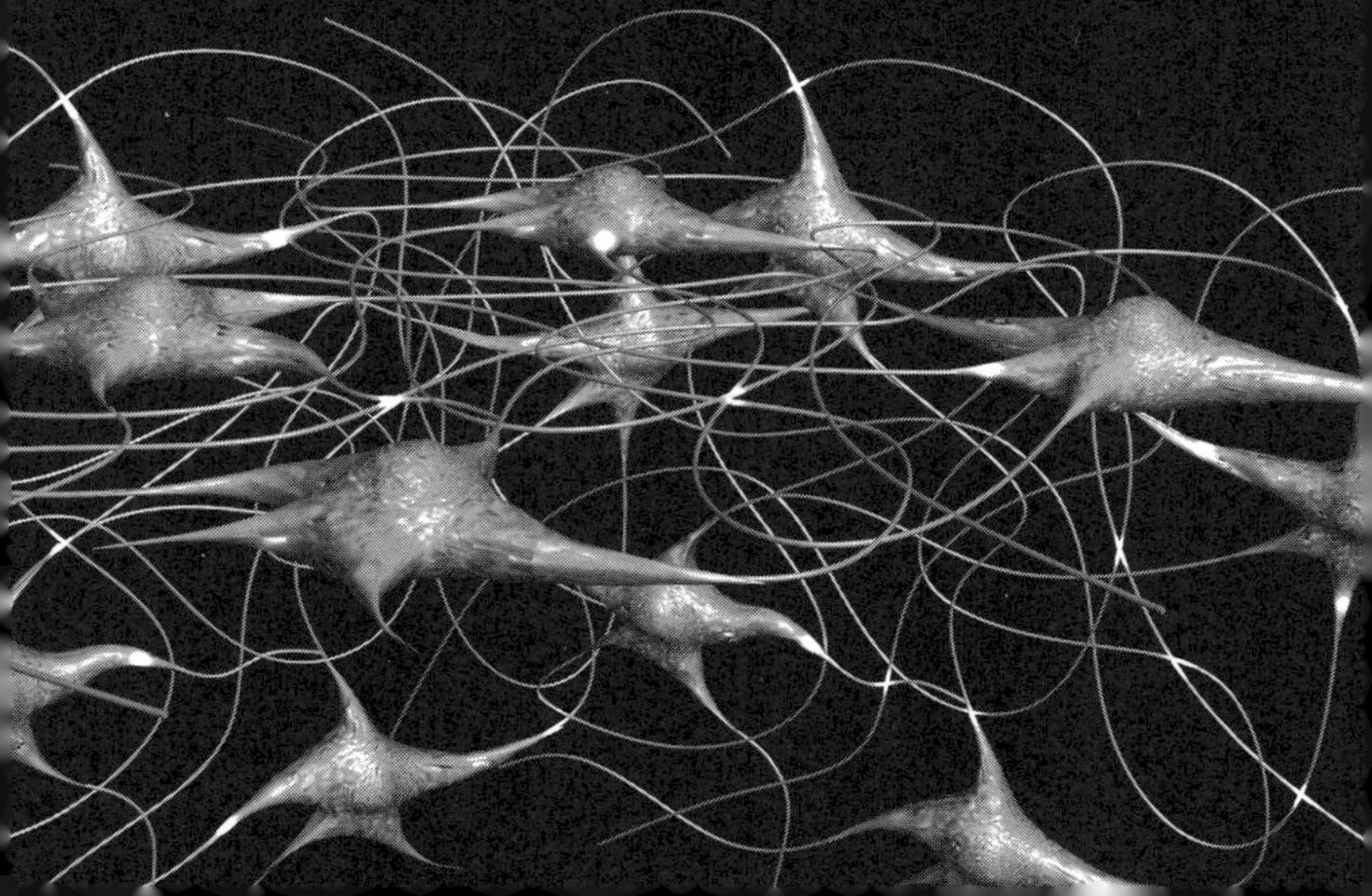

われわれは興奮したり、緊張したりすると心臓がどきどき速く打つようになる。しかしこの誰でも経験する、ありふれた現象の説明は生理学の教科書のどこを探してもみあたらない。これはなぜであろうか。

われわれの体の神経には、体性神経系と自律神経系とがある。体性神経には大脳皮質に感覚情報を伝える感覚神経と、体を動かす意志の命令を大脳皮質から筋肉に伝える運動神経がある。これに対し自律神経はわれわれの感覚や意志とは無関係に、身体機能の調節を行う。体性神経の中枢はわれわれの精神活動が営まれる大脳皮質にある。自律神経系の中枢は脊髄と脳の間の脳幹部にある。しかし、これら二つの神経系を結びつける神経の連絡路は見出されていない。つまり、われわれの心と体を結びつける神経経路は、それが存在することには疑いの余地がないにもかかわらず、解剖学的には未知なのである。

このため生理学の教科書では、体性神経系が司る「動物性機能」と、自律神経系が司る「植物性機能」が別個に記述されており、両者を結びつけるしくみには触れられていない。

本書の第1章で述べた偽の薬を与えられても病気が治ってしまうプラセボ効果や、この逆に「病は気から」といわれる心の悩みが病気を起こす現象は、われわれの精神活動が自律神経の活動に影響を及ぼすことを明らかに示している。このプラセボ効果は、すでに説明したように鍼灸効果や磁気治療効果の判定の前に立ちはだかる壁となっている。

本章では、大脳皮質の精神活動が脳幹部の自律神経中枢におよぼす作用のメカニズムを、いろいろな視点から考察してみよう。

4-1 「顕微鏡倍率の谷間」

生理学の教科書に体性神経系と自律神経系の機能が詳しく説明されており、また精神活動が自律神経の活動に影響を及ぼすことが経験的に明らかであるにもかかわらず、両者の密接なつながりが説明されていない理由は、両者を連絡する神経経路がいまだに見出されていないからである。

解剖学的にすでに明らかにされ、学問的に認められている「神経」は、いずれも多数のニューロン軸索（神経線維ともいう）の太い束である。これらの神経は生体の解剖観察、あるいは生体の組織切片の光学顕微鏡観察によって容易に認められる。

しかしごく少数のニューロンの軸索からなるきわめて細い神経は、肉眼や光学顕微鏡では見ることがむずかしい。体性神経と自律神経はこのような「見えない」神経で連絡しているに違いない。

電子顕微鏡は光学顕微鏡とは桁違いの高倍率で組織切片を観察しうる。しかし電子顕微鏡ではこの問題は解決しない。電子顕微鏡を高倍率で使用すると、その視野はきわめて限られたものに

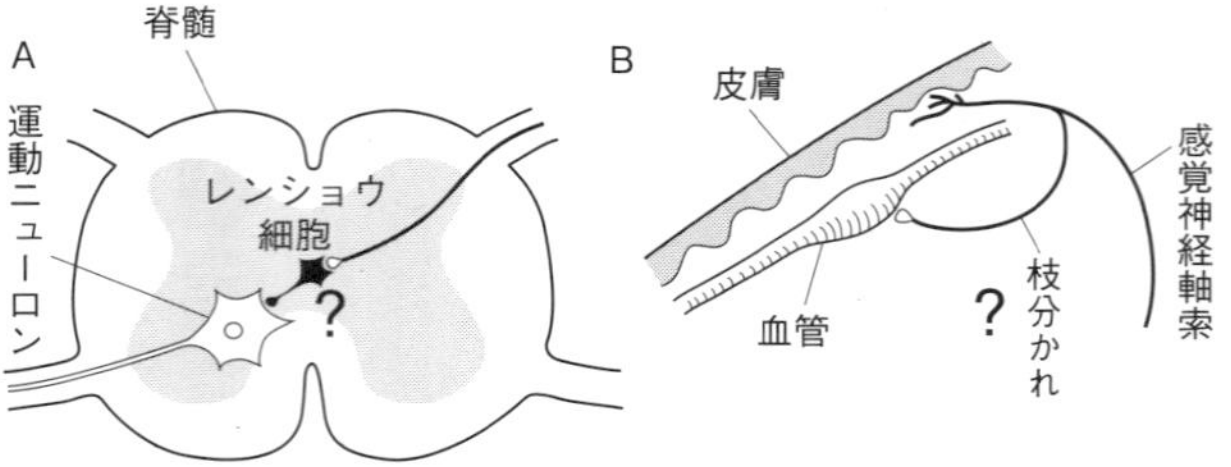

図4-1　(A) 脊髄の抑制性ニューロン、レンショウ細胞　(B) 皮膚の軸索反射回路

なり、神経間の連絡路をたどることは困難なのである。また電子顕微鏡の倍率を下げれば、光学顕微鏡と変わらなくなってしまう。

このように、光学顕微鏡と電子顕微鏡の間の「倍率の谷間」に入っていて、実体を見ることができないものはたくさんある。たとえば脊髄内で運動ニューロンの電気インパルスを打ち消す抑制性ニューロンは、レンショウ（Renshaw）細胞ともよばれ、その実在を疑う者はない。しかしこのニューロンからでる軸索の長さはきわめて短く、したがってこの軸索に栄養物を供給するニューロン細胞体もきわめて小さい（図4－1A）。このためこのレンショウ細胞は光学顕微鏡と電子顕微鏡の間で倍率の谷間に入ってしまい、誰もはっきりこのニューロンを認めた者はいない。この細胞は抑制性ニューロンなので、電顕の視野内でその軸索が運動ニューロンに達して抑制性シナプスを形成していることが確認されなければ、レンショウ細胞であると同定できない。しかし電顕観察のための組織切片はきわめて薄く、この切片の厚みの中にレンショウ細胞から延びる軸索が全長にわたって収まる可能性はまずない。つまりレンショウ細胞は電顕下で同定不可能な幻の細胞なのである。

もう一つの例は皮膚の「軸索反射」とよばれる反射回路である。これは皮膚を虫に刺されたりしたとき、その場所の周囲の血管が拡張して皮膚が赤くなる（発赤という）ありふれた現象である。これは皮膚の感覚神経末端に発生する電気インパルスが軸索に沿って中枢神経に伝えられるばかりでなく、軸索の枝分かれによりUターンして皮膚の血管を拡張させるためと考えられる（図4－1B）。

この軸索反射回路もやはり、誰も解剖学的に見た者がいない幻の回路である。

このように、実験的に存在が確かめられている細胞あるいは神経回路でも、解剖学的にその存在を示すことが困難な場合がある。したがって重要な働きをする神経回路であっても、実験的にも解剖学的にも存在が確かめられない幻の状態にあるものが多数存在するのである。体性神経系と自律神経系を連絡する神経経路もそのようなものの一つである。

4-2 電気インパルスの「伝導の法則」

次に、われわれの体内を飛び交う神経の電気インパルス（活動電位）の性質を明らかにしておこう。身体の神経系はニューロン（神経細胞）の集まりである。ニューロンは細胞体と、細胞体

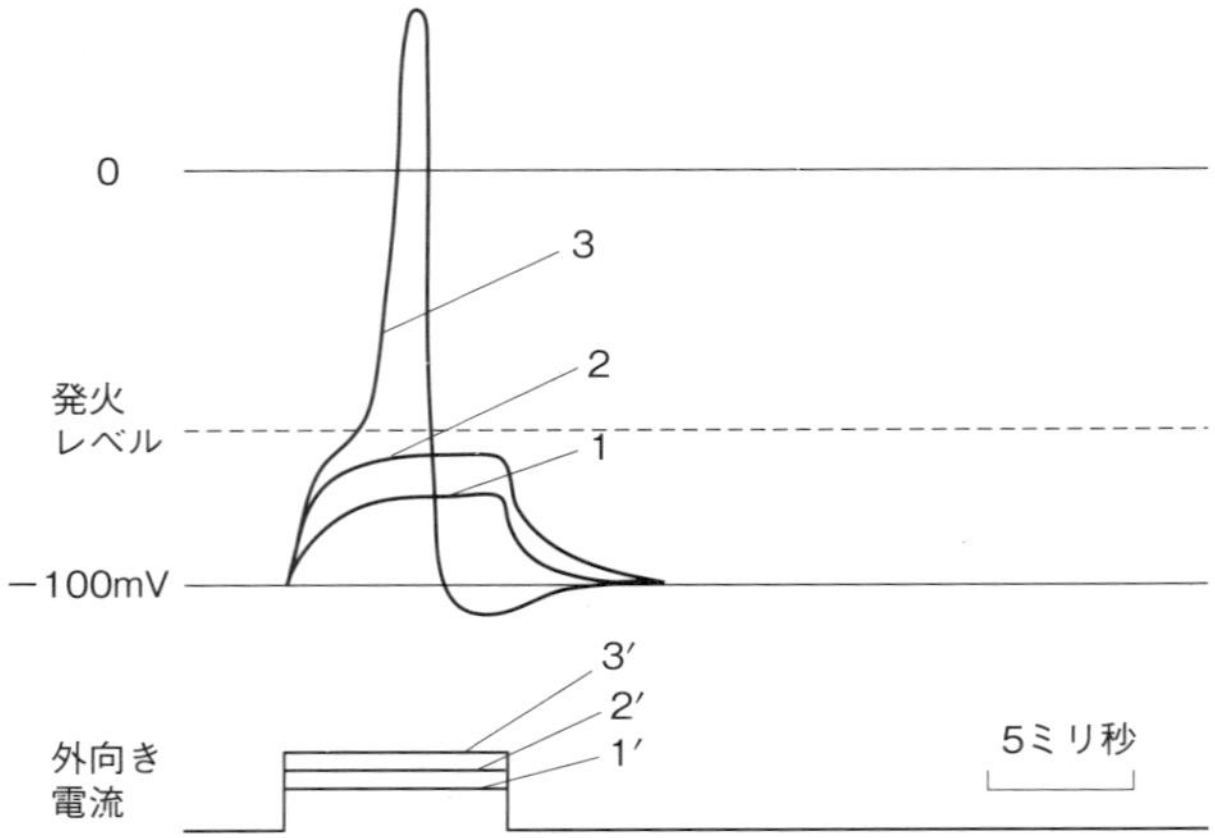

図4-2　電気インパルスの全か無かの発生。3のみ発生する

から長く伸びる軸索からなる。ニューロンの軸索に沿っての電気インパルスの伝わりを、電気インパルスの伝導といい、（1）不減衰伝導、（2）両側性伝導、（3）絶縁性伝導、の三つの法則に従うとされている。これらの法則を順次説明しよう。

まず第一の不減衰伝導の法則は、電気インパルスの発生に関する「全か無かの法則」と密接不可分である。ニューロン軸索の細胞膜に外向き電流が流れ、膜電位差（外液の電位〇Vと負の膜電位マイナス百mVとの差）がある臨界的な値（発火レベル）まで減少すると、細胞膜のNa^+イオンチャンネルが開き電気インパルスが発生する。この現象は引き絞った弓から放たれる矢のように、起こるか起こらないかの二通りしかない（図4-2）。したがっていったん軸索の細胞膜に発生した電気

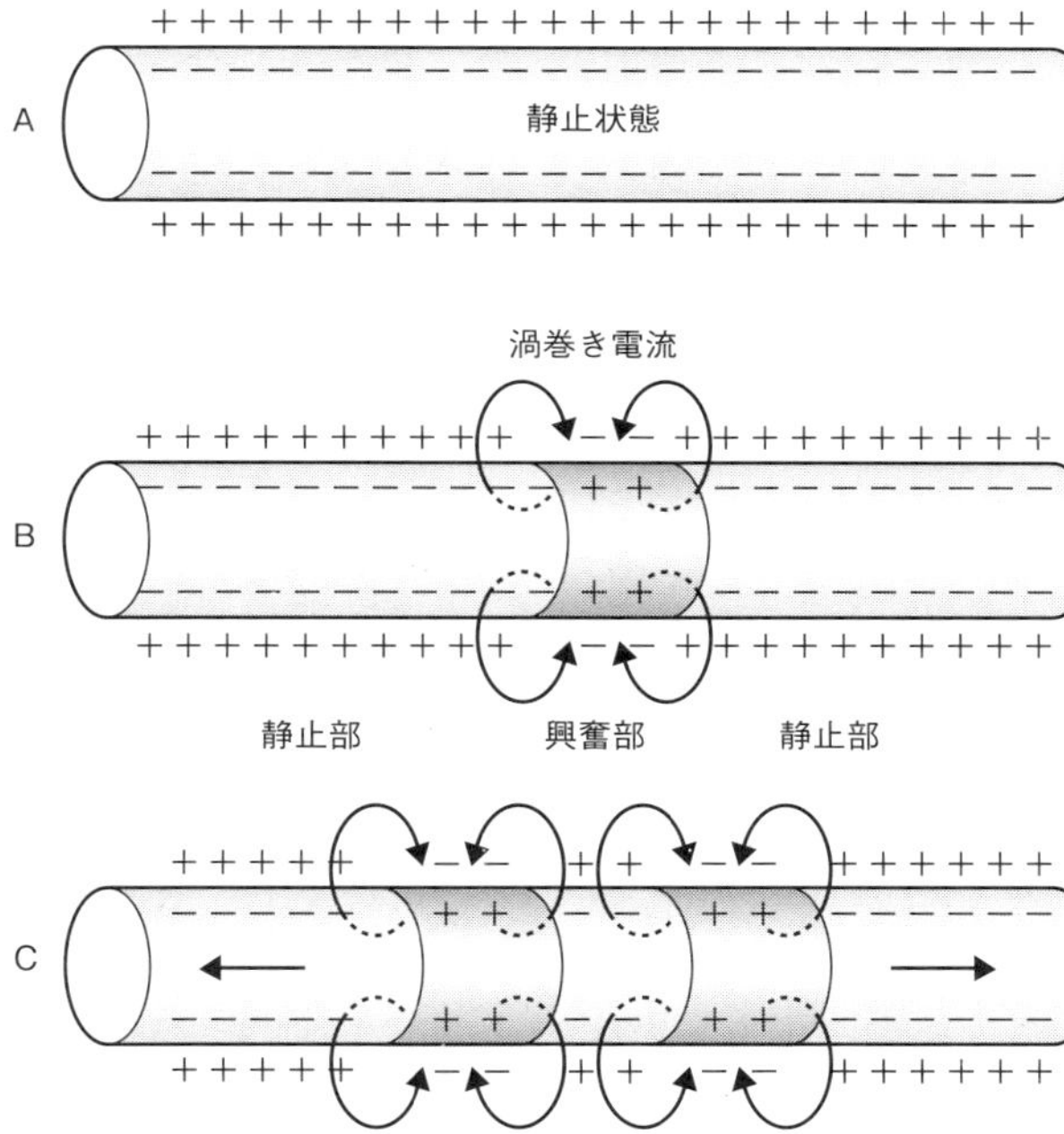

図４−３　電気インパルスの両側性伝導

インパルスは、軸索が続くかぎり一定の大きさの電気的変化の波として伝わり、伝導距離の増大と共にその大きさが減少することはない。つまり電気インパルスはコンピューターのデジタル信号に相当する。

第二の両側性伝導の法則は、電気インパルスが「渦巻き電流」によって伝わることによるものである。ニューロン軸索が静止状態にあるとき、軸索の細胞膜には外側が正、内側が負の荷電がある。この状態で細胞膜は安定した状態にある（図４−３A）。軸索のある部分に電気

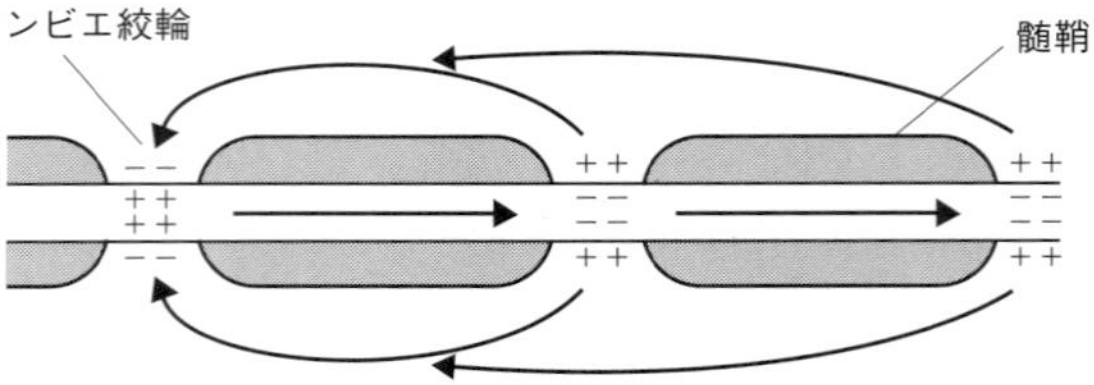

図4−4　有髄神経線維のランビエ絞輪間を流れる渦巻き電流

インパルスが発生すると、この部分では一時的に、細胞膜の外側が負、内側が正となる。このため電気インパルス発生部と、その両側の静止状態の細胞膜との間に渦巻き電流が流れる。この結果、静止状態の細胞膜の膜電位差が発火レベルに達し、電気インパルスが発生する（図4−3B）。以下、この過程が次々と繰り返され、電気インパルスが両側に伝わっていく（図4−3C）。

なお多くの場合、軸索（神経線維）は絶縁性の髄鞘《ずいしょう》という被覆に覆われており、このような軸索を有髄神経線維という。髄鞘は一〜二ミリメートルごとに途切れており、この部分で細胞膜がわずかに露出している。この部分をランビエ絞輪という。このため図4−3で説明した渦巻き電流はランビエ絞輪の間に流れ、電気インパルスは絞輪から絞輪へと飛び飛びに伝わっていく（図4−4）。したがって有髄神経線維の電気インパルス伝導速度は毎秒百メートル以上で、髄鞘のない無髄神経線維よりはるかに速い。

われわれの体内では、感覚神経は視覚、嗅覚、味覚、皮膚感覚などの感覚器官の情報を大脳に伝えるので上行路という。また運動神経は大脳

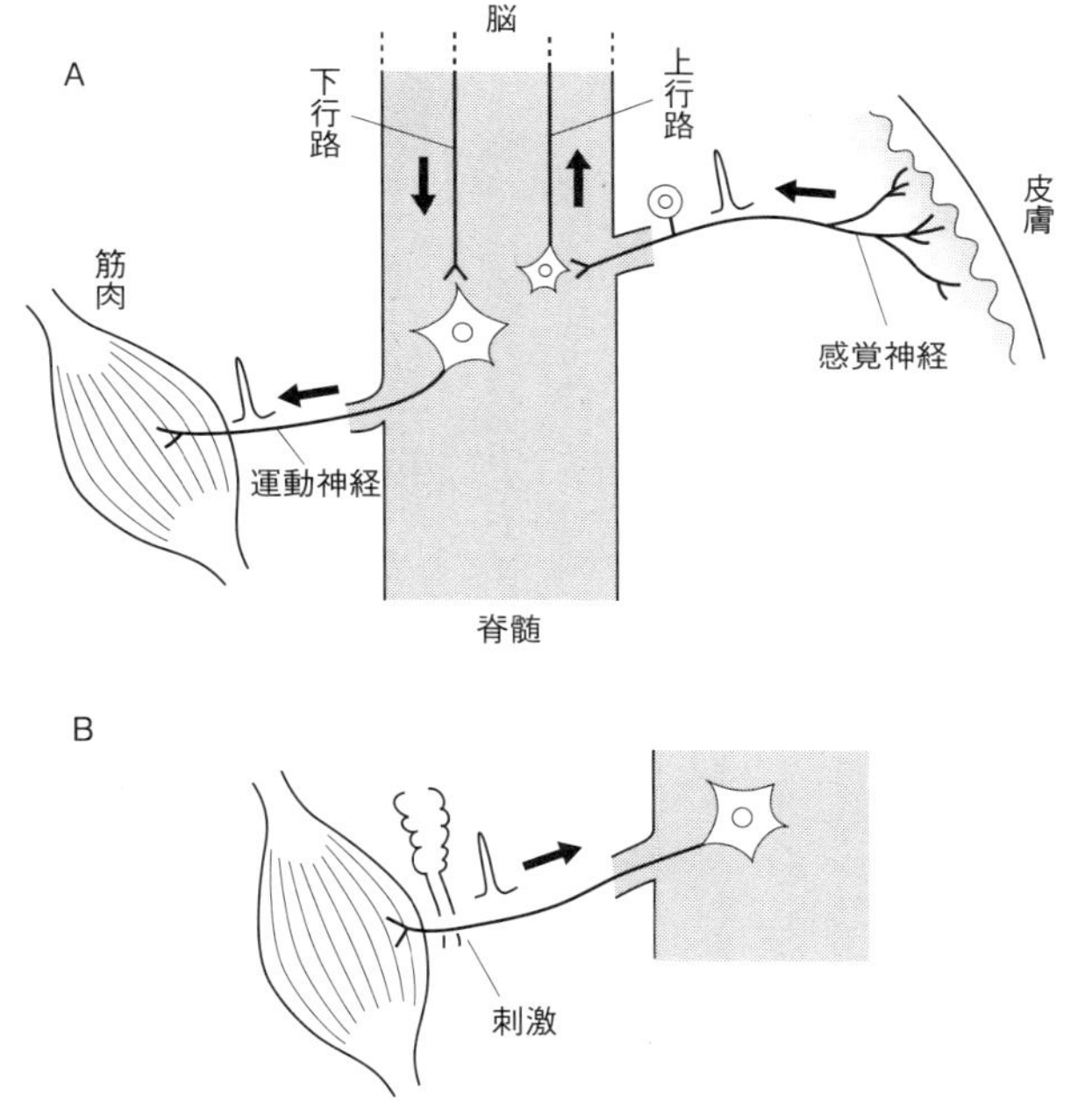

図4-5 (A) 感覚神経—上行路と運動神経—下行路の電気インパルスの順行性伝導。矢印は電気インパルスの伝わる方向を示す (B) 運動神経の逆行性伝導

の命令を筋肉に伝えるので下行路という（図4－5A）。この自然の状態での、軸索に沿っての電気インパルスの伝わりを順行性伝導という。これに対して、実験的に運動神経を筋肉の近くで刺激して、電気インパルスを逆に筋肉側から脊髄に向かって伝導させることを、逆行性伝導という（図4－5B）。

あとで論議するように筆者は、自然の状態でも逆行性伝導が起こりうると考えている。

第三の絶縁性伝導の法則は、有髄神経線維の束からなるカエルの坐骨神経で見出されたもので、おのおのの軸索は互いに電気的に絶縁されており、ある軸索に流れる渦巻き電流が、隣接する他の軸索に流れ込んで電気インパルスを発生させることはない、というものである。やはりあとで論議するように、髄鞘のない無髄神経線維では、この法則は必ずしも成り立たないと考えられる。

4-3 自律神経中枢の働き

われわれの生命の維持に不可欠な自律神経系の機能を一言で言えば「ホメオスタシスの維持」である。健康なヒトの体内では、呼吸数、心拍数、体温などは、すべてある範囲内に保たれている。ホメオスタシスとはこのような「生体恒常性」の維持を意味する言葉である。

われわれは健康であるかぎり、気持ち良く活発に運動して過ごしている。このとき常に自動的に働いているのが自律神経系である。つまりわれわれは正常な（健康な）身体の状態を、自律神経系に「まるなげ」して過ごしているのである。

したがって原則として、自律神経系の機能は、大脳皮質の精神活動あるいは自由意志とは無関係に行われている。自律神経の中枢には、呼吸中枢、発汗中枢、心臓・血管中枢など、さまざまな中枢があり、いずれも脳幹部やその近傍に存在している。

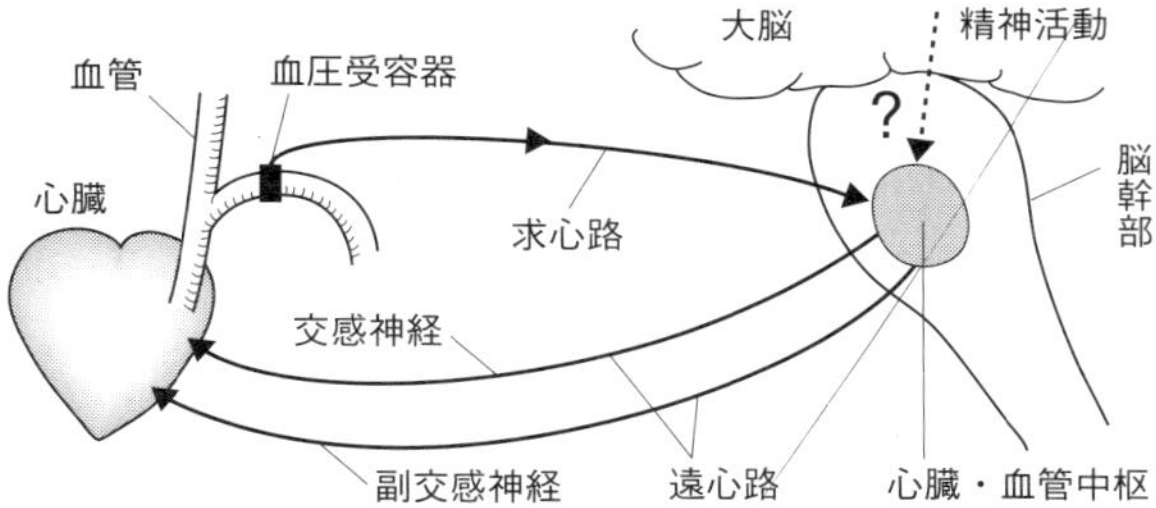

図４−６　心臓・血管中枢の求心路と遠心路

体性神経系に大脳皮質に対して上行路（感覚神経）と下行路（運動神経）があるように、自律神経の中枢もこれに対応して求心路と遠心路がある。求心路は体内の組織、器官の状態を常に見張っている感覚器が、その報告を自律神経中枢に伝える神経である。これに対し、遠心路には交感神経と副交感神経とがある。自律神経中枢がコントロールする器官に対する交感神経と副交感神経の作用は互いに反対である。

たとえば心臓・血管中枢の求心路は、血管に分布する血圧受容器の電気インパルスをこの中枢に伝える神経である。この中枢の二つの遠心路のうち、交感神経の電気インパルスは心臓の拍動頻度を増大させ、副交感神経の電気インパルスは逆に心臓の拍動頻度を低下させる（図４−６）。

昔から、精神が興奮状態になると直ちに心臓の拍動が速くなることはよく知られていた。このため心臓は「心」の臓器とよばれ、ある時期には精神活動がここで営まれると誤り考えられたこともある。このような場合、大脳皮質からの電気インパルスが心臓・血管中枢に入り、交感神経に電気インパルスを発生させることは確実であろう。これとは逆に、激しい精神的ショックを受けると心臓が止まりそうになることがある。この場合には、大脳皮質からの電気インパルスが副交感神経に電気インパルスを発生させることになる。

これらの誰でも経験する事実から見て、精神活動が営まれる大脳皮質のニューロンと自律神経中枢を結ぶ神経経路、つまり心と体を結びつける道筋が実在することは確実である。多数のニューロン軸索が互いに絡み合った神経組織では、ある特定の軸索の走行を組織切片でたどろうとしても、組織切片の厚みから軸索がはみ出してしまえばそこで終止符が打たれるのである。顕微鏡による神経組織の観察では、高倍率で空間分解能を向上させるために組織切片を薄くしなければならないので、結局、長く伸びる個々の軸索の走行をたどることは、解剖学的に不可能なのである。教科書は元来、確実となった事柄を学生に教えることを目的とする。したがって、実体の明らかでない軸索の走行（神経経路）は、はっきりと記述されないのである。

4-4 動物実験の限界

大脳皮質の精神活動が自律神経中枢の活動を直接コントロールしているのか否かは、百年以上にわたって生理学者の議論の的である。しかし現在に至るまで、明確な解答は得られていない。

まず、実験動物の大脳を除去あるいは破壊しても、自律神経系のホメオスタシス維持の働きはほとんど影響されず続いている。これは大脳皮質の活動がそこなわれても、植物状態で生き続ける患者の例からも明らかである。しかし、健常な状態で大脳皮質が自律神経系の働きをコントロールしている可能性は否定できない。

実際に実験動物では、大脳皮質のある特定部位の電気刺激により、心臓の拍動頻度や胃の運動が変化すると報告されている。したがって、少なくとも実験動物では、大脳皮質と自律神経中枢を結ぶ経路が存在すると考えるのが自然である。

第3章でも説明したように、生理学的実験に使用される実験動物は強い麻酔をかけられており、この状態では少数の軸索からなる「か細い」神経経路は真っ先に麻酔薬によって電気インパルス伝導が阻害されてしまうであろう。また、動物が目覚めた状態でこのような実験が可能になったとしても、動物にもわれわれと同じ精神活動があるという保証はまったくない。目覚めた実験動物の大脳皮質の活動は情動活動とよばれ、われわれの精神活動とは異質なものとされているのである。

われわれが知りたいのは、精神活動が高度に発達したヒトの大脳皮質におけるニューロンの活動が、いかなる神経経路を通して自律神経中枢の活動をコントロールしているか、である。したがって実験動物を使用する研究では、ヒトと動物の脳の大きな差異と、動物が言語を操れないことが越え難い壁となっている。

もしかりに無麻酔の実験動物で、大脳皮質から自律神経中枢に至る未知の神経経路に沿って電気インパルスの伝わりを記録することが将来可能になっても、無麻酔状態の動物では、このような「か細い」神経経路の電気インパルスは他の多くのニューロン活動の電気インパルスに覆い尽くされてしまうだろう。たとえば、脊髄の運動神経ニューロンの反射回路は実験動物にきわめて深い麻酔（動物は麻酔から回復しない）を行って実験的に明らかにされたものである。運動ニューロンは実際には数百個のニューロンからのシナプス連絡を受けており、深い麻酔で大部分のニューロン回路の活動を停止させた後に生き残ったのが、シナプスを一～二個しか含まない単純な脊髄反射回路だった。多数のシナプスを含む複雑な回路は、麻酔によりずたずたにされ消失してしまうのである。

このように、大脳皮質の精神活動の電気インパルスを自律神経中枢に伝える神経経路の実体は、種々の研究上の困難から、将来、画期的な実験法が開発されるまで謎として残るであろう。

4-5 脳幹網様体と感覚神経汎的投射

脳幹部は中脳、橋、延髄からなり、大脳と脊髄の間に位置している。われわれの生命の維持に不可欠な自律神経系の中枢は、この脳幹部あるいはその近傍に存在する。

脳幹には身体の他の部分には見られない特殊な構造がある。この構造が第3章でも少しふれた脳幹網様体であり、脳幹部のほぼ全長にわたって存在する。この網様体中では、小型のニューロンやその軸索と、この部分を通過する体性神経系の感覚神経や運動神経の軸索が絡み合って網目構造を形成している。また、自律神経系の中枢の多くも、この脳幹網様体に囲まれている。したがって脳幹網様体には、体性神経系と自律神経系を結びつける神経経路が存在する可能性がきわめて大きい。

脳幹網様体内で互いに絡み合っている軸索の多くは、絶縁性の髄鞘がない無髄線維であると考えられるので、これらの無髄線維の交差したところで電気インパルスが一方から他方へ飛び移ることは可能であろう。つまり網様体では電気インパルスの絶縁性伝導の法則は成り立たないと考えられ、たとえ体性神経と自律神経を直接連絡する軸索経路は存在しなくても、軸索から軸索への電気インパルスの飛び移りによる連絡経路は存在するであろう。電気インパルスは、軸索の経路がいかにか細くても、不減衰伝導の法則にしたがって確実に伝わるからである。

感覚器官が感知した情報を大脳皮質に伝える感覚神経（上行路）は、脳幹部を通過するとき多数の分枝を出す。これらの分枝は脳幹網様体に入り、ここを出るときさらに放射状に枝分かれして大脳皮質の広い領域に入っていく（図4－7）。一般に、ある神経が脳の特定部に連絡することを「投射」という。一方、感覚神経の本枝は、脳幹網様体の横を通り抜けて大脳に入り、その軸索を大脳皮質のそれぞれの感覚器官に対応する感覚野のニューロンに投射する。たとえば、皮

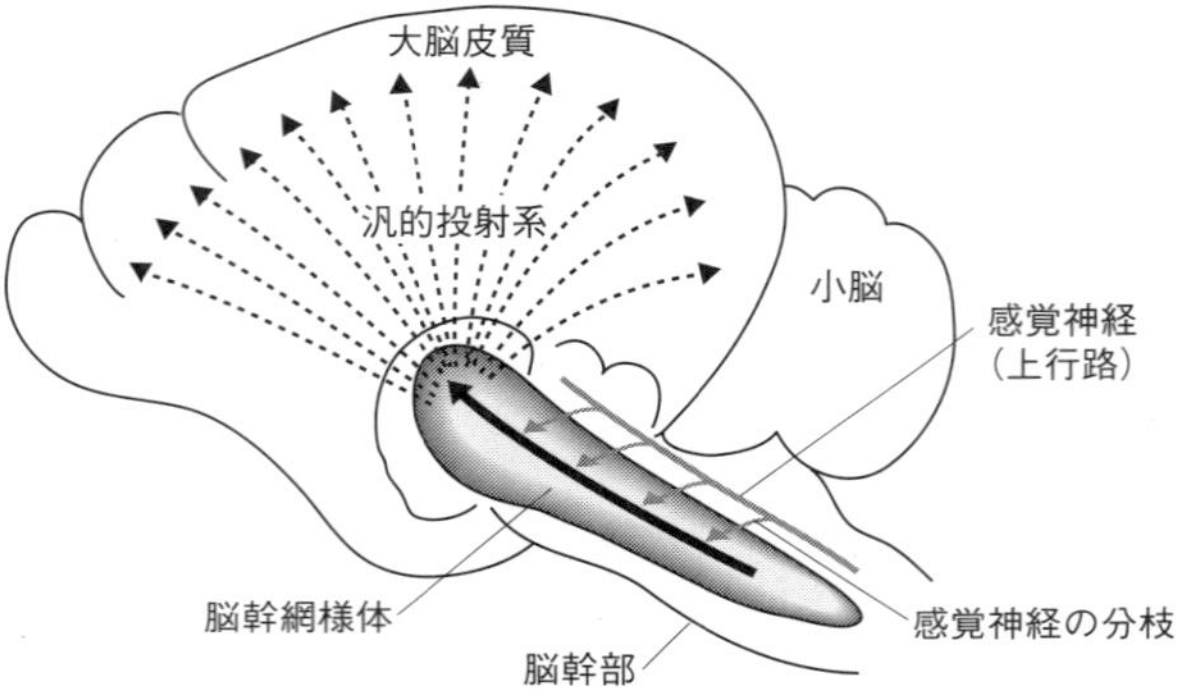

図4-7　脳幹網様体と汎的投射系

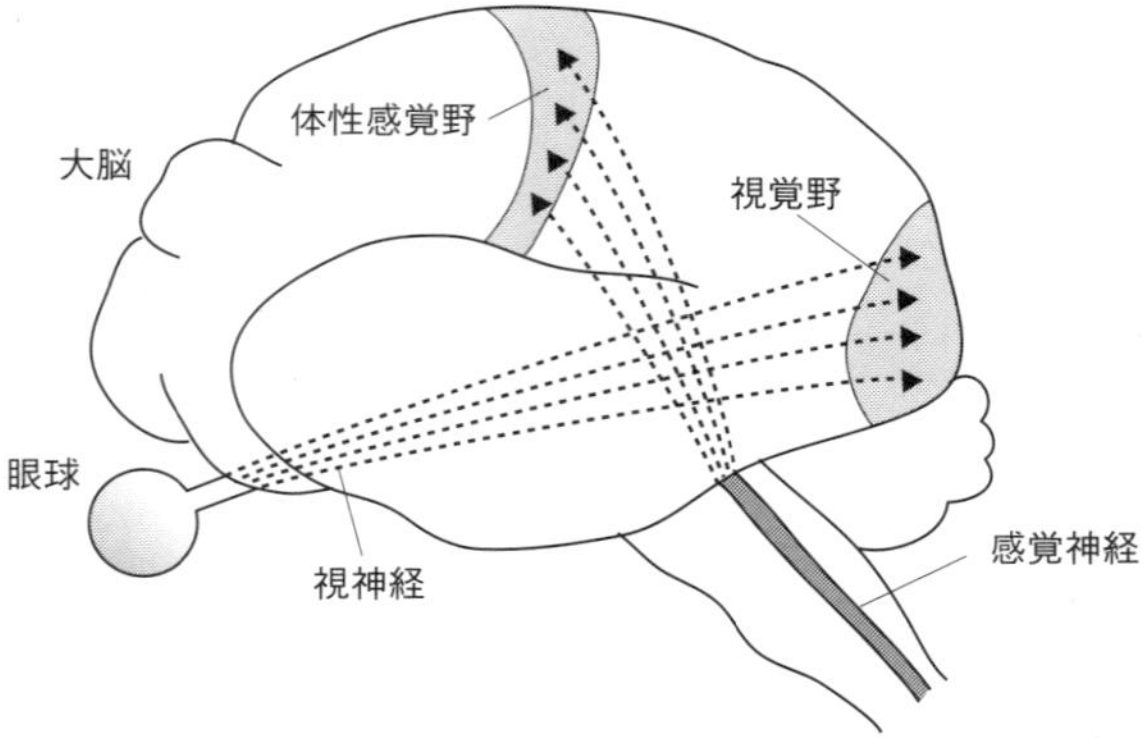

図4-8　感覚神経と視神経の体性感覚野および視覚野への投射

膚の感覚神経は、大脳皮質の体性感覚野に投射し、これにより体性感覚野のニューロンに皮膚感覚が起こる（図４－８）。この際、皮膚上のある部位と、その部位の感覚情報が到達する体性感覚野の部位の間には一対一の対応がある。この結果、体性感覚野上にヒトの身体を描くことができ、これを体部位再現という（図４－９）。同様に、眼の網膜から出る視神経は脳の外側膝状体を経由して大脳皮質視覚野のニューロンに投射して視覚を起こす（図４－８）。このとき、眼の網膜上の部位と視覚野上の部位にも一対一の対応がある。

このように感覚神経の本枝が大脳皮質へ機能的、局部的に投射しているのを見ると、脳幹網様体を出た感覚神経の分枝が、大脳皮質の至るところに広く投射している（これを汎的投射という）のはきわめて異常かつ不思議である。

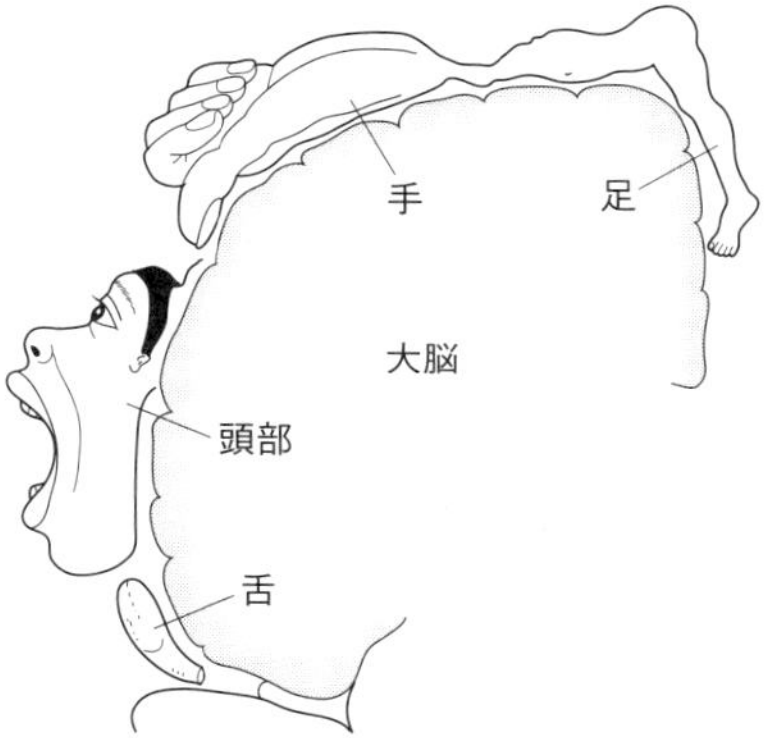

図4–9　大脳皮質体性感覚野における体部位再現

4-6 汎的投射系の働きの謎

脳幹網様体を出た汎的投射系の軸索は、大脳皮質中を至るところで走行している。個々の軸索の側面には

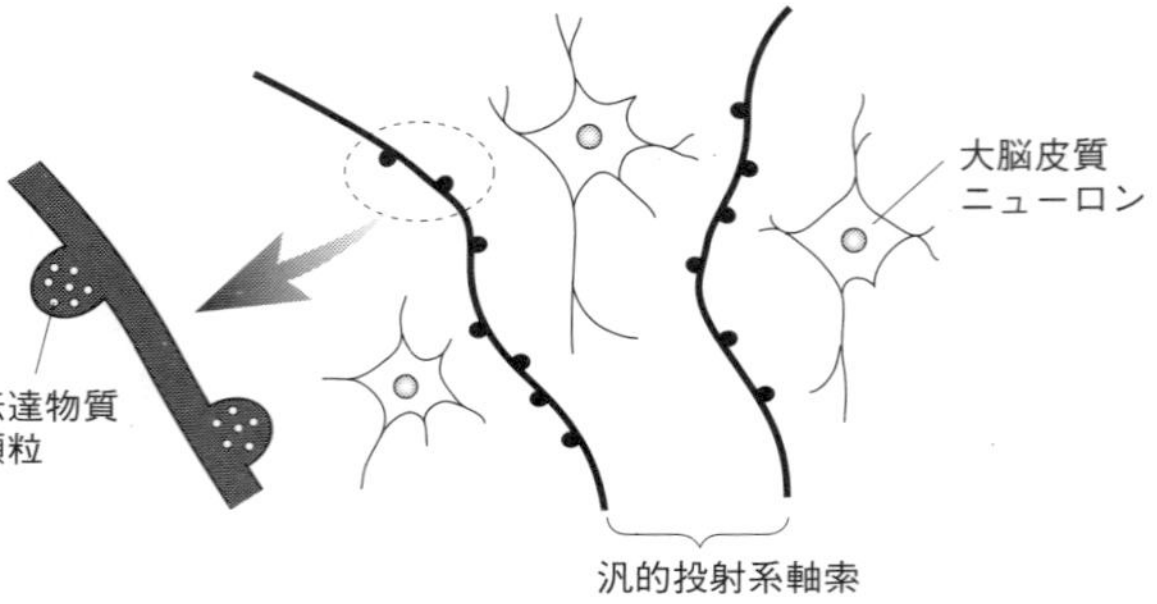

図4-10　大脳皮質を走る汎的投射系軸索

多くの膨らみがあり、この膨らみの中には軸索が運ぶシグナルを他のニューロンに伝える化学物質（伝達物質という）の顆粒（シナプス顆粒）が含まれている（図4－10）。したがって、このような広い範囲に伝達物質をばら撒いてゆく汎的投射系の軸索は、ある特定の機能を果たすのではなく、大脳皮質のおびただしいニューロンに対し身体の状態をおおまかに伝えていると思われる。たとえば、身体のすべての器官が正常に働いているときの「爽快だ」という気分はこの汎的投射系が引き起こしているのではないだろうか。また逆に、「気分がすぐれない」という精神状態も、身体が病気に蝕まれているという情報が汎的投射系から大脳皮質ニューロンに伝えられるためではなかろうか。

実はこのような筆者の考えを裏づける現象が以前から知られている。それは生理学の教科書に必ず記載されている「関連痛」である。「関連痛」とは、われわれの体内の内臓に疾患があるとき、その内臓と身体の同じレベル（つまりヒトが

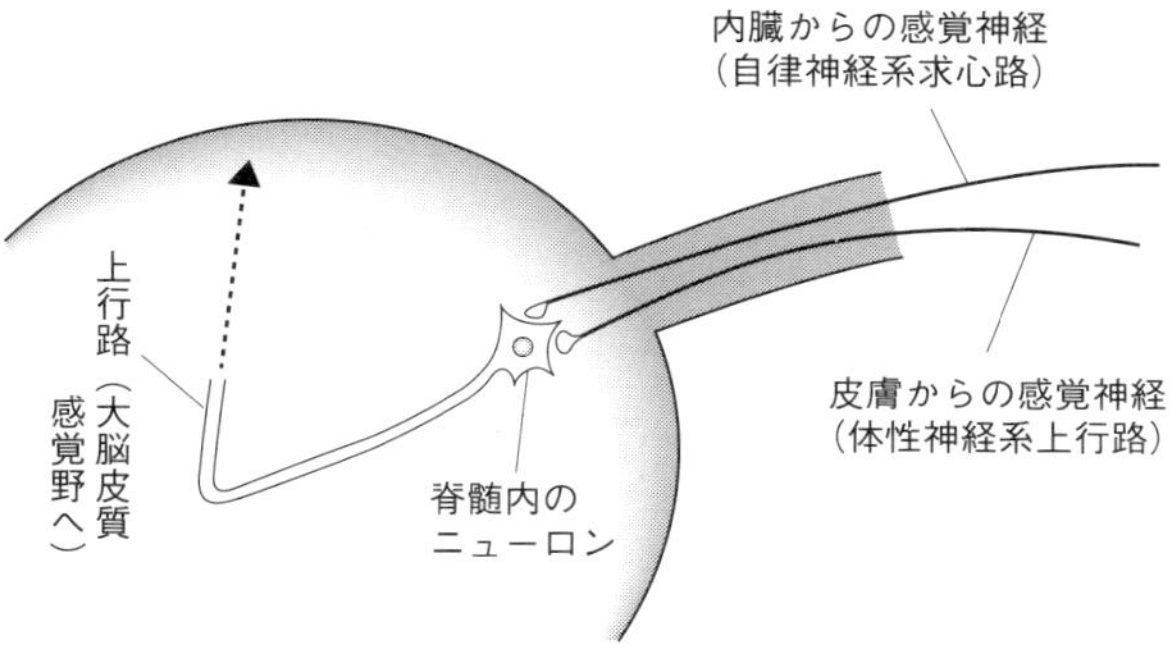

図4-11　内臓関連痛の神経経路

直立したときの床からの高さ）の皮膚に痛みを感ずる現象をいう。この現象は内臓の状態を自律神経中枢に伝える感覚神経（自律神経系の求心路）と、内臓と同じレベルの皮膚の感覚を大脳皮質に伝える感覚神経（体性神経系の上行路）が、脊髄に入ると同一のニューロンに連絡するために起こる（図4－11）。この「関連痛」のしくみにより、われわれは内臓の疾患がかなり進行したとき、それを体性神経系の上行路によって伝えられる皮膚の痛みとして感ずるのである。つまり内臓は、その状態を伝える「出店」を皮膚上に持っていると見なすことができる。ここでは、心（精神活動）と体とまではいかないが、皮膚の痛み感覚と内臓の痛み感覚は、脊髄内の同一のニューロンを介してつながっているのである。

興味深いことに、汎的投射系のニューロン軸索の電気インパルスは、いろいろな感覚器官を刺激することにより発生させることができる。この結果は、汎的投射系のニューロンがいろいろな感覚器官と連絡していることを意味する。つま

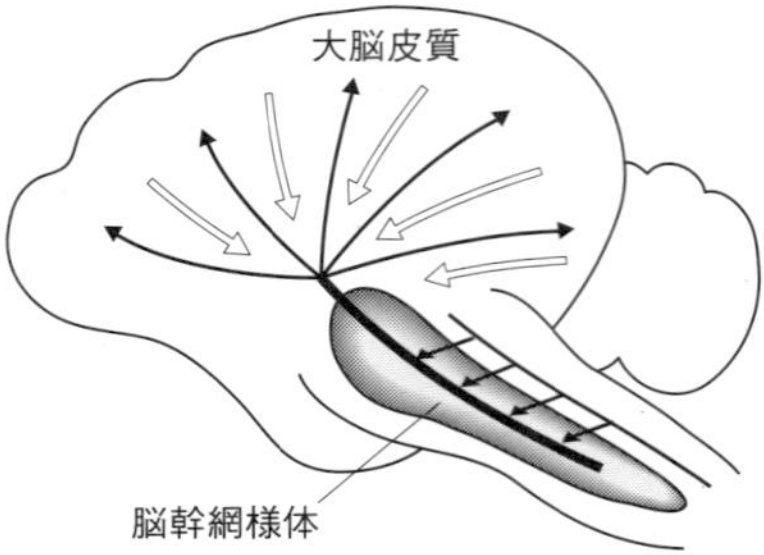

図4-12　脳幹網様体から大脳皮質への汎的投射（上行路）と、逆に大脳皮質から脳幹網様体に向かう下行路

り、「汎的」という表現は、この系のニューロン軸索の大脳皮質への投射様式の特異性を表すばかりでなく、いろいろな感覚器官と連絡しているという解剖学的特性をも示しているのである。

身体の病変がまだ痛みを感ずるほど進んでいないときでも、この汎的投射系は身体の状態を大まかに大脳皮質ニューロンに伝えているのではないだろうか。たとえば内臓に病変が起これば気分がすぐれなくなり、さらに病変が進めば皮膚の痛みを感ずる「関連痛」が起こるのである。

マグーンが活躍した一九五〇年代には、睡眠のメカニズムが研究者の注目を集めており、したがって彼は汎的投射系がわれわれの意識のレベル（つまり目覚めと睡眠）をコントロールしていると考えた。しかしこの説は、睡眠中に眼球や手足を動かすレム睡眠が発見されたこと（第3章参照）などにより否定されてしまった。また、意識というものは個人の主観であり、研究対象とはなり得ないという考えもあり、マグーンの説は最近取り上げられなくなった。

実はマグーンは、感覚神経が汎的投射系により広く大脳皮質のニューロンに投射するばかりでなく、これとは逆に、大脳皮質に分布するニューロンから出る軸索が脳幹網様体に達していると考えていたのである（図4－12）。つまり汎的投射系の脳幹部→大脳皮質の方向（つまり上行路）の投射と、これとは逆の大脳皮質→脳幹部の方向（つまり下行路）の投射の両方向の投射があると考えたのである。また彼はこれらの投射回路間の「反響」により脳波の振動が起こるという説を提唱したようである。

実際に、彼の考えた通り、大脳皮質各部から脳幹部に向かうニューロン軸索（つまり下行路）のあることが、解剖学者によって報告されている。しかし残念なことに、この下行路の軸索の脳幹部における走行や、下行路の電気インパルスを研究した報告は見当たらない。

筆者はこのマグーンによる、汎的投射系に二方向があり相互に作用をおよぼしあうという考えは卓見であり、プラセボ効果を含めた、心と体を結ぶ神経経路の実体の一端に触れているのではないかと思っている。

4-7 「病は気から」とプラセボ効果のメカニズム

大脳皮質の精神活動が自律神経中枢に及ぼす効果が「病は気から」の原因であることに疑いはない。つまり、いつもくよくよ思い悩んでいると、そのようなニューロン活動の（有害な）電気インパルスは未知の神経経路により自律神経中枢に入り込み、交感神経と副交感神経の活動の微妙なバランスを損なう（図4－6）。この状態を、自律神経の失調といい、種々の病気の原因となる。主な疾患をまとめると次のようになる。

（1）心臓の異常……不整脈、頻脈、心不全
（2）血液循環の異常……循環障害、局所血行障害、内出血
（3）消化管の異常……消化不良、胃腸障害、胃潰瘍、十二指腸潰瘍
（4）免疫機能低下……感染症の罹患、発癌
（5）情動行動の異常……食欲減退、拒食症、情緒不安定、鬱病

これとは逆に心の悩みが一掃されてしまうと、自律神経は失調状態から回復し、身体は健康状態に戻る。

またプラセボ効果の発現については、薬を与えられたり治療を施されたりすると患者は安心し、やはり大脳皮質ニューロンが発生する有害インパルスが一掃されるため、たとえ薬や治療が見せかけであっても、病状が軽くなったり完治したりするのであろう。

筆者は、興奮したときの心拍数の増加がごく短時間に起こることから、大脳皮質と自律神経中枢とはほぼ直線的に（解剖学的に回り道をすることなく）連絡していると考える。したがって「病は気から」を説明するには、大脳皮質→脳幹部→自律神経中枢、の方向に直線的に（有害な）インパルスを伝える神経経路が存在しなければならない。

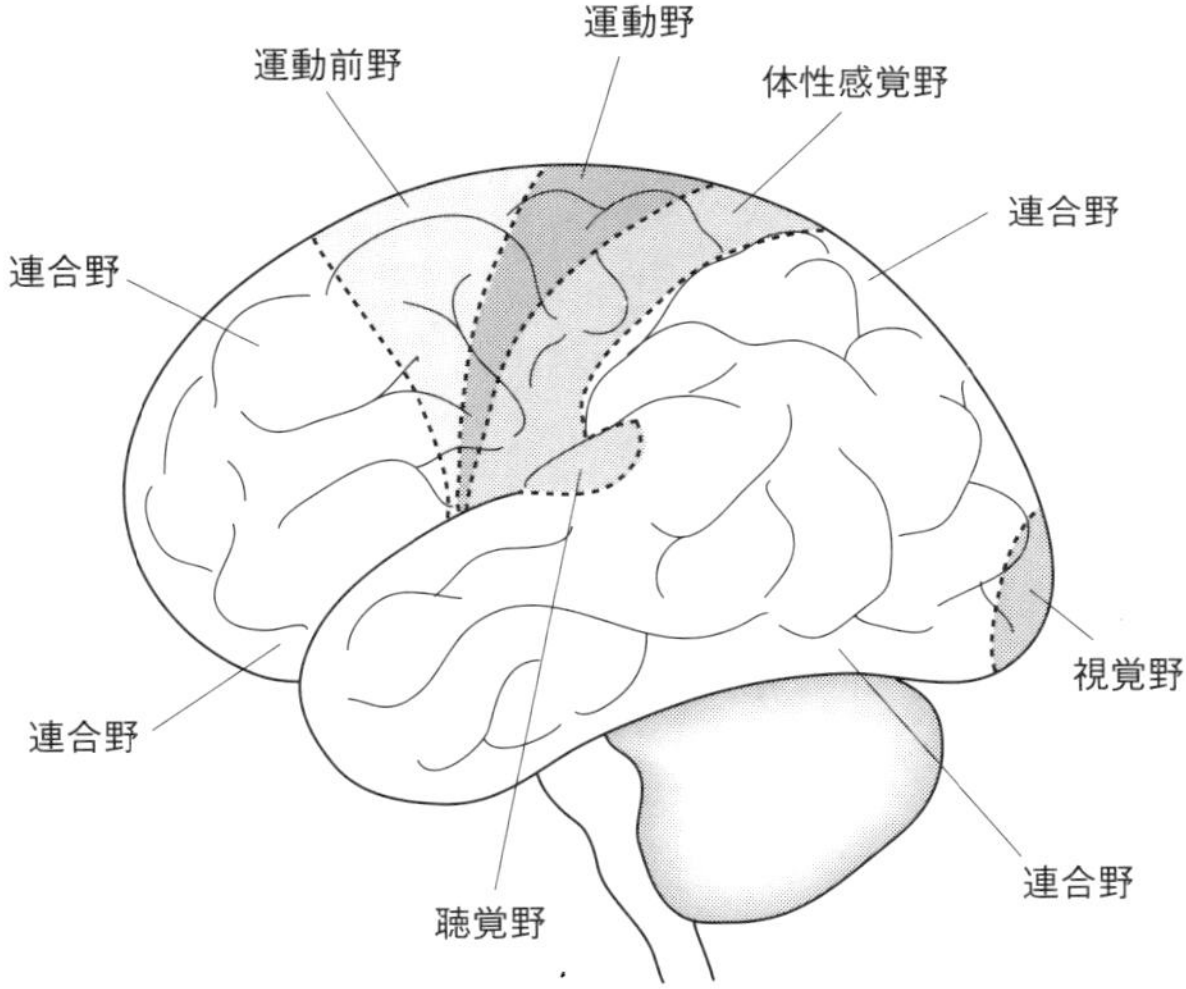

図４−13　大脳皮質の連合野

このような神経経路にぴったり当てはまるのが前節で説明した、マグーンが考えた大脳皮質のいろいろな部位のニューロンの軸索が脳幹部に伸びる神経経路（下行路）である。この神経経路は感覚神経の汎的投射系と至るところで互いにすれ違うことになる（図４−12）。この経路はすでに一九五五年に解剖学者によって報告されているにもかかわらず、これまでさして注目されていないのは不思議である。

大脳皮質の大部分を占めるのは、運動野、感覚野、視覚野などの機能的に特殊化した領域ではなく、これらの領域からの情報を統合し高度の精神作用をいとなむ連合野である（図４−13）。したがって、大脳皮質各部から脳幹網様体に向かうニューロン軸索の下行路は主として連合野から発している。これは、われわれの心が、脳幹部の自律神経中枢に対してメッセージを送る道筋に違いない。この考えが正しければ、この軸索下行路は、まさにプラセボ効果発現の道筋であるばかりでなく、精神的ストレスが自律神経の失調を引き起こす道筋にほかならない。

つまりプラセボ効果は、大脳皮質連合野で起こる患者の安堵感が、連合野ニューロンから自律神経中枢に向かう「有害な」電気インパルスを抑制することである。反対に精神的ストレスは、大脳皮質連合野のニューロンから「有害な」電気インパルスを自律神経中枢に送り出し、種々の疾患を引き起こすことである。

4-8 精神的ストレスを抑える方法

大脳皮質連合野のニューロンからの「有害な」電気インパルスが野放図に自律神経中枢に向かって出てゆくのでは、われわれはいつも健康が損なわれることになってしまう。したがって、このような電気インパルスの伝わりに歯止めをかけるしくみが存在するであろう。プラセボ効果も同じしくみによるものと考えられる。このしくみは、ニューロン間を連絡するシナプスにおける電気インパルスの伝わりで説明される。

ニューロンの軸索末端は他のニューロンの細胞体に接しており、この部分をシナプスという。

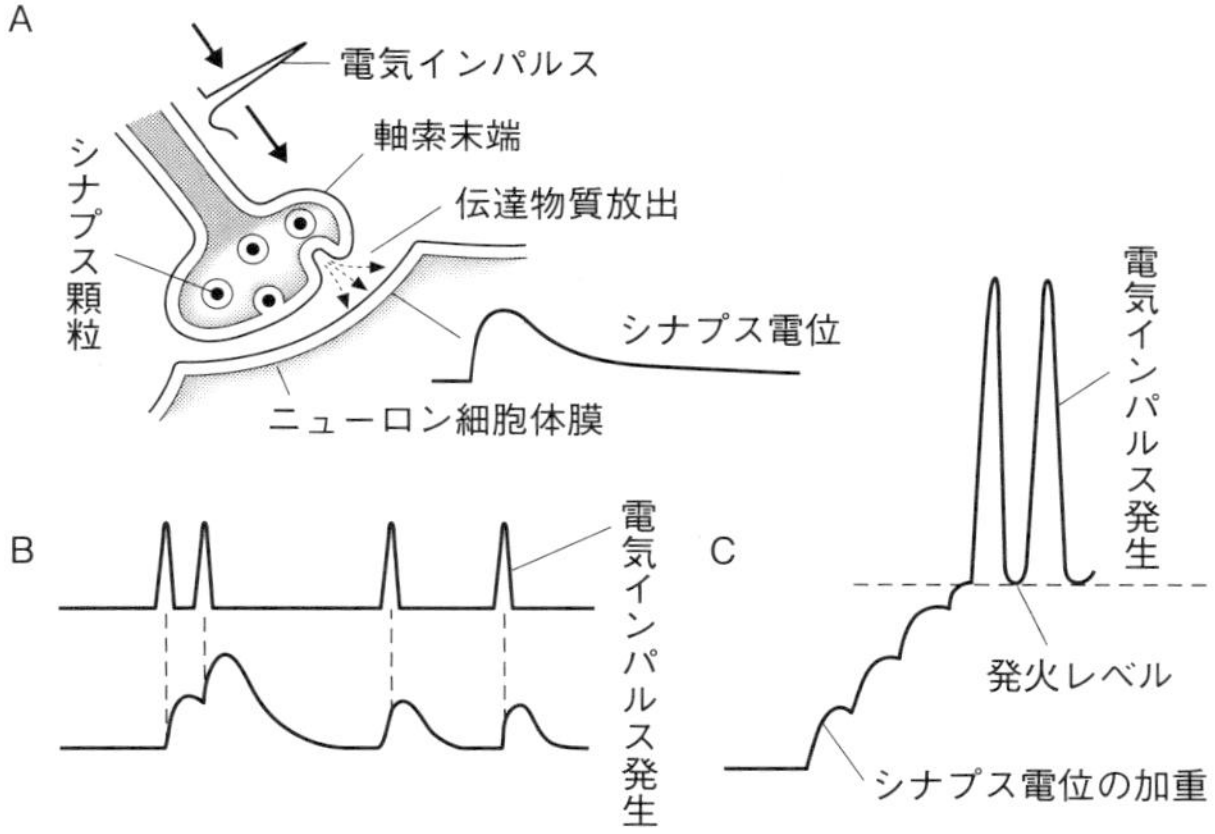

図4−14　(A) シナプスでのシナプス電位の発生　(B) シナプス電位の加重　(C) シナプス電位の加重によるインパルスの発生

軸索末端に電気インパルスが到着すると、ここにシナプス顆粒として蓄えられている伝達物質が放出され、軸索末端と向き合ったニューロン細胞体膜にシナプス電位を発生させる（図４－14Ａ）。このシナプス電位は電気インパルスよりゆっくりした電位変化で、軸索末端に電気インパルスが高頻度で到着すると、重なり合って大きな電位変化となる（図４－14Ｂ）。この現象をシナプス電位の加重という。シナプス電位が加重によりニューロン細胞膜の発火レベル（図４－２）に達すれば、ニューロン細胞体に電気インパルスが発生し、シナプスを乗り越えて伝わっていく（図４－14Ｃ）。反対に、軸索末端に電気インパルスが低頻度でしか到着しなければ、シナプス電位は加重せず、電気インパルスがシナプスを越えて伝わることはない。つまり電気インパルスがシナプスを越えてニューロンからニューロンへと伝わるには、それらが相次いで（高頻度で）シナプスに到着しなければならない。

したがって、大脳皮質ニューロンの電気インパルスが、何個かのシナプスを乗り越えて自律神経中枢に達するには、シナプスごとに存在する電気インパルス頻度の壁を乗り越えねばならないのである。

図４－15は、精神的ストレスが自律神経中枢の働きを失調させるしくみを模式的に説明したものである。まず、大脳皮質連合野と自律神経中枢を結ぶ軸索経路には何個かのシナプスがあり、健康な状態ではこれらのシナプスを越えて電気インパルスが伝わることはない。つまりこれらのシナプスは機能的に「眠った」状態にある（図４－15Ａ）。しかし、精神的ストレスのため、たえず解決困難な事柄を思い煩っていると、眠ったシナプスにたえず電気インパルスがやってくるため、シナプスが眠った状態から目ざめて、大脳皮質からの有害な電気インパルスを通過させるようになる（図４－15Ｂ）。しかし、このような事柄を思い煩うのをやめれば、シナプスは再び眠った状態に戻る（図４－15Ｃ）。

眠ったシナプスに頻繁に電気インパルスがやってくると、シナプスは電気インパルスを通過させるようになる性質があり、これをシナプスの可塑性という。解剖学的には、電気インパルスが頻繁に到着するシナプスは軸索末端が肥大して大きくなったり枝分かれしたりして、軸索とニュ

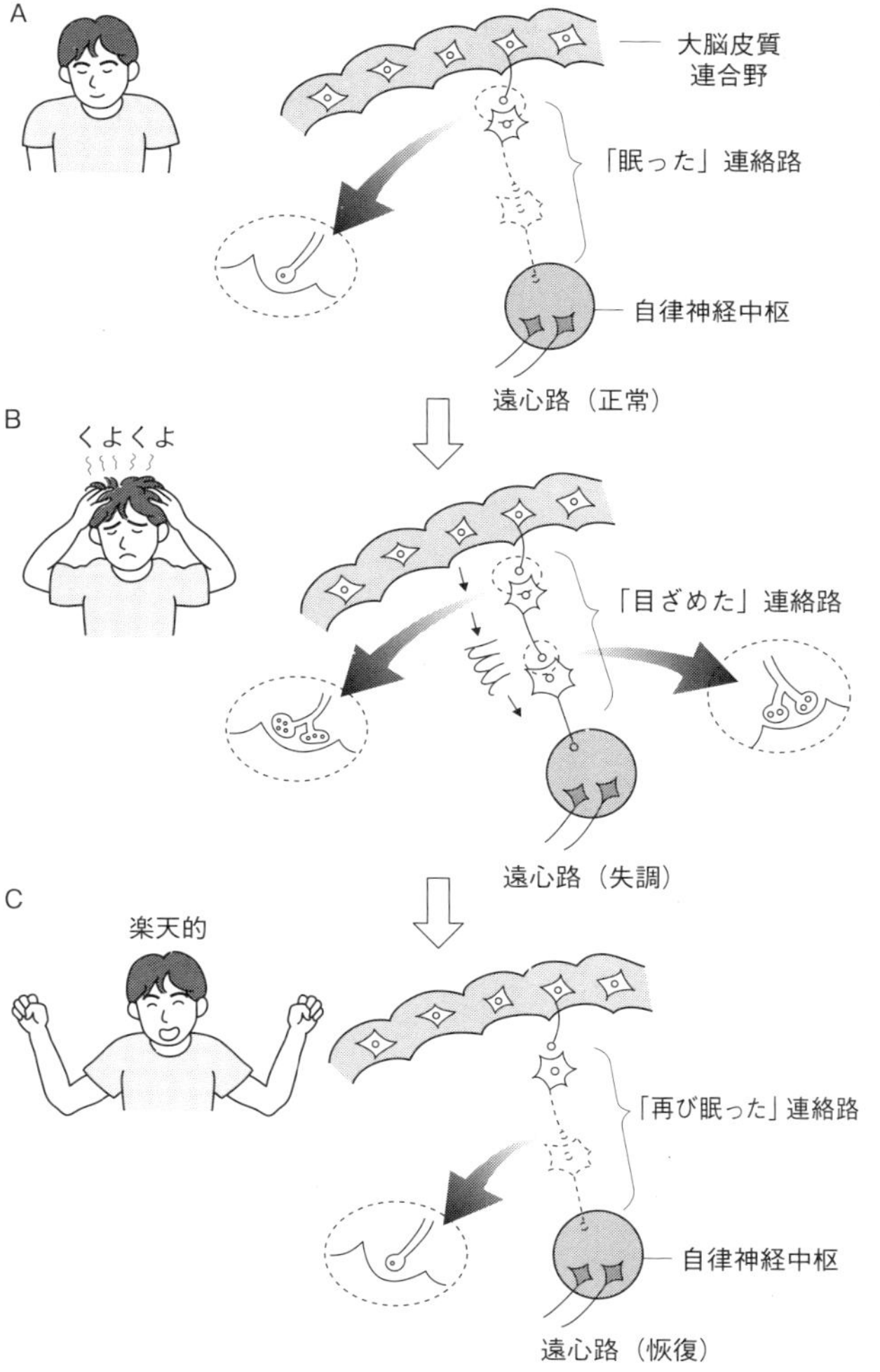

図4-15　眠ったシナプスの連絡路（A）が開いたり（B)、再び閉じたり（C）する

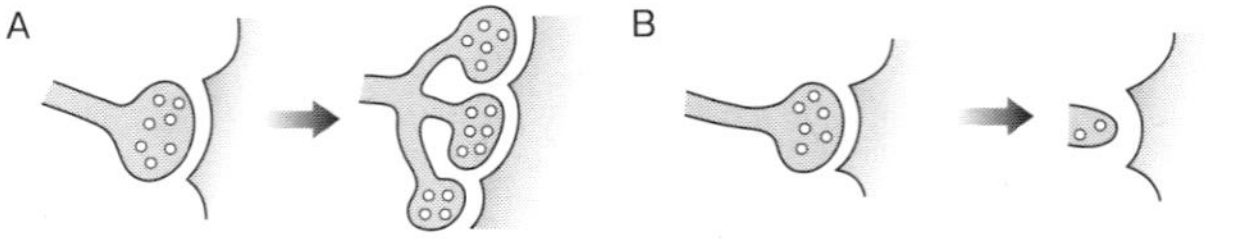

図4-16　シナプスの可塑性　(A) 軸索末端の枝分かれ　(B) 軸索末端の萎縮

ーロン細胞体の接触面積が増大し、シナプスにおける伝達物質の放出量が増大するので、電気インパルスがシナプスを通過しやすくなると考えられる（図4-16A）、逆に電気インパルスが来なくなると、軸索末端は細くしぼんで伝達物質を放出しなくなり、この結果、シナプスは電気インパルスを伝えなくなる（図4-16B）。宇宙飛行士が地上に戻ってきたとき、自分の力で歩けなくなるのは、無重力状態で筋肉を使わないため、運動神経のシナプスが萎縮し、電気インパルスを筋肉に伝えなくなるためと考えられる。なお、シナプスの可塑性については第6章で、身体のトレーニング効果に関連させてあらためて説明する。

シナプスの可塑性からわれわれが学ぶべきことは、精神的ストレスによる心の悩みをくよくよ考え続けていると、大脳皮質ニューロンの有害な電気インパルスはどんどんシナプスの電気インパルス頻度の壁を乗り越えて自律神経中枢に達し、自律神経を失調させるという悪循環が果てしなく続く、ということである。逆に、物事をなるべく肯定的、楽天的に考えていれば、有害な電気インパルスの伝わるシナプスは萎縮し、ついにはそのようなインパルスを通さなくなるのである。

まとめ

われわれの日常の経験から見て、大脳皮質ニューロンの精神活動が速やかに自律神経中枢に影響を及ぼすことは明らかである。しかし生理学の教科書には、大脳皮質による自律神経活動のコントロールについての記述も、また両者を連絡する神経経路についての記述も見られない。

本章で説明したように、大脳皮質と脳幹部あるいはその近傍の自律神経中枢の連絡路を探るのは、対象が解剖学的に光学顕微鏡と電子顕微鏡の倍率の谷間に入ってしまい困難である。また、麻酔した実験動物での研究は、麻酔により真っ先に阻害されるのが、少数の軸索からなる細い神経回路なので、成果が期待できない。しかし、脳幹部から放射状に大脳皮質の至るところに投射する汎的投射系上行路と、反対に大脳皮質のニューロンの軸索が脳幹部に向かう下行路はその構築から見て、二つの神経系を結ぶ連絡路の魅力的な候補である。とくにニューロン軸索下行路は、われわれの心と体を結びつける神経経路である可能性がきわめて高い。このような分野の開拓を目指す研究者が現れることを願わずにはいられない。

第5章

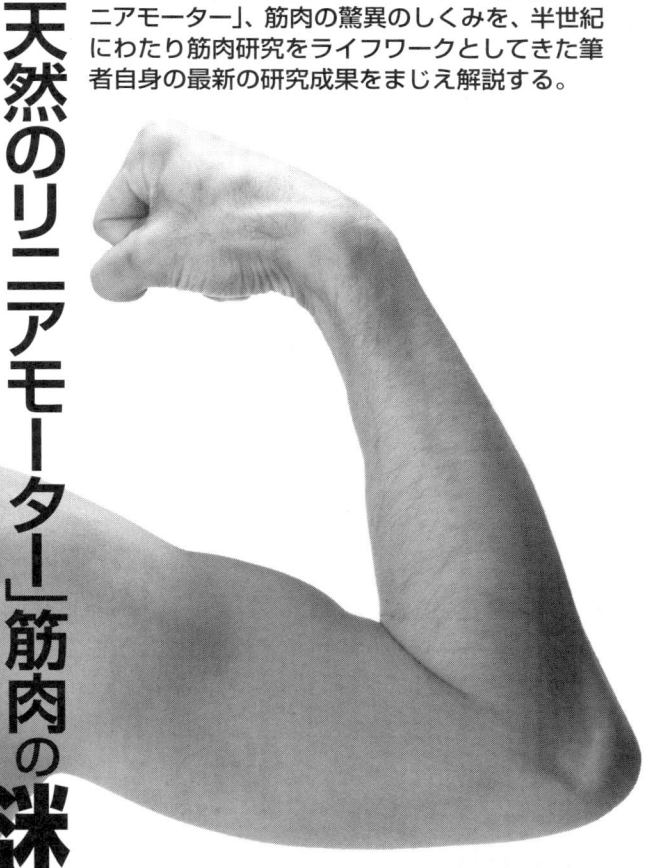

「天然のリニアモーター」筋肉の謎

意志はどのように筋肉を動かすのか

エネルギー問題解決の鍵となりうる「天然のリニアモーター」、筋肉の驚異のしくみを、半世紀にわたり筋肉研究をライフワークとしてきた筆者自身の最新の研究成果をまじえ解説する。

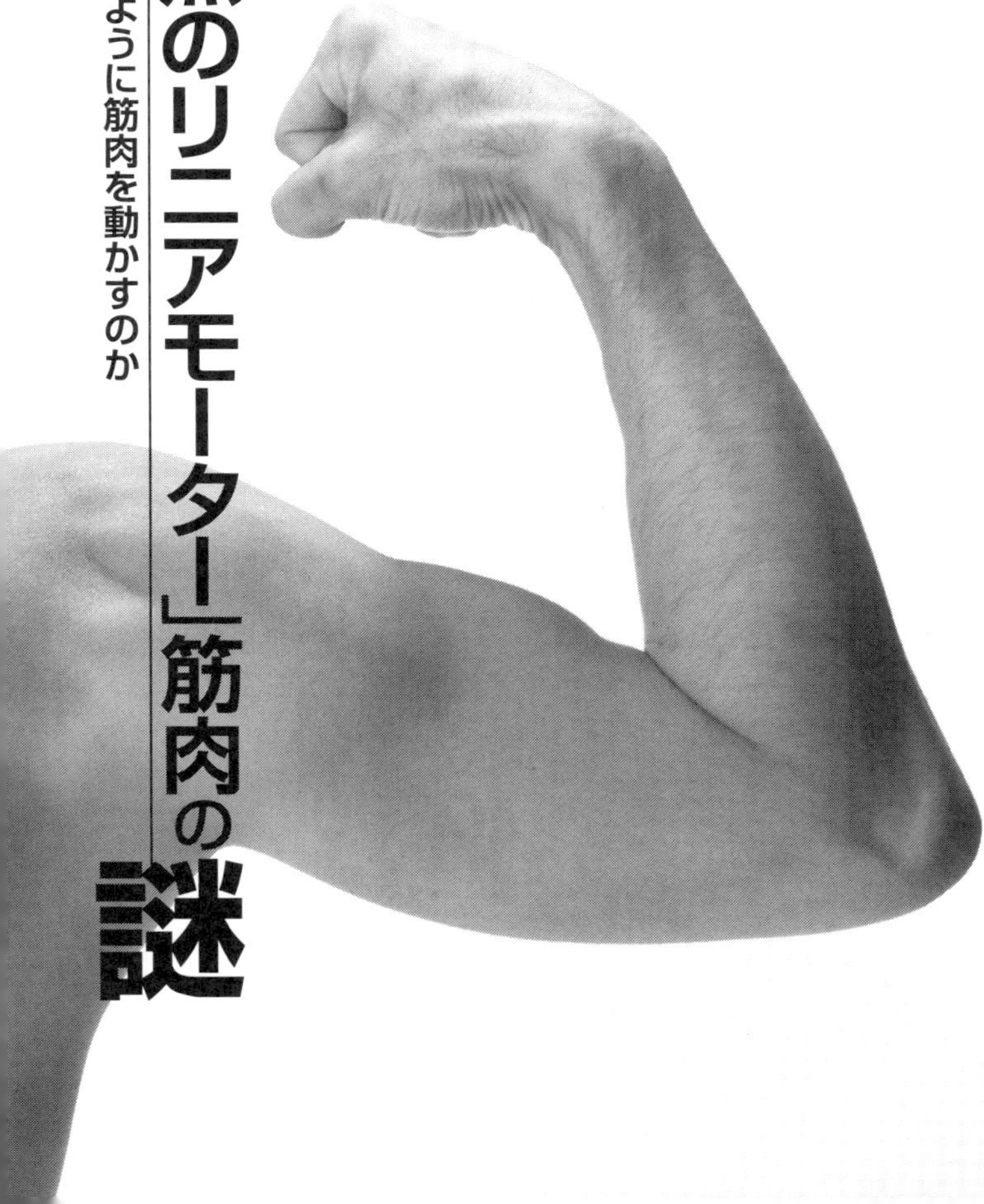

これまでの各章でとりあげてきた謎は、多かれ少なかれわれわれの精神活動に関係があり、したがってこれらの謎の解明の前に立ちはだかる障壁は、精神活動の座である大脳皮質の活動の複雑さ、精妙さによるものであった。しかし本章で取り上げる筋収縮の謎は、問題を主として身体の運動を起こす骨格筋の収縮のメカニズムに絞ることにする。実はこのトピックは筆者自身が半世紀にわたって研究してきたライフワークでもある。

自由意志に従って体を動かす骨格筋、一生にわたって拍動し血液を循環させる心臓の心筋など、われわれの生命の維持に筋肉は不可欠である。しかしわれわれは、筋肉が動くのは当たり前と思っており、筋肉についてあらためて考えることがほとんどない。したがって、脳に関する入門書は次々と出版されるが、筋肉に関する入門書の出版は微々たるものである。

本章では筆者の多年の研究活動を背景として、筋肉の研究分野から(1)われわれの自由意志が筋肉を動かすしくみと、(2)筋肉が力を生み出すしくみ、の二つのトピックを選び、いかに研究が進展してきたかを、筆者自身の研究を交えて説明したい。なお本章で筋肉とは、もっぱら体を動かす骨格筋を意味する。

ただし、本章5－5(X線回折について)、5－10(化学反応について)はやや難解なので、研究の流れをつかむには、これらの部分を飛ばして読んでいただいても差し支えない(その場合も説明図は眺めていただきたい)。

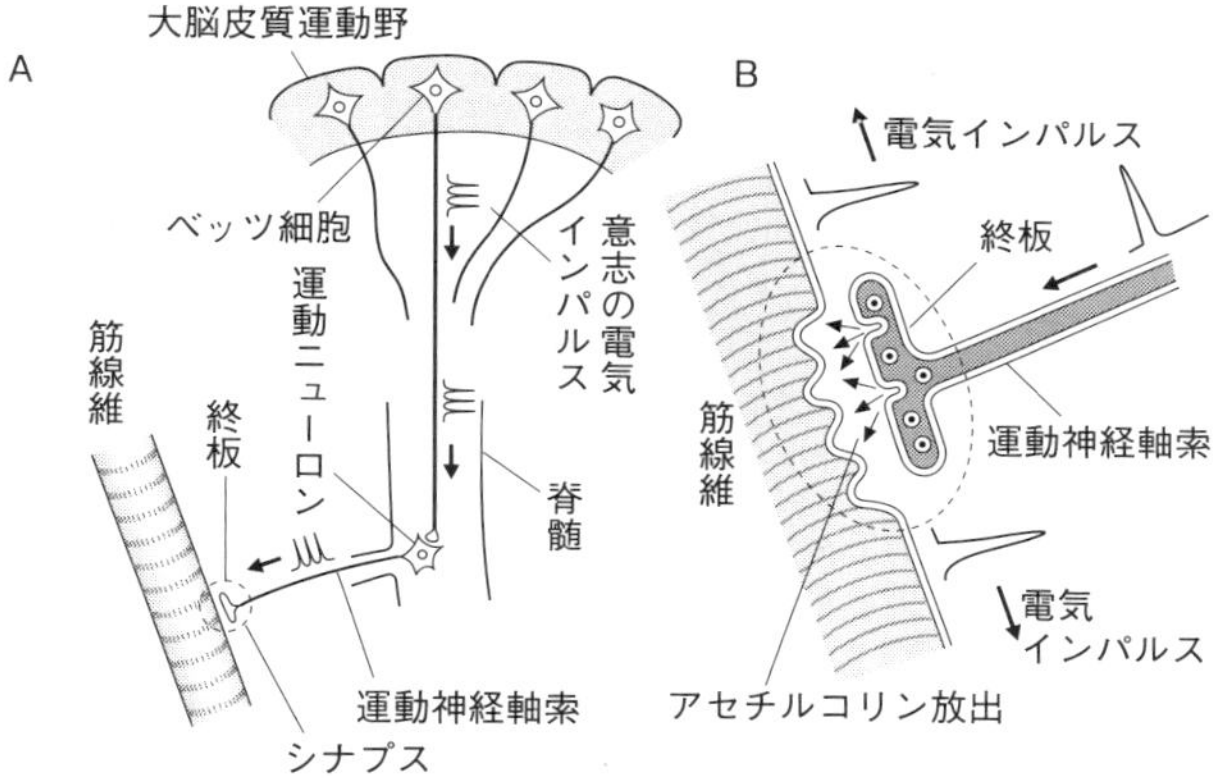

図5−1　(A) 意志の電気インパルスが大脳皮質から筋線維に伝わる経路　(B) 終板からのアセチルコリン放出による筋線維の電気インパルスの発生

5-1 意志が筋肉を操るしくみ

われわれは物心つく子供の頃から、身体は自分の意志のままに動かせることを知っているため、この当たり前の現象を深く考えない。われわれの意志、つまり筋肉に対する命令は、まず大脳皮質運動野の巨大ニューロン（ベッツ細胞）に発生する電気インパルスとしてスタートする（図5−1A）。この電気インパルスはニューロンの軸索に沿って脊髄に達し、ここで運動ニューロンに中継されて筋肉に達する。運動ニューロンの軸索は細かく枝分かれして、個々の筋肉細胞（筋線維という）に達し、終板という構造をつくる。終板に電気インパルスが到着すると、ここからアセチルコリンが放出され、筋線維の細胞膜に電気インパルスを発生させる

（図5－1B）。つまりわれわれの意志は、電気インパルスとして筋肉に伝えられるのである。

電気インパルスは、Na^{+}イオンやK^{+}イオンなどの電解質イオンが流れるイオン電流によって発生する。このしくみの詳細は前述のブルーバックス『生体電気信号とはなにか』に解説されている。

筋線維の中には、化学反応を起こして筋肉に力を発生させるタンパク質（収縮性タンパクという）が詰まっている。しかしタンパク質の化学反応は、周囲にイオン電流を流してもまったく影響を受けない。では、電気インパルスとして筋肉に届けられた命令は、いかにしてタンパク質の化学反応を起こさせるのであろうか。

これが、意志が筋収縮をコントロールするしくみを説明しようとする研究者の前に立ちはだかった最初の謎であった。しかしこの謎は一九五〇年代から六〇年代にかけて、生化学分野と生理学分野の両面からの研究で解かれることになった。

5－2 命令を伝えるのはカルシウムイオン

まず生化学分野では、筋肉をかたちづくる主要なタンパク質は、アクチンとミオシンの二種類であることがわかった。二十世紀最大の生化学者の一人といわれるハンガリーのアルバート・セント＝ジェルジ（図5－2）は、筋肉から取り出したこれら二種のタンパク質を混ぜて糸を作り

（これをアクトミオシン糸という）、これにＡＴＰを加えると、みるみるうちに縮んでしまうことを観察した（図５－３Ａ）。この発見は、筋肉の収縮にはアクチンとミオシンがＡＴＰを分解する際に発生する化学エネルギーが利用されていることを示した画期的な業績である。しかしタンパク質溶液では、見かけ上は類似の現象が他にも知られていたので、当時の生理学者は「それがどうしたというのだ」と冷淡であった。

そこでセント＝ジェルジは生理学者たちを納得させようと、筋線維をグリセリンに長時間漬けて表面の細胞膜を溶かし去った、「グリセリン抽出筋線維」を作製した。細胞膜がグリセリンに溶けてなくなっているので、ＡＴＰのような大きな分子でも筋線維内にしみ込んで、内部のアクチン、ミオシンと反応する。彼はこのグリセリン筋線維もＡＴＰにより短縮することを示した（図５－３Ｂ）。

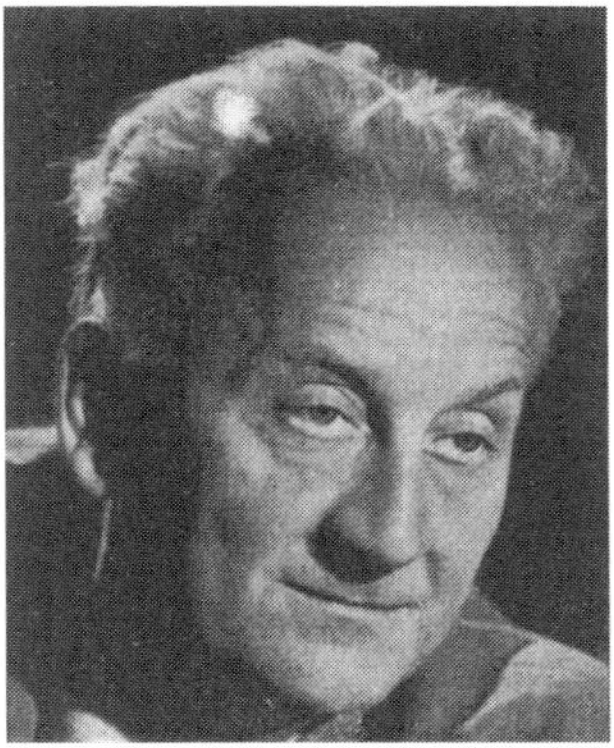

図5–2　アルバート・セント＝ジェルジ

しかしこの結果にも生理学者からクレームが寄せられた。生きた筋肉は収縮したり、弛緩したりするのに、グリセリン筋線維はＡＴＰにより収縮したまま弛緩しない。正常な筋収縮とは違うではないかというのである。わが国の江橋節郎は、上司の東大医

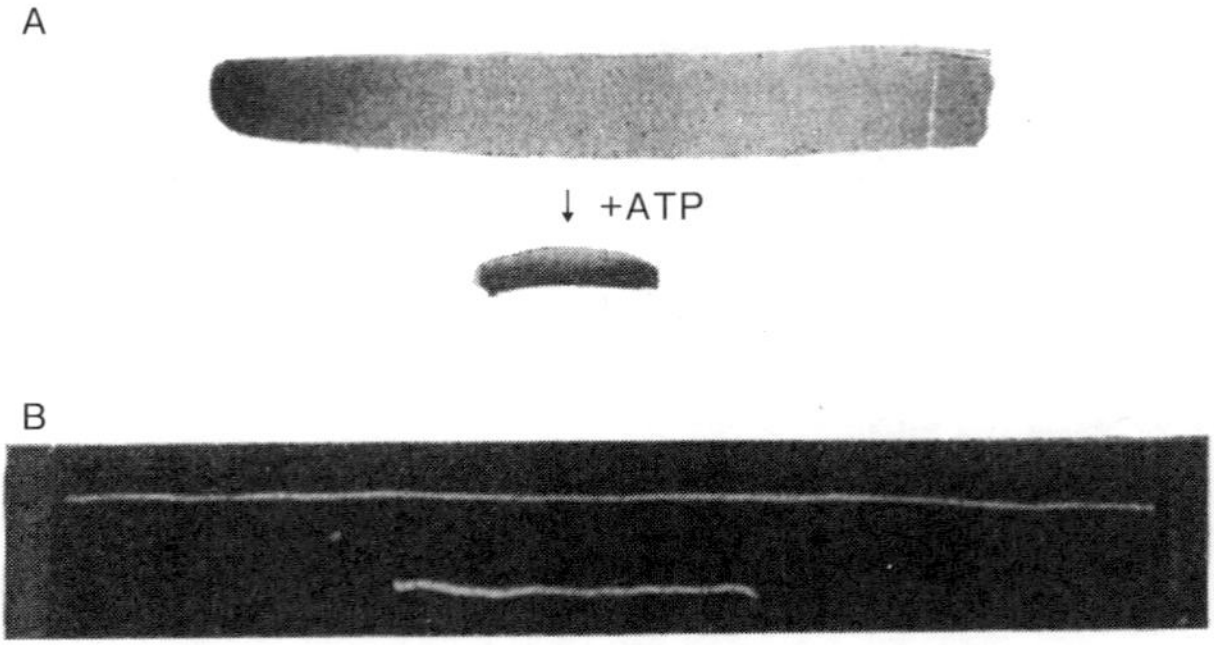

図5-3 （A）アクトミオシン糸のATPによる短縮 （B）グリセリン抽出筋線維のATPによる短縮

学部教授、熊谷洋の指示により、ATPにより収縮しているグリセリン筋線維を弛緩させる因子の探索を行い、筋肉のしぼり汁の中にこのような働きをする物質（弛緩因子）が含まれていることを発見した。

江橋は米国ロックフェラー研究所に留学中、引き続きこの研究を行い、電子顕微鏡学者の協力を得て、この弛緩因子の実体は膜に包まれた袋（筋小胞体）であり、弛緩作用はこの筋小胞体の膜がカルシウムイオン（Ca^{2+}）をその内部に取り込むためであることを発見した。

5-3 解明された筋収縮のしくみ

筋肉は多数の筋線維からなる。筋線維を顕微鏡で観察すると横縞（横紋）が見える（図5-4A）。この横紋を高倍率で調べると、明るいI帯と暗いA帯が交互に並んでいる。また、A帯の中央にはH帯が、I帯の中央には細い線（Z膜）がある（図5-4B）。解剖学者は便

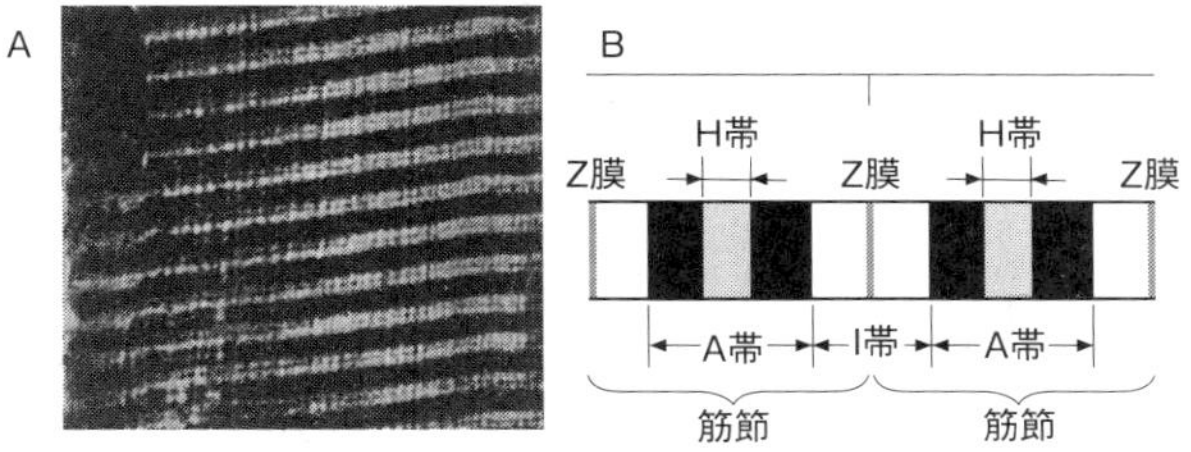

図5-4　(A) 横紋の写真　(B) 横紋各部の名称

宜上、隣り合った二つのZ膜に囲まれた部分を筋節とよんだ。この筋節は本章の後半に登場するヒュー・ハクスレーらにより、筋肉の機能的単位であることが明らかになる。

すでに神経の電気インパルスの発生機構を解明しノーベル賞を受賞していたケンブリッジ大学の生理学者、アンドリュー・ハクスレー（ヒュー・ハクスレーとは別人物）は、筋線維細胞膜を伝わる電気インパルス、つまりわれわれの意志の命令を、筋線維内部の収縮性タンパクに伝える通路があり、この通路は、横紋構造と同じ周期性があるだろうと考えた。これは卓見であった。

そこで彼は細いガラス管を生きた筋線維の表面に押し当てここに電流を流し、ガラス管直下の細胞膜の電位に電気インパルスが来たときと同じような変化（局所脱分極という）を起こさせた。ガラス管をＩ帯の中央のＺ膜に当てて電流を流しても効果がないが（図５－５Ａ↓Ｃ）、ガラス管をＡ帯とＩ帯の境界に当てて電流を流すと、Ｉ帯の半分に短縮が起こった（図５－５Ｂ↓Ｄ）。

ちょうどこの頃タイミングよく、筋線維内部の筋小胞体の配列が電

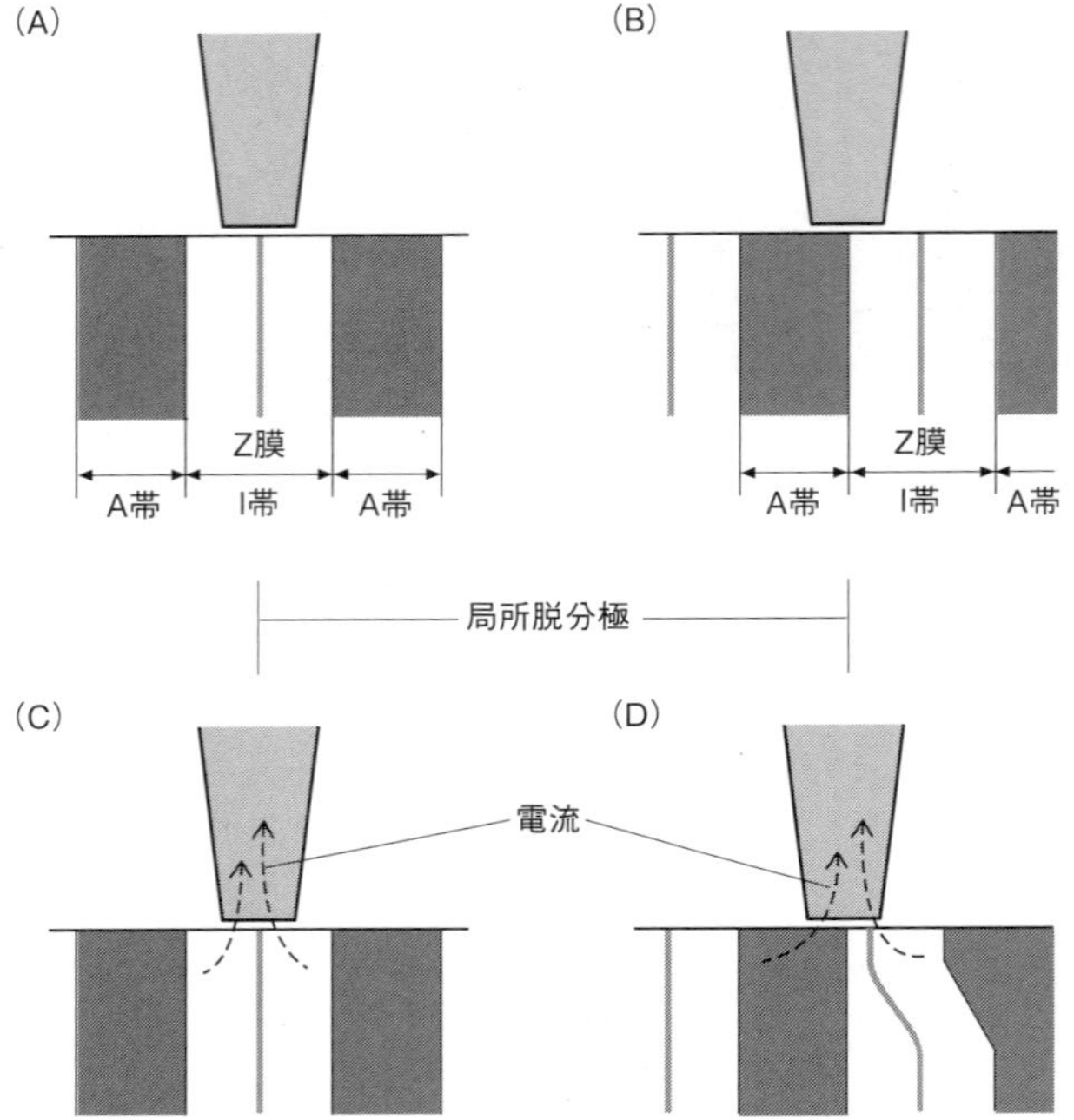

図5-5　A帯とI帯の境界を局所脱分極したときのみ、I帯の半分が短縮する（B→D）

子顕微鏡によって明らかにされた。筋小胞体は膜に包まれた袋で、横紋のA帯とI帯の境界部の両側にある。また、このA帯とI帯の境界部では、筋線維の細胞膜に円形の穴がところどころに開いており、この穴は筋線維の中でネットワークをなして筋線維の中心に達している。この細胞膜の穴を横行小管という。横行小管の膜は筋線維の細胞膜に続いている。また横行小管の膜と筋小胞体の膜は密接して向き合っており、こ

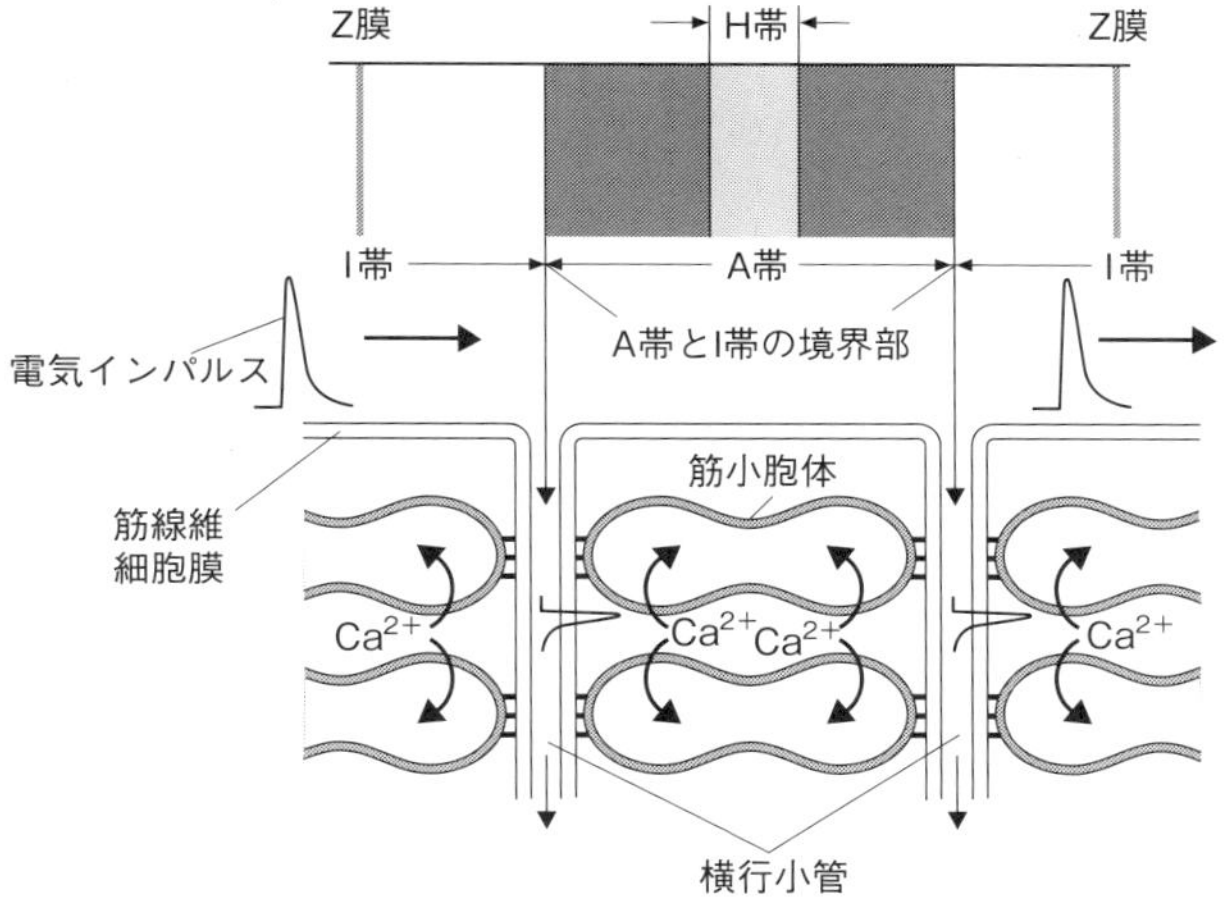

図5-6　横行小管と筋小胞体が横紋と同期した配列

こには両者を連絡する構造がある（図５－６）。

つまり筋線維細胞膜の電気インパルスの電気的影響は横行小管に沿って筋線維内部に伝わってゆくのである。なお当時、研究生活をスタートさせたばかりだった筆者は、筋線維細胞膜の多数の筋節を同時に局所脱分極すると、これらの筋節の収縮が筋線維の反対側まで速やかに伝わることを見出した。これは横行小管の膜自身も電気インパルスを発生することを示している。筆者がこの結果を当時、東京で行われた国際学会で発表したとき、たまたま出席していたアンドリュー・ハクスレーはこの発表に感銘を受け、東大の筆者の実験室を訪ねてきた。以後、彼と親交を結んで現在に至っている（図５－７）。

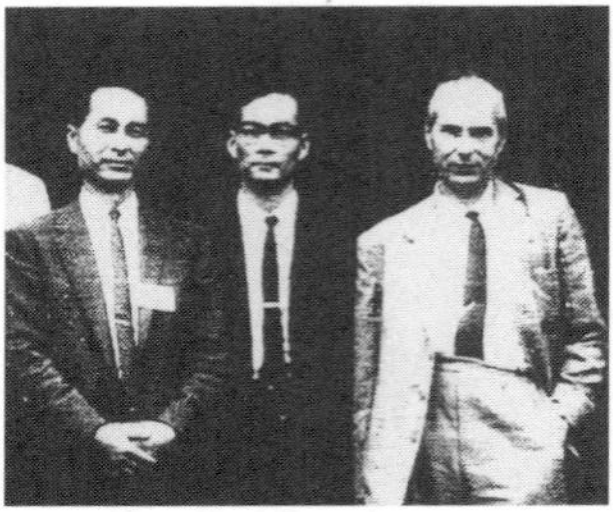
図5−7　右よりA. ハクスレー、筆者。1965年、東大医学部にて

この研究分野のその後の進歩を要約すると以下のようになる。

（1）筋小胞体は外側（筋線維の細胞質）のCa^{2+}をその内部に取り込む働きがある。この働きにより、筋小胞体内部のCa^{2+}濃度は外側より一万倍も高い（図5－8A）。

（2）電気インパルスが横行小管の膜を伝わり、筋小胞体膜と接しているところに来ると（図5－8C）、横行小管膜中の電位センサーという棒状の構造（図5－8B）の位置が移動する。この電位センサーの先端は、筋小胞体の穴を塞ぐプラグになっているので、電位センサーが動くとプラグがはずれ、筋小胞体内のCa^{2+}が外部に出る通路が開く（図5－8D）。

（3）この結果、筋小胞体内の高濃度のCa^{2+}はこの穴から急速に外に放出され、アクチンとミオシン間の化学反応つまり収縮を引き起こす。

（4）このアクチンとミオシン間の化学反応は、筋小胞体から放出されたCa^{2+}が、アクチン分子が形成する筋フィラメント（アクチンフィラメント）の構造を変化させることによって開始される。

（5）筋線維の電気インパルスが消失する（つまり意志の命令が終わる）と、以上説明した過程

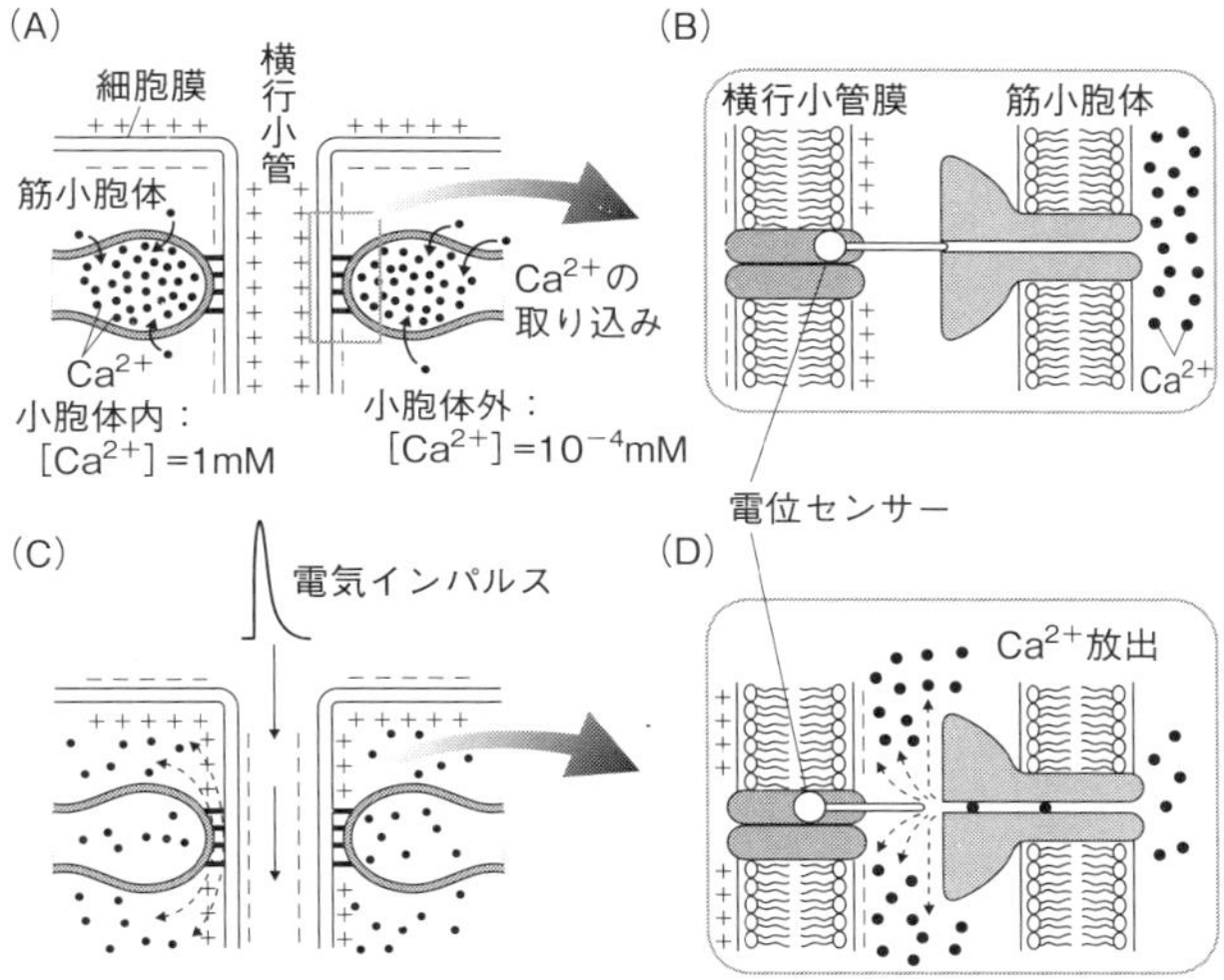

図5−8　横行小管膜を伝わる電気インパルスが電位センサーを動かし、筋小胞体からCa^{2+}を放出させる

は順繰りに元に戻り、また筋小胞体がCa^{2+}を取り込む働きはつねに続いているので筋線維は弛緩する。

つまり筋収縮は、収縮を引きおこす化学反応とは無関係の微量物質（Ca^{2+}）の濃度変化でコントロールされているのである。これは大自然のじつに巧妙なデザインである。

以上の研究結果により、われわれの意志が筋肉の活動をコントロールするしくみの謎は解明された。大脳皮質からスタートする筋肉に対する命令は電気インパルスとして、運動ニューロン→運動神経→筋線維細胞膜→横行小管膜を経由して筋小胞体膜まで伝えられ、ここで図5−8に説明したしくみにより電気インパルスからCa^{2+}へとバトンタッチが行われる。そして筋小胞体から放出されるCa^{2+}がタンパク質アクチンとミオシン間の化学反応（筋収縮）を起こすことで完結するのである。

本章の後半は、アクチンとミオシンの化学反応がいかにして筋肉の力を生み出すかの研究に話を移すことにする。

5-4 「横紋の謎」解明の糸口

ここで話を十九世紀に戻すことにしよう。この時代に筋線維の横紋に初めて注目したのはベルリン大学のエンゲルマンである。彼は筋線維が収縮すると横紋の幅が減少し、筋線維を引き伸ばすと横紋の幅が増大することを観察した。しかし彼にはこの現象の意味はまったくわからなかった（図5－9）。ちなみに彼は大作曲家、ブラームスの親友で、一緒に旅行をしたことが知られている。

二十世紀に入ると、X線を物質の結晶に当ててその回折を調べることにより物質内部の原子の配列を解明するX線回折法が開発され、種々の無機物質結晶の原子配列が解明された。この分野の研究者はさらに生体を構成する有機物質に研究対象を広げ、毛髪や絹糸などを伸長したときの鎖状高分子タンパク質の折りたたみを、分子構造の周期性の変化として捉えることに成功した。

鎖状高分子は、構成成分が結合を繰り返して長くつながったものなので、構造には周期性（同

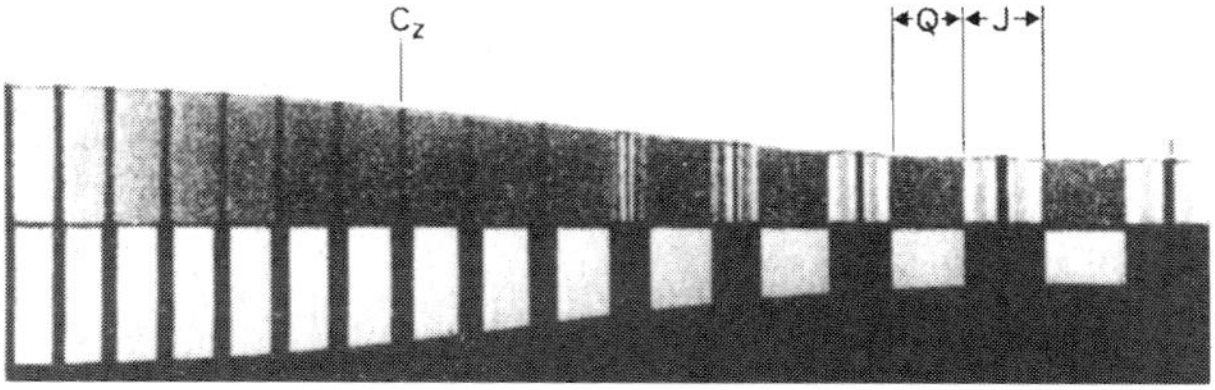

図5−9　エンゲルマンによる、筋線維の短縮と伸長にともなう横紋の変化。図中のQとJはそれぞれ現在のA帯とI帯に相当する

じ構成成分が繰り返す間隔）がある。したがって、このような鎖状分子の伸縮は分子構造の周期性の変化（折りたたみの度合いの変化）を伴うのである。

彼らは余勢を駆って、さらに筋肉の長さを変化させた際、そのタンパク質分子の折りたたみの度合いの変化を分子構造の周期性の変化として捉えようとしたが、期待した周期性の変化はみられず、研究は失敗した。

筋線維の周期構造である横紋は、エンゲルマンが見出したように収縮や伸長で変化するのに、筋線維内に詰まっているタンパク質分子の周期性が変わらないとはどうしたことであろうか。この解きがたいと思われた謎は、一九五〇年代初めに、当時、英国ケンブリッジ大学を卒業したばかりの若い研究者、ヒュー・ハクスレー（以後、単にハクスレーと記す。図５−10）によりみごとに解かれたのである。筆者はハクスレーと二十年にわたる親交があり、本章の以下の記述はすべて彼から直接聞いた貴重な事実である。

ハクスレーが研究生活を開始したのは、同大学のキャベンディッシ

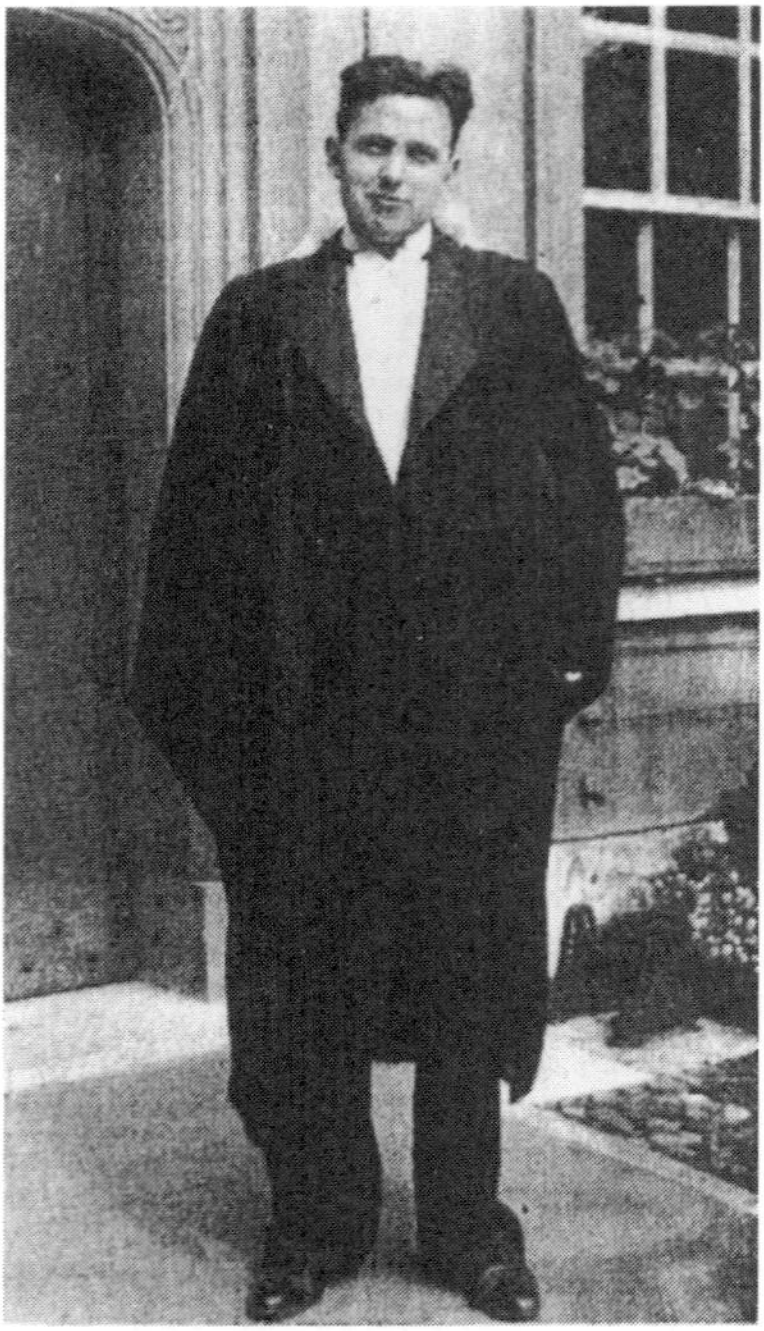

図5−10　研究生活を始める頃のハクスレー（1950年ケンブリッジ大学にて）

ュ研究所である。この研究所はワトソンとクリックがDNAの二重螺旋構造を発見したことで有名であり、彼らとハクスレーは互いに友人であった。ハクスレーは初め大きな研究グループに所属していたが、研究が進まないのに嫌気がさし、独りで筋肉を研究することにした。

従来、X線回折の研究者は主として無機物質の結晶を研究対象としていたので、筋肉を研究する際にも、彼らの長年の習慣に従い、硬く乾燥させた筋肉を用いる傾向があった。だがこれではカツオブシの構造を研究するようなもので、明快な結果は期待できない。

そこでハクスレーは、生きたカエルの筋肉の構造をX線回折で調べることにした。生きた筋肉に細いスリットからのX線を照射すると、筋肉を通過したX線は筋肉内の規則的な周期構造により散乱して、後ろに置いたスクリーンにさまざまな散乱像を生じた（図5－11）。筋肉は生き物であるのに、あたかも結晶であるかのように規則的な構造を持つことがわかったのである。

直進するX線に対して大きな角度をなす散乱は、筋肉内におけるタンパク質分子の配列の周期性によるもので、すでに先人が研究し、タンパク質分子の折りたたみを捉えることに失敗している。これに対し小さな角度の散乱（小角散乱という）は、もっと大きなスケールの構造の周期性によるものである。もちろん彼は、もっぱらこの小角散乱に注目した。

5-5 ハクスレー、筋フィラメントの格子構造を発見

筋肉の小角散乱像は筋肉の長軸方向の子午線面と、これと直角方向の赤道面などに現れる（図5－11）。特に赤道面には、二つの強い散乱（赤道反射という）が左右対称に現れる。この赤道反射は、筋肉の横断面における構造の周期性によるものである。ハクスレーはこれらの赤道反射が線線状の筋タンパク、つまり筋フィラメントの、筋線維横断面における周期的配列（筋フィラメントが一定の間隔で規則的に配列している）によるものと考えた。筋肉はゴムひもと同じように、引っ張れば細くなる。したがって筋肉を引っ張ると、その横断面の面積が減少し、筋フィラメントの間隔も減少するはずである。この予想どおり、筋肉を引き伸ばすにつれてこれらの反射間の距離、つまり筋フィラメントの間隔が減少した。

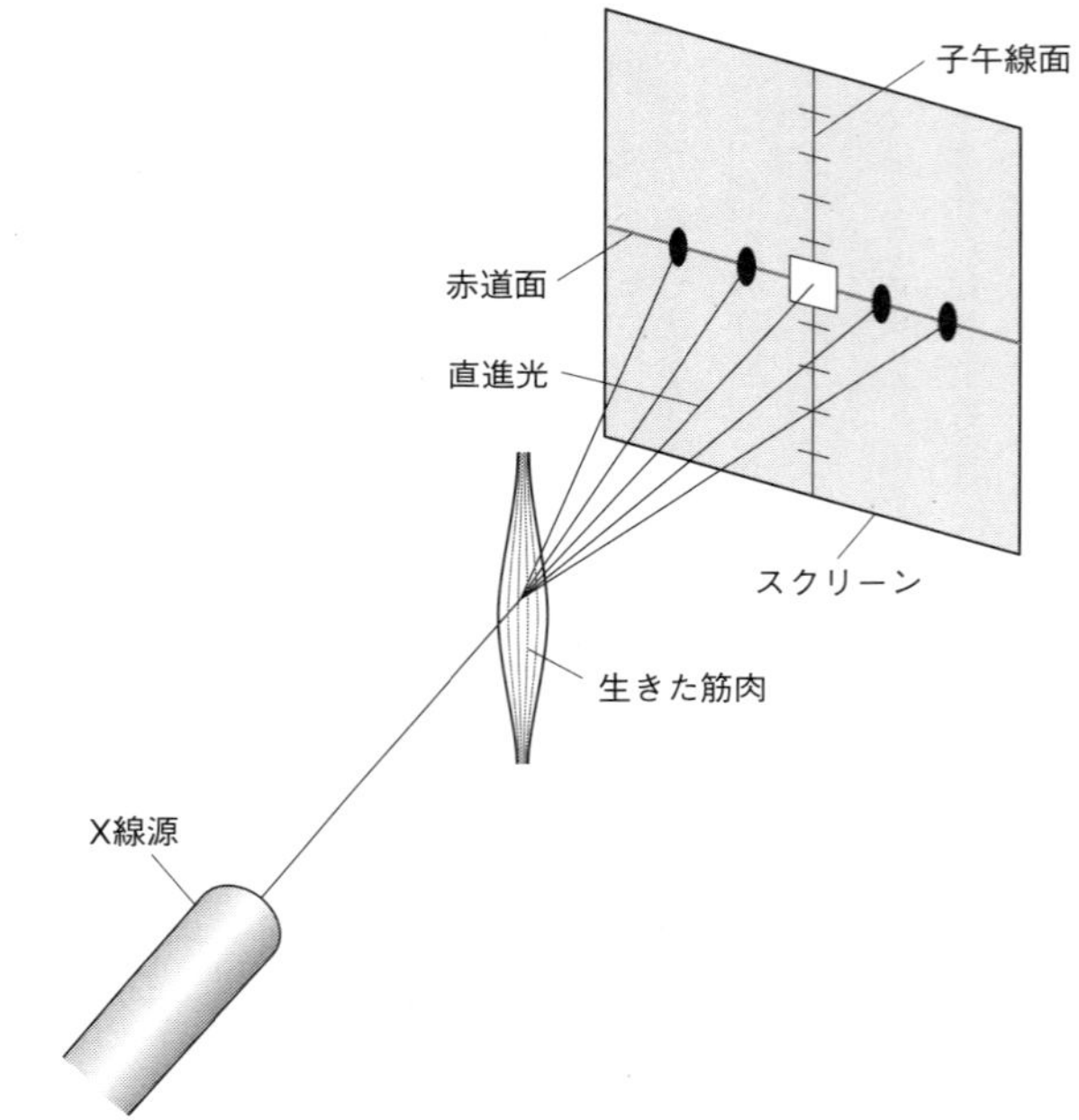

図5-11　生きた筋肉の小角X線散乱像

さらに彼はスクリーン上の内側の反射の強度が外側の反射の強度より強いことに気づいた。これは内側の反射を起こす筋フィラメントの質量（太さ）が、外側の反射を起こす筋フィラメントの太さよりも太いことを示す。実際の空間（実空間）での距離が長いほど、X線散乱像の空間（逆空間）での距離が短くなる。筋肉が静止長にあるとき、外側の反射（これを1.0反射という）を起こす筋フィラメントの間隔を3の平方根とすると、内側の反射（これを1.1反射という）を起こす筋フィラメ

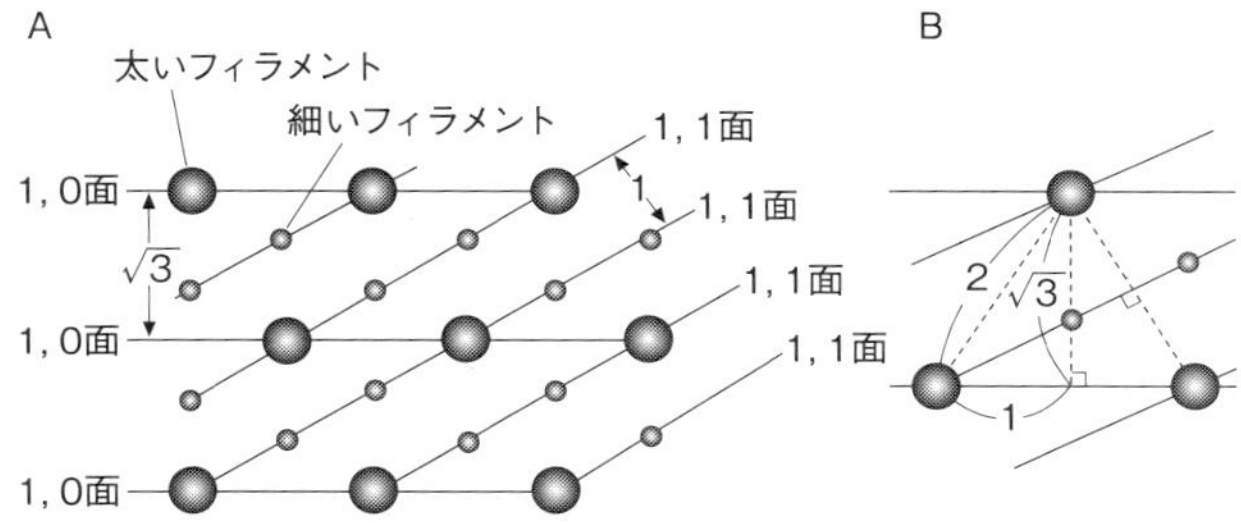

図5-12　(A) 筋線維内の二種の筋フィラメントが形成する格子構造　(B) 1,0面と1,1面の間隔が$\sqrt{3}$：1になることの説明

ントの間隔は1となった。

ハクスレーはX線結晶回折学の知識があるので、これらの結果から直ちに、筋線維の横断面では太いフィラメントと細いフィラメントが図5－12Aのような格子構造を形成していることを洞察した。驚くべきことに、この洞察はことごとく正しいことが後に電子顕微鏡で確かめられる。

太いフィラメントは正三角形の格子をなして配列しており、太いフィラメントが作る正三角形の重心（どの辺からも等距離の点）に細いフィラメントが配列している。太いフィラメントが直線に並んだ面を1,0面といい、太いフィラメントと細いフィラメントが一対二の割合で直線に並んだ面を1,1面という。1,0面の間隔は太いフィラメントが作る正三角形の頂点からこれと向き合う辺に下ろした垂線の長さに等しく、1,1面の間隔はこの正三角形の一辺の二分の一に等しい（図5－12B）。したがって両者の間にはピタゴラスの定理から3の平方根に対して1の関係が成り立つのである。

さてハクスレーはこれらの画期的な結果に大いに満足し、自信満々でケンブリッジ大学の学位論文予備審査会に出席し発表を行った。ところが意外にも、ある女性研究者から厳しいクレームがつけられた。それは「あなたの研究はすばらしい。しかしあなたは実際の筋フィラメントの配列を、われわれが眼で見える形で示してくれなければならない」というものであった。当時、電子顕微鏡はようやく実用の域に達したところで、生物試料を電子顕微鏡で研究した例はほとんど皆無だったのである。

ハクスレーはこの予備審査結果に落胆したが、電子顕微鏡で筋線維の微細構造を調べることを決心した。この決心が彼に記念碑的偉業を成し遂げさせることになった。世界的に見て当時、医学・生物学者が電子顕微鏡を使用できる施設は米国マサチューセッツ工科大学のシュミット教授の研究室のみであった。ハクスレーは同教授の許可を得て、研究の場を米国に移すことになった。彼が英国から米国へ研究の場を移したのは、DNAの二重螺旋構造の発見者の一人、ワトソンが米国から英国ケンブリッジにやってきたのと対照的である。

5-6 ハクスレー、筋フィラメントの「滑り」を着想

ハクスレーは一九五一年にシュミット研究室で、筋肉試料の樹脂への包埋、電顕観察のための組織超薄切片のミクロトームによる作製などの方法の開発にパイオニアとして取り組み、短期間

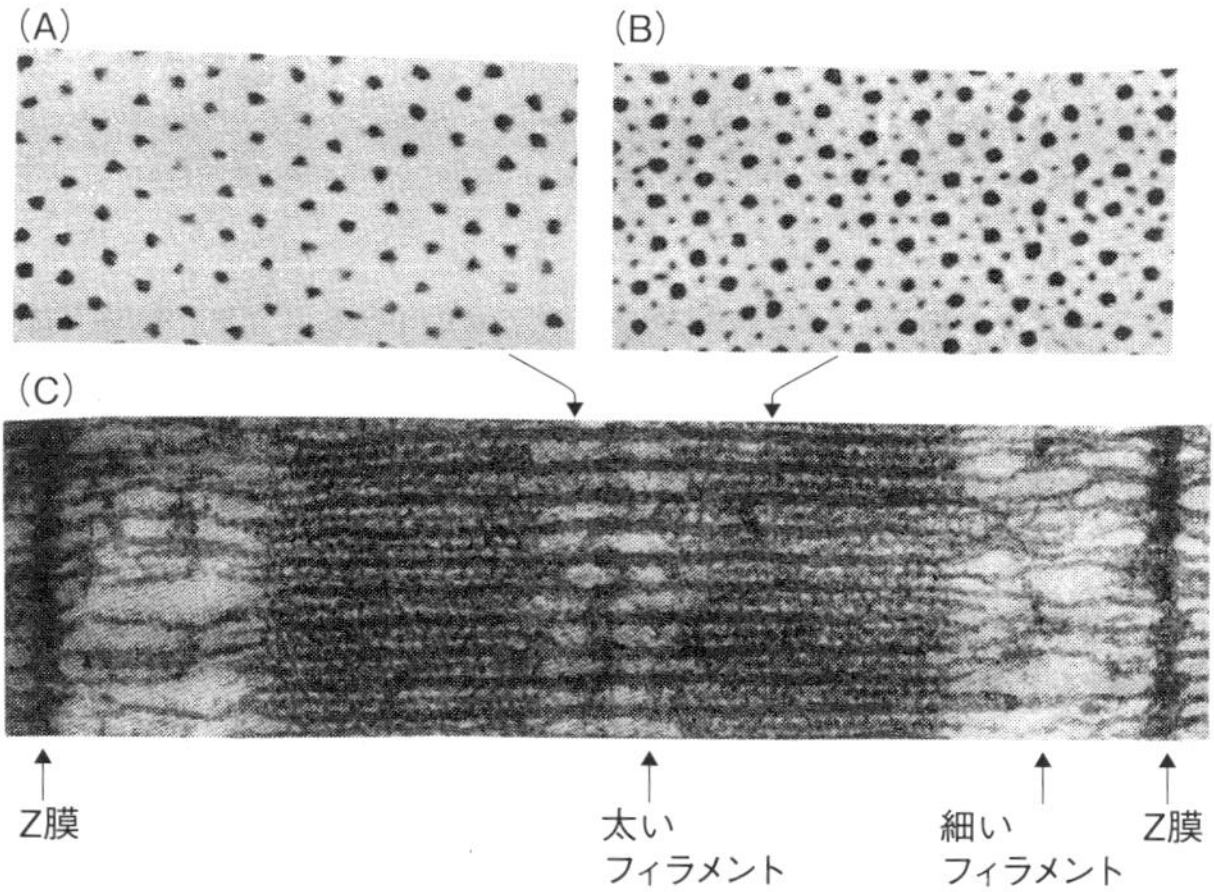

図5−13　(A、B) 筋線維の電子顕微鏡写真　(C) 筋線維横断面。(A) は太いフィラメントのみ、(B) は太いフィラメントと細いフィラメントの格子構造。(C) は筋線維の縦断面（図5−17の模式図も参照）

に筋線維のみごとな電顕写真撮影に成功した。筋線維の横断面には、彼がすでに予測した通り、太いフィラメントと細いフィラメントの格子構造が明らかに認められた（図5−13A、B）。

一方、筋線維の縦断面は、十九世紀以来の筋線維の横紋の謎を一挙に明らかにした。横紋構造の単位である筋節の両側にはZ膜がある。細いフィラメントはこのZ膜から延びて、筋節の中央のA帯に配列している太いフィラメントの間に一部入り込んでいる（図5−13C）。これらの結果により、光学顕微鏡下で観察される横紋と、電子顕微鏡下で観察される筋フィラメントの配列との対応が明らかになった。

なお、細いフィラメントは太いフィラメントの間の一部に入り込んでいるのみなので、A帯の中央部には太いフィラメントのみからなる部分がある。この部分には細いフィラメントがないので、太いフィラメントの正三角形格子のみがある（図5－13A）。また、太いフィラメントと細いフィラメントが共存する部分では、太いフィラメントの正三角形格子の中央に細いフィラメントがある（図5－13B）。このA帯中央部は、以前から光学顕微鏡下で観察されていたH帯に相当する。

ここまで研究が進んだ時点でハクスレーは、筋収縮はこれらのフィラメントが互いに滑りあうために起こると確信した。しかし、どんなしくみでフィラメント間の滑りが起こるのだろうか。ハクスレーは筋線維縦断面の太いフィラメントが、隣の細いフィラメントに対し突起様の構造を突き出していることを電子顕微鏡下に認めると（図5－13C）、直ちにこの突起の働きについて以下に説明するしくみを着想した（図5－14）。

われわれが綱を手繰り込むとき両手を交互に使う。太いフィラメントの「手」、つまり突起は多数あるので、おのおの動作がランダムに（非同期的に）起こればよい。まず太いフィラメントから周期的に突き出ている手の一つが、細いフィラメントに周期的に存在する「手がかり」、つまり手が結合しうる部位と向き合ってこれと結合する（図5－14A）。つぎにこの手はその形を変えて細いフィラメントを一方向に動かす。つまり太いフィラメントと細いフィラメントの間

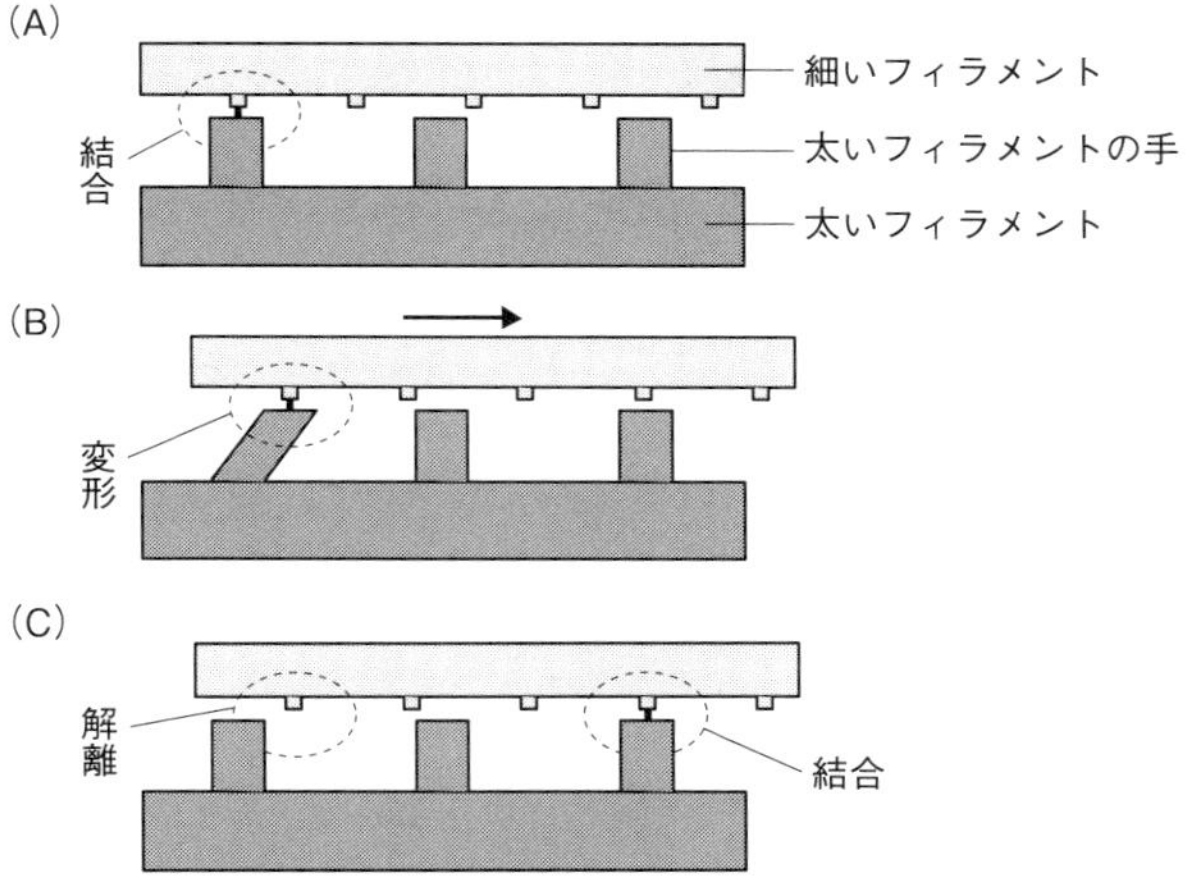

図5-14　太いフィラメントの手と細いフィラメントの間の結合・変形・解離サイクル

の滑りが起こる（図5－14B）。手はこの動作を果たすと細いフィラメントから離れる（図5－14C）。ここで今度は別な手が細いフィラメントの結合部位と向き合い、同じ動作、つまり結合→変形→解離のサイクルを繰り返す。この結果、細いフィラメントは太いフィラメントの間に引き込まれてゆくのである。この太いフィラメントの手の運動サイクルはATPの分解のエネルギーにより行われる。

実は、彼が電子顕微鏡で確認したという太いフィラメントの突起は、樹脂に包埋した筋線維から組織切片を作製するとき、太いフィラメントが縦方向に著しく（ほぼ五〇パーセント）圧縮されてジグザグになり、あたかもフィラメント側面から突起が出ているように見えたのであった。つまり彼が見たのは、当時の未発達な切片作製技術がもたらした偶然の産物であり、「幻」の突起であった。もちろんあとで説明するように、太いフィラメントの突起は疑いもなく実在するのであるが、現在の進歩した技術でもこれを電子顕微鏡で観察するのは容易でないのである。

ハクスレーはかねてから親交のあった筆者に「私がケンブリッジで互いに平行に走る二種のフィラメントの存在をX線回折で発見したとき、これらの間の滑りは、どちらか一方のフィラメントが『手を横に伸ばして』、他方のフィラメントをつかんでこれを動かすことしかありえないと考えていた」と語った。私は彼のこの洞察力に「人類の叡智」を感じずにはいられない。しかし、もし彼が「怪我の功名」的に幻のフィラメントの突起を見ていなかったら、はたして自信を持って図5－14の仮説を提唱できたであろうか。

5-7 ハクスレーとハンソンの運命的な出会い

ハクスレーが筋フィラメント間の滑りのしくみを着想していたとき、英国ロンドンのキングスカレッジから女性研究者、ジーン・ハンソン（図5－15）がやはり電子顕微鏡技術を習得するため、シュミット研究室にやってきた。彼女は位相差顕微鏡（光学顕微鏡の一種）のエキスパートであった。彼らは意気投合し、ハクスレーは彼の筋フィラメントの配列の知識と電子顕微鏡技術を、ハンソンは彼女の位相差顕微鏡操作技術を、互いに提供しあって、筋収縮のメカニズムの研究を開始することにした。

これは理想的な共同研究であり、事実、彼らは筋線維横紋構造の残された謎を次々に解いていった。ただし彼らのどちらが当時、筋収縮のしくみにより肉薄していたかを考えると、X線回折と電子顕微鏡の研究結果から筋フィラメントの滑りのしくみまで洞察していたハクスレーに軍配をあげないわけにはいかない。これが後に述べる悲劇の遠因となった。

電子顕微鏡は光学顕微鏡よりはるかに解像力が高いが、生きた（つまり機能を保った）状態の筋フィラメントを見ることはできない。これに対して光学顕微鏡の解像力は低いが、生きた状態の筋フィラメントの活動を横紋の観察から推測できる。筋線維は多数の筋原線維が集まった束なので、筋線維を実験液中で破砕すると、直径約一マイクロメートルの筋原線維を取り出すことができる。この筋原線維は、位相差顕微鏡下で横紋構造がはっきり観察できる。

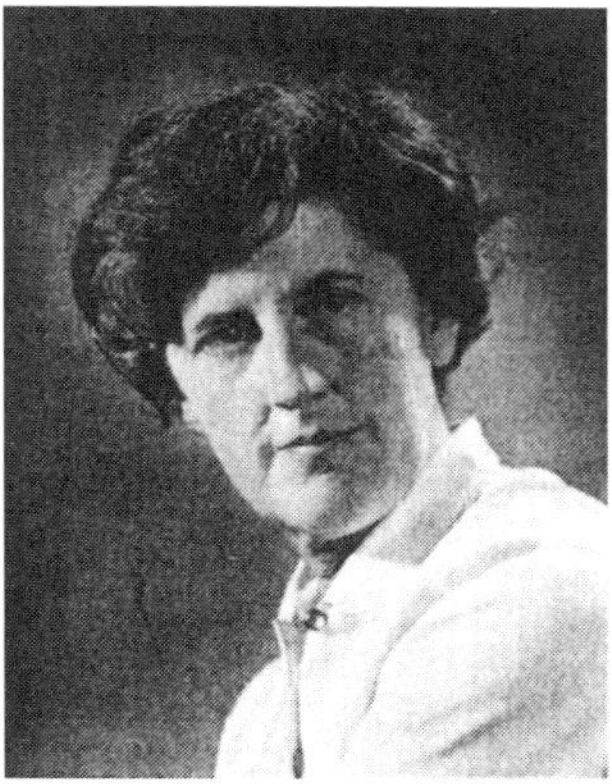
図5−15　ジーン・ハンソン

筋原線維にATPを与えると短縮し、筋節の長さ（Z膜間の距離）が減少する。このとき筋節中央部のA帯の長さは変化せず、I帯の長さのみが減少する。つまり筋節の短縮はI帯の短縮によるものである。こ

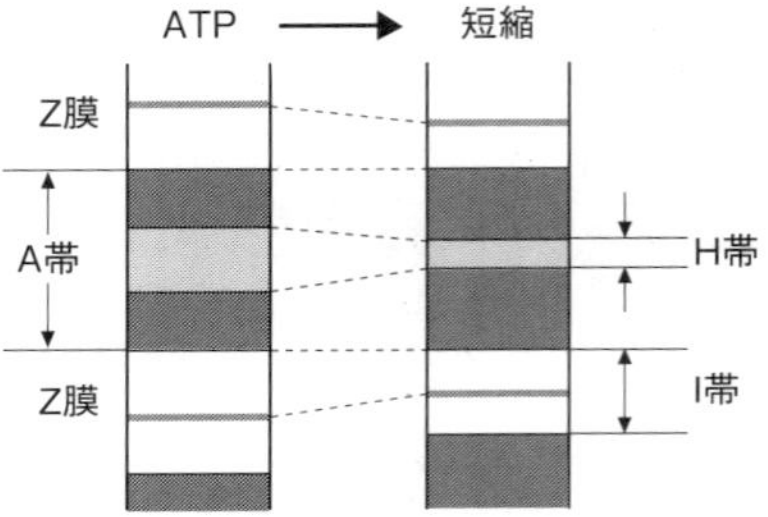

図5−16　筋原線維の短縮時にA帯の長さは変わらず、I帯とH帯の長さが減少する

こで重要な発見は、A帯の両側のI帯が短縮するとき、ちょうどこの短縮と同じ長さだけ、A帯中央のH帯の長さが減少することであった（図5－16）。この現象は細いフィラメントが太いフィラメントの間に手繰り込まれることを示していた。

　これらの実験結果が、筋フィラメント間の滑り現象の最も直接的な証拠となった。ハクスレーとハンソンはさっそく連名でこの実験結果を一九五四年、学術誌「ネイチャー」に発表した。彼らはさらに筋原線維を引き伸ばし筋節の長さを増大させても、A帯の長さは変わらずI帯の長さが増大する（このときH帯の長さも増大する）ことを示し、さらに電子顕微鏡でも、この筋節長の変化に対応して筋フィラメントの重なり合いの変化が起こることを示した。これらの結果を図5－17にまとめて模式的に図示する。

5-8 筋収縮の「滑り機構」の確立

ハクスレーとハンソンはさらに余勢を駆って、以前から筋肉の二種のタンパクとして知られて

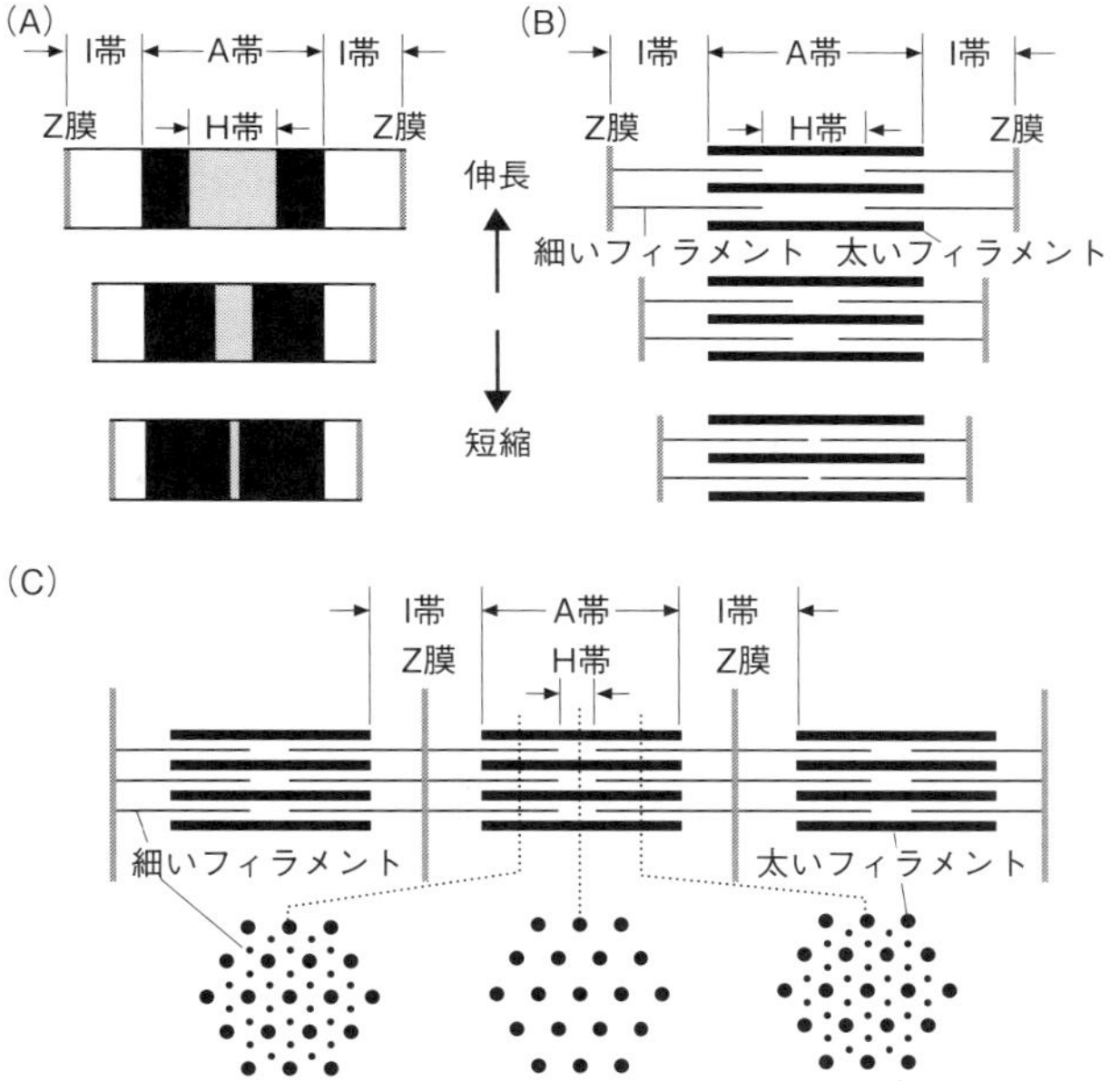

図5-17 筋線維を伸長あるいは短縮させたときの（A）光学顕微鏡下に観察される横紋像と（B）電子顕微鏡下に観察される筋フィラメントの重なり合いの変化、（C）筋節各部の横断面

いたアクチンとミオシンが、それぞれ筋線維内に二種の筋フィラメントとして存在することを明らかにした。

ミオシンは、イオン強度の高い（つまり塩化カリウムのような強電解質を高濃度に含む）溶液中に破砕した筋肉を入れると、容易に溶け出てくる。彼らは筋原線維を高イオン強度溶液に浸したところ、筋節の中のA帯が消失した。これでA帯に配列する太いフィラメントがミオシンからなることがわかり、したがって残る細いフィラメントはアクチンからなることもわかった。

従来、筋収縮の研究者たちは、アクチンとミオシンが筋線維中で長い鎖状の線維を形成していて、筋収縮とはこの鎖が折りたたまれて短くなることにほかならないと考えていた。したがって、まだ若い二人の研究者が、彼らが想像もしなかったしくみ、つまり（1）アクチンとミオシンはそれぞれ別な筋フィラメントを形成していて、（2）これらの筋フィラメントがＡＴＰの存在下に互いにその長さを変えずに滑りあうことが筋収縮をひき起こす、という考えを発表したことに仰天し、反感を抱いたのであった。

アクチンとミオシンを混合した糸（アクトミオシン糸）がＡＴＰで縮むことを示したセント＝ジェルジは、ビタミンＣの発見によりノーベル賞を受賞した偉大な生化学者であったが、やはりこの革進的な考えに反発し、「彼らの考えは奇妙だ」と言った。しかし彼はその後、直感的に滑りのしくみが正しいことを悟り、自分の時代は終わったとして、筋収縮の研究から身を引いてしまった。

セント＝ジェルジはその後、米国ウッズホール海洋研究所に研究室を借りて研究生活を送った。彼は米国政府に研究費を申請しては却下され続けた。理由は、どこの国でも申請書にまず書かねばならない「研究期間になにを、どこまで明らかにするか」という文章に反発し、この部分を白紙にしたまま申請書を提出するからであった。研究を始める前に結果を予想せよ、とは何事であろうか。彼の反発はよくわかるが、現代はそれでは通用しないのである。

余談になるが、筆者がこの研究所で仕事をしていたとき、しばしば廊下で眼光鋭く、真っ黒に日焼けし、ラフな身なりでゴムぞうりをぱたぱたさせて歩く老人を見かけた。筆者は彼を実験動物の採集人だと思っていた。しかしあるとき、この老人がハクスレーと親しげに話し込んでいるのを見て、老人の素性を友人にたずねたところ、有名なセント＝ジェルジとわかり仰天したものだった。

セント＝ジェルジでさえ反発したことから想像されるように、筋フィラメントの滑り説は、当初は猛烈なクレームにさらされた。しかし、皮肉にも批判者が自ら行った追試実験の結果により、逆にこの説の正しさが証明されることになった。現在ではすべての教科書に、筋フィラメントの滑り説は、確立された事実として記載されている。

5-9 筋肉は「天然のリニアモーター」

ハクスレーとハンソンによって筋収縮の滑り機構が発見されてからすでに半世紀が経過した。

筋肉はＡＴＰ分解の際に発生するエネルギーを使って仕事をする、大自然がデザインした内燃機関である。自動車の動力に使用される内燃機関、ガソリンエンジンは、ガソリンが急速な燃焼、つまり爆発するときのエネルギーでクランクシャフトを回転させ、この回転運動を車輪に伝え

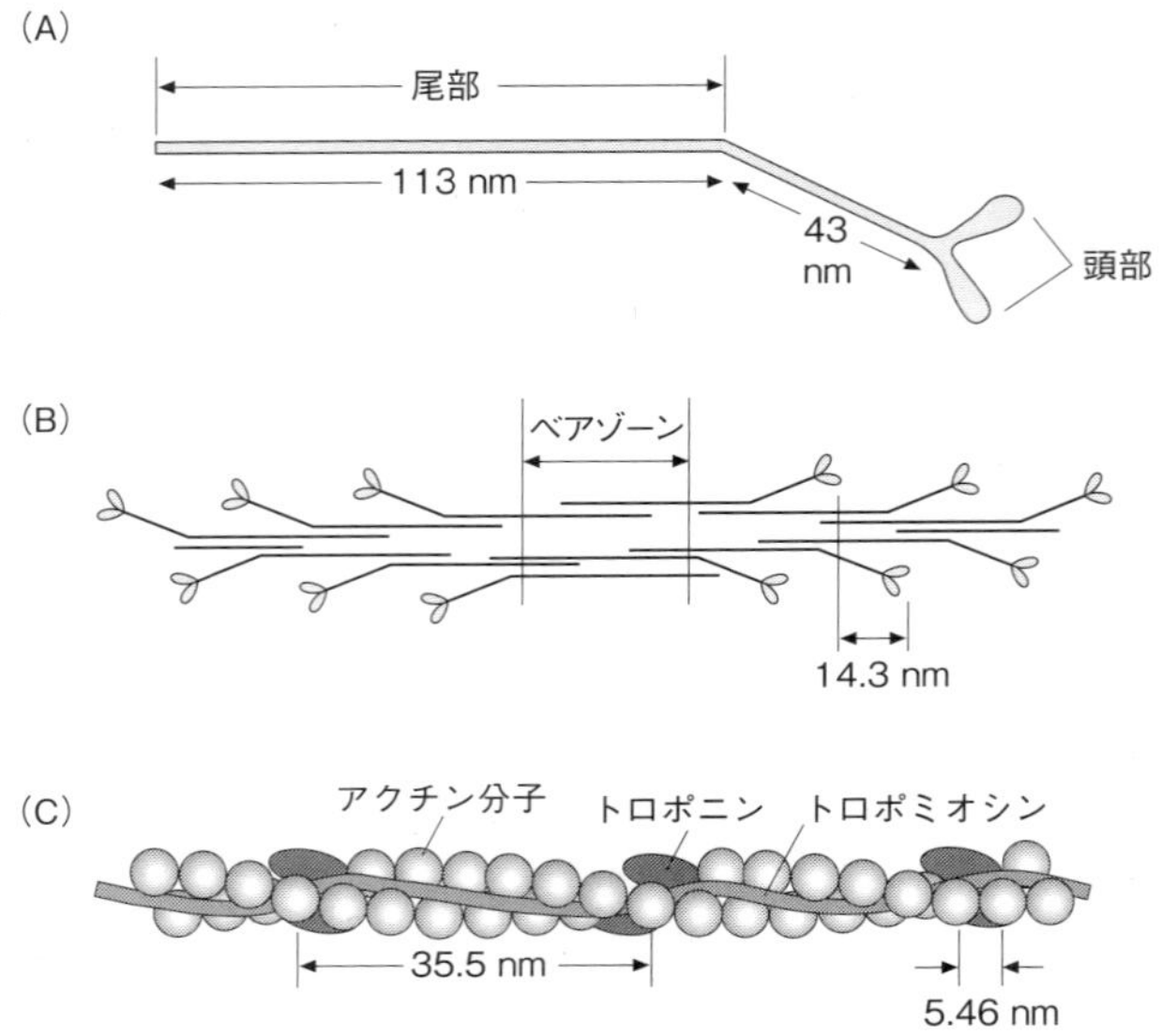

図5-18　(A) ミオシン分子　(B) ミオシン分子が集まってできる太いフィラメント　(C) アクチン分子の二重螺旋からなる細いフィラメント

る。これに対して筋肉は、筋フィラメント間の滑りにより短縮し、体の関節の角度を変化させて身体運動を起こす。このとき筋肉はガソリンエンジンのような騒音も振動も、さらには熱もほとんど発生しない。この結果、筋肉がＡＴＰの化学エネルギーにより力を発生する効率は六〇％以上で、これはガソリンエンジンの効率の二倍である。

　筋肉の作動様式は直線的な運動を起こすという点でリニアモーターと同じなので、筋肉はリニアモーターと呼んで差し支えない。人類が作りだしたリニアモーターは電磁気現象の法則により、同じ磁極間の反発力および異なる磁極間の吸引力を利用して車体をレールに対して高速で滑らせる。これに対し筋肉では、太いフィラメントから突き出た突起が、ATPの化学エネルギーを利用して細いフィラメントと結合と解離を繰り返し、これを太いフィラメントに対して滑らせる。

筋収縮の滑り機構についてはおびただしい研究がこれまで行われ、リニアモーターとしての筋肉の「部品」の構造が次々と明らかにされた。太いフィラメント（ミオシンフィラメント）を形成する分子量約五十万のミオシン分子は、二個の頭部と一本の尾部からなる特異な形をしており、イオン強度の低い溶液中で自然に集まってフィラメントを形成する（図5－18A、B）。このとき、ミオシン分子の頭部はフィラメントの側面に突き出し、尾部は束になってフィラメントの骨格となる。ミオシンフィラメントは左右対称の紡錘形をしている。フィラメント中央にはミオシン頭部の突き出ていない部分があり、これをベアゾーンという。

細いフィラメント（アクチンフィラメント）は、分子量約四万の球形のアクチン分子が二重螺旋となって長くつながったものである（図5－18C）。この構造の発見はハンソンによってなされた。

ミオシン分子の頭部にはアクチンフィラメントと結合する部位と、ATPと結合してこれを分解する部位とがある。したがってこのミオシン頭部こそがエンジンとしての筋肉のシリンダーに相当する最重要部分で、筋肉の収縮中にＡＴＰを分解し、その際に発生するエネルギーを利用してアクチンフィラメントを動かす働きを行っているのである。

5-10 アクチンとミオシンによるＡＴＰの分解

ミオシン分子頭部がＡＴＰを分解する化学反応が多くの生化学者により詳しく研究された。この研究は、研究対象となる物質分子が試験管内の水溶液中を自由に運動している条件でなければ行えない。したがって彼らはまずイオン強度の高い溶液中でミオシンフィラメントをばらばらにし、溶液中に溶け出たミオシン分子からさらにその頭部を分離し、このミオシン頭部がＡＴＰを分解する反応を調べた。図５－19のような実験装置で、ミオシン分子を含む溶液とＡＴＰを含む溶液とを急速に混ぜ合わせ、ミオシン分子がＡＴＰを分解する過程を調べるのである。この場合、ミオシン分子頭部はＡＴＰを分解する分解酵素として働く。

すると他の酵素と同様に、ミオシン頭部（Ｍ）は、まずＡＴＰと結合してＭ・ＡＴＰとなり、次いでＡＴＰをＡＤＰと無機リン酸（Pi）に分解する。このときＡＴＰの分解産物であるPiとＡＤＰはＭからすぐには離れず、しばらくＭと結合したまま反応中間体（Ｍ・ＡＤＰ・Pi）の状態を保つ。これらの反応段階を化学式で表すと、

$$M + ATP \rightarrow M \cdot ATP \qquad (1)$$

$$M・ATP \rightarrow M・ADP・Pi \qquad (2)$$

普通の酵素反応では、反応中間体の寿命はきわめて短くミリ秒のオーダーである。しかし反応（2）で生ずる反応中間体M・ADP・Piの寿命は異常に長く十秒以上である。以上の反応に続いて、反応中間体からPiとADPが離れる。

$$M・ADP・Pi \rightarrow M + ADP + Pi \qquad (3)$$

反応が（1）から（3）まで進むと、ATPの分解により生じたPiとADPはMから離れ、Mは再び別なATPとの反応を反応（1）から繰り返す。

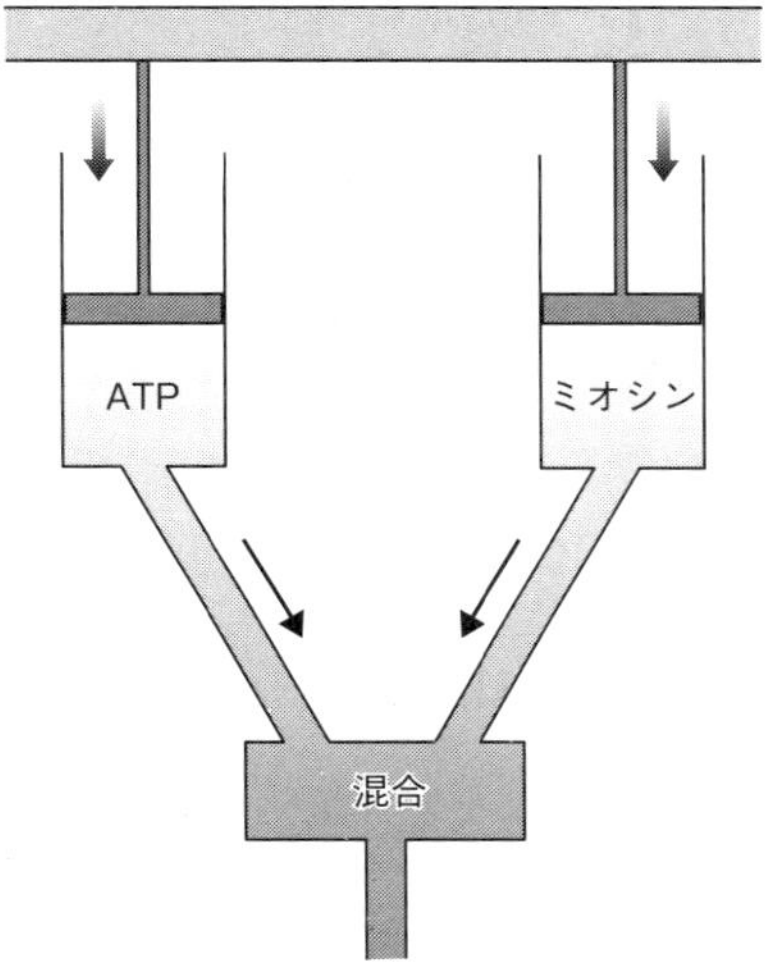

図5-19　ミオシンとATPの反応の研究法

　このミオシン頭部MによるATP分解速度は、反応が（1）から（3）まで進む速度が異常に遅いため、全体としても極端に遅くなる。静止状態の筋肉ではこの遅い反応がつねに起こっており、この反応による発熱がわれわれの体温の維持に役立っている。

　以上のミオシン頭部MによるATP分解

反応をアクチンフィラメント（A）を加えて行わせると、反応（2）でできる反応中間体のMにAが結合するので、反応中間体はA・M・ADP・Piとなる。反応中間体の寿命は著しく短い。したがって、Aが存在するときの反応は以下のようになる。

A＋M・ADP・Pi→A・M・ADP・Pi　（4）

A・M・ADP・Pi→A・M＋ADP＋Pi　（5）

反応（4）、（5）の反応速度は著しく速い。このため、Aを加えることにより、MのATP分解速度は約二百倍も増大する。

このアクチン存在下のミオシン頭部による急速なATP分解は、試験管内での筋収縮に相当する反応と見なされている。反応（1）、（2）ではミオシン頭部がアクチンフィラメントと離れているが、反応（4）、（5）ではアクチンフィラメントと結合する。つまり試験管の実験液中でも、ミオシン頭部はアクチンフィラメントと結合・解離を繰り返しているのである。なおこのような生化学的研究を世界で初めて行ったのは大阪大学の殿村であった。

ここで、ハクスレーが考えたアクチンフィラメントとミオシン頭部の間の、結合・変形・解離サイクルを、以上に説明した生化学的研究結果といっしょにまとめて図5－20に図示する。ここでは楕円形のミオシン頭部（M）が、レバーのアーム（L）を介して太いフィラメントにつながっていると仮定されている。まずミオシン頭部とATPの反応中間体M・ADP・Piがアクチン

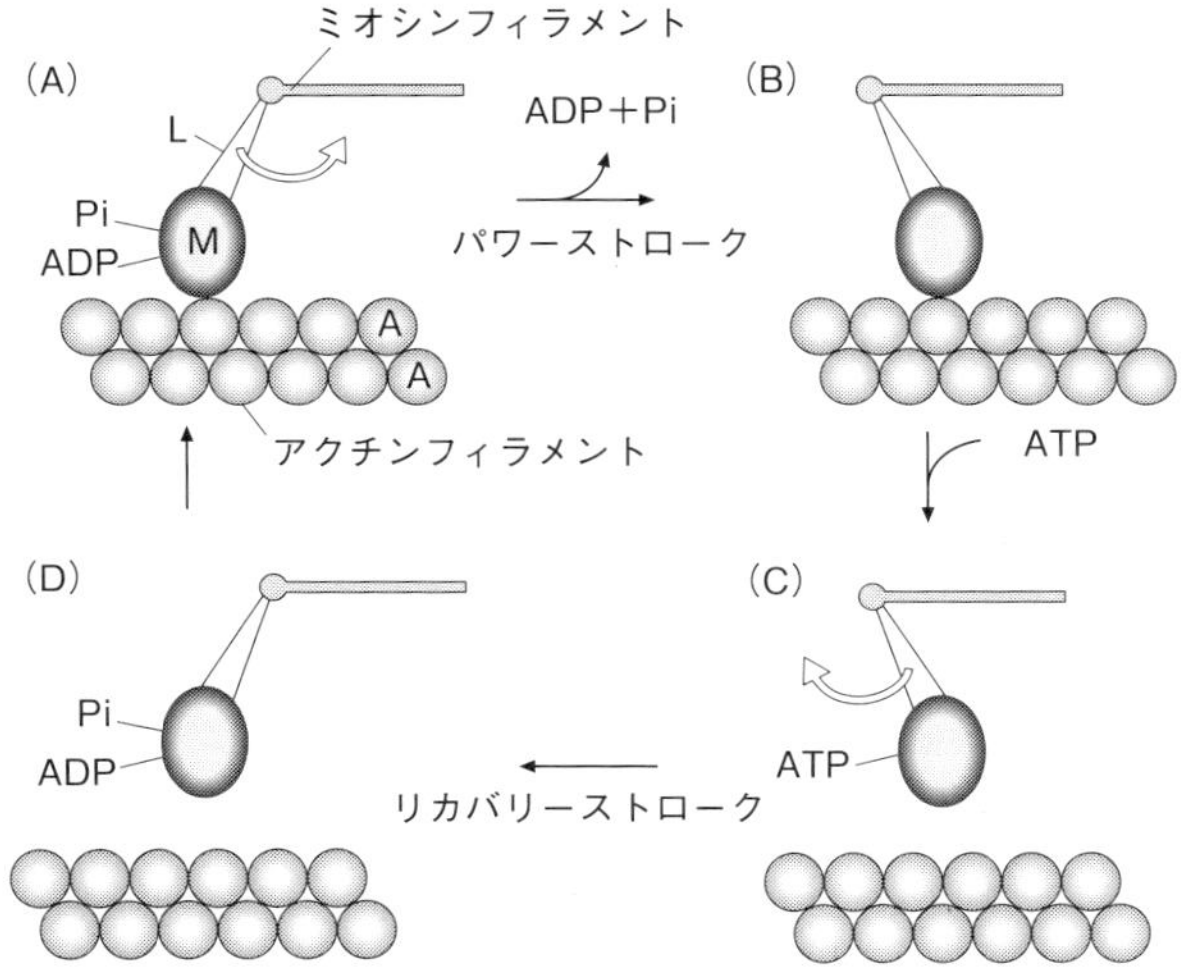

図5-20　筋収縮時のミオシン頭部（M）とアクチン分子（A）の間の反応サイクル

フィラメントのアクチン分子（A）と結合してA・M・ADP・Piとなり（図５－20A）、次いで速やかにPiとADPを離してA・Mとなる（図５－20B）。この間に、MはAと結合したまま、レバー（L）の回転軸の周りを右方向に回転してアクチンフィラメントを動かす。このMの回転運動が筋フィラメント間の滑り、つまり筋収縮を起こす。このMの運動をパワーストロークという。

パワーストロークを完了すると、MはAと結合したA・Mの状態にあるが（図５－20B）、別なATPがやってくると、これと結合してM・ATPとなり、アクチンフィラメントから離れ（図５－20C）、結合したATPを分解して反応中間体M・AD

P・Piとなる（図5－20D）。この間にミオシン頭部（M）はレバーの回転軸の周りを左方向に回転して、パワーストローク開始前の状態に戻る。このMの運動をリカバリーストロークという。このリカバリーストロークは、パワーストロークと振幅が等しく方向が反対である。リカバリーストロークを完了したMは、再びアクチンフィラメントと結合し、パワーストロークを繰り返す。

しかし、以上はあくまでも仮説であって、実証されてはいなかったのである。

5-11 ミオシン頭部の運動の謎

筋収縮の滑り機構発見の偉業を成し遂げた後、ハクスレーはケンブリッジ大学に戻り、精力的に研究を続けた。この頃、世界各国で物質の根源である素粒子を研究するシンクロトロン装置が建設され、この装置から得られるきわめて強い輝度のX線を使用して、筋収縮中の筋フィラメントの構造変化が高い時間分解能で記録できるようになったのである。この研究の中心課題は、言うまでもなく筋フィラメント間の滑りを起こす、ミオシンフィラメントから突き出たミオシン頭部のパワーストロークであった。しかしこのミオシン頭部の運動は非同期的に（ランダムに）起こるため、この研究法では決定的な証拠が現在に至るまで得られていない。ただし、ミオシン頭部自体の形は筋収縮中ほとんど変化しないことがわかっている。したがって、筋フィラメント間の滑りを起こすのはミオシン頭部自身の変形ではなく、この頭部とフィラメントを繋ぐ構造が変化するためと考えられる。ミオシン頭部はレバーアームによって回転軸の周りを回転するとされているのは、X線回折実験の結果にもとづき、ハクスレーの考え（図5－14参照）が改変されているためである。

電子顕微鏡の解像力はきわめて高いが、観察すべき試料の構造は、固定、脱水、包埋などの処理のため、生きていた状態とは著しく異なっており、生きた筋肉でのミオシン頭部の運動の研究には不適当である。この電子顕微鏡法の短所を補うため考案された実験法は、試料を急速に凍結し、その切片を電子顕微鏡で調べる凍結試料切片電子顕微鏡法である。この方法ではミオシンフィラメントからミオシン頭部を切り離し、この頭部をアクチンフィラメントと結合させ、頭部をATPやADPと類似の化合物（ATPやADPは不安定なのでこのような研究に使用できない）と結合させてミオシン頭部の構造の変化を調べる。この実験では、ミオシン頭部とミオシン尾部を連絡する構造が切断され、その一部がミオシン頭部側に付着している。ミオシン頭部がATPをADPとPiに分解する際にこの付着部分が運動することが示唆されている。このミオシン頭部をミオシンフィラメントから酵素反応で分離する際、ミオシン頭部に付着している構造は、図5－20で仮定されたレバーアームに相当すると見なされている。

ミオシン頭部のような大きなタンパクを結晶にすることはたいへん困難であったが、近年ミオシン頭部の結晶が得られるようになった。この結晶でも、ＡＴＰやＡＤＰと類似の化合物との結合による頭部自身の大きな形状変化は認められず、ミオシン頭部に付着した部分が動くと報告されている。だが一般的に、ミオシンのような大きな分子は結晶化に成功しても、分子どうしが結晶構造中に詰め込まれているので、機能的に重要なミオシン頭部の変形は押さえつけられてしまう可能性がある。このように、筋フィラメント間の滑りを起こすミオシン頭部のパワーストロークは、半世紀に及ぶ多方面からの研究にもかかわらずまだ謎に包まれているのである。

自然科学の研究分野は、一人の天才によって一挙に切り開かれる。これをブレークスルーと呼ぶ。すると多くの研究者がその分野に群がり、盛んに研究を行うがやがて壁に突き当たり、目覚ましい進歩の見られぬまま時が経っていく。自然科学のこのような発展段階をノーマルサイエンスという。ハクスレーによってもたらされた筋フィラメントの滑り現象には、まさにこの図式が当てはまる。彼はこのような時代に生きることができて幸せだと言っているのであるが。

5-12 ハンソンの悲劇的な死

ここでまた時間を筋フィラメント間の滑り現象発見の頃に戻す。ハクスレーと共に偉業を成し遂げたハンソンはその後、ロンドン、キングスカレッジの教授となり、アクチンフィラメントが球状のアクチン分子の二重螺旋であることを明らかにした。だが不幸なことに、相次いで起きた二つの出来事が、ハンソンの心を打ちのめした。以下は当時ハンソン研究室にいた筆者の友人、松原から聞いたことである。

最初の出来事は、ハクスレーが単独で米国のある有名な賞を受賞したことであった。英国の新聞は、彼のノーベル賞受賞が近いと書きたてた。筋フィラメントの滑りの発見に対する寄与は自分とハクスレーとで半々であると思っていたハンソンは、この知らせにショックを受けた。

次の出来事は、一九八二年彼女がアクチンフィラメントの構造に関する論文を書き上げ、ある一流の学術雑誌に投稿したときに起こった。ハンソンは誰にも好かれる温和な性格の持ち主であったが、多少のんきなところがあり、アクチンフィラメントの構造が明らかになりつつあった段階で、この結果を多くの研究者に話していた。その結果、ハンソンの業績は、彼女の仕事であるとの注釈つきではあるが、かなり公式、非公式に研究者の間で引用されていたのである。

学術雑誌には投稿された論文を読んで雑誌への掲載の可否を決定する「査読者」がいる。査読者の名前は秘密とされる。ハンソンの論文の査読者は驚くべきことに、この論文の雑誌への掲載は不適当として却下したのである。その理由は「この研究結果はすでに広く知られているので、いまさら論文として発表する必要はない」という理不尽極まるものであった（この査読者は後に、ある有名な女性研究者であることがわかった）。

この二番目の不幸な出来事は、ハンソンの心をより深く傷つけた。ちょうど季節は夏であり、ハンソンはしばらく旅行すると研究室員に告げた後、何日たっても研究室に現れず、また何の連絡もなかった。ついに研究室員たちは連れ立って彼女のアパートを訪ねた。応答がないので管理人に頼んで彼女の部屋に入って見たところ、彼女が何日も前にベッドの中で亡くなっているのを発見した。

ハンソンはこのとき五十三歳。その研究室には世界各国から有能な研究者が集まり、アクチン分子の結晶の作製にもほぼ成功していた。彼女はまさに研究生活の頂点で突然亡くなったのである。彼女の死は世界各国で惜しまれ、追悼文が多くの出版物に掲載された。死因は急性の脳出血と発表されたが、この疾患はここで述べた出来事が原因となって悪化したように思われる。

5-13 生きたミオシン頭部の運動の可視化

筆者は研究生活を始めた若年の頃、ハクスレーらの論文を読み、彼の成し遂げた偉業に「人類の叡智」を感じ、また彼が着想したミオシン頭部の運動（図5－14参照）を、できることなら、眼で見える形で捉えたいものだと考えていた。筆者はあるときハクスレーにこの考えを話したが、「そんなことができるものか」と一笑に付されてしまった。

この筆者の夢は、一九八四年の筆者と日本大学の深見との出会いにより、にわかに現実味を帯びることになった。深見は当時、一気圧の圧力差に耐える炭素薄膜の開発に成功し、この薄膜に

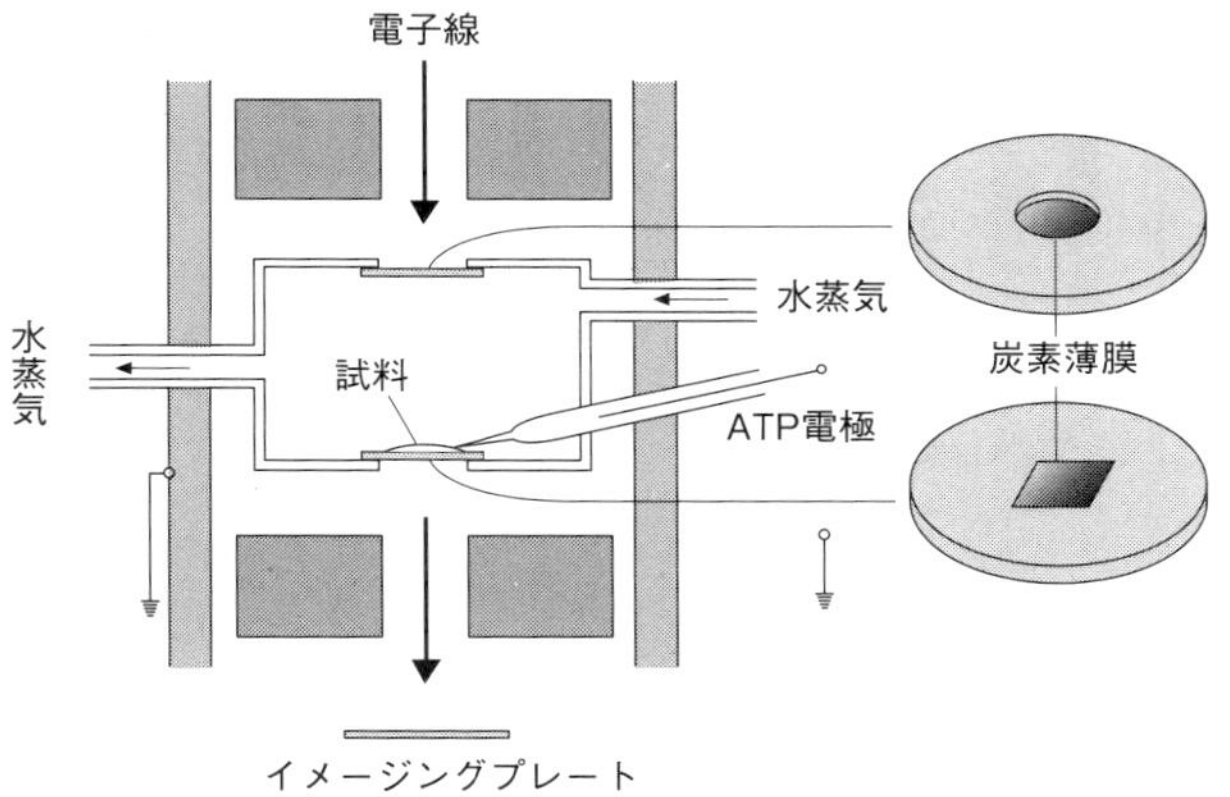

図5−21　ガス雰囲気試料室の模式図

よって生体高分子試料を電子顕微鏡内の高真空から絶縁して生きた状態に保つことが可能な、画期的な「ガス雰囲気試料室」を日本電子株式会社の協力により完成させていて、共同で研究する医学・生物学者を探していたのである。

筆者と深見は初対面で意気投合し、筆者の提案により「ミオシンフィラメントのミオシン頭部のＡＴＰによって引き起こされる運動」を研究対象として共同研究を開始した。図５−21に示すように、このガス雰囲気試料室の上下の電子線を通過させる窓に炭素薄膜が張られており、ミオシンフィラメントは下の炭素膜上に薄い実験液と共に置かれている。試料室には水蒸気を循環させ、試料を湿った（生きた）状態に保つ。ＡＴＰ溶液を入れた細いガラス管に電流を流すことにより、負に荷電したＡＴＰ分子をミオシン頭部に与える。

この実験での最大の障害は、電顕の電子線による試料の損傷で、これを防ぐため電顕視野は極端に暗くしなければならない。筆者らは努力の結果、一九九七年に特殊な筋フィラメントを合成し、ミオシン頭部のATPに対する運動の記録に成功し論文を発表したが、用いた試料がきわめて特殊で一般性がなく、本章前半で述べたようなアンドリュー・ハクスレーの高い評価にもかかわらず。あまり一般の反響が得られなかった。その後、種々の事情でこの研究はしばらく中断した。

筆者が勤務先を二〇〇四年に定年退職すると、日本電子株式会社のご厚意により、場所を同社に移して研究を再開することができた。このとき幸いにも、東京農工大学の箕田准教授が協力を申し出られた。またミオシンフィラメントの作製は、東京大学の田之倉教授が引き受けてくださった。このような幸運にめぐまれて、筆者らは最近、ウサギ骨格筋ミオシンフィラメントのミオシン頭部のATPに対する運動の電子顕微鏡下の記録に成功し、筆者の長年の夢が叶えられた。以下にこの研究の方法と結果のあらましを説明しよう。

実験試料はウサギ骨格筋から取り出したミオシンフィラメントを用いる。従来の筋収縮研究の大部分はウサギの骨格筋でなされているので、この試料は最も一般性があり、得られた結果は直ちにヒトの筋肉にも当てはまるものとして受け入れられる。生きた状態のフィラメントではミオシン頭部を電子顕微鏡で見ることはできない。したがって、ミオシン頭部の先端に抗体を介して金の微粒子を付着させ、この金粒子の位置をミオシン頭部の位置と見なし（図５－22Ａ）、フィラメント像は超高感度の撮像素子に記録することにした。

フィラメントは炭素薄膜に硬く付着し、またミオシン頭部の熱運動はある一点を中心として起こるため、金粒子（つまりミオシン頭部）の平均の位置は時間と共に変化しない。ここでＡＴＰを与えると、ミオシン頭部は五～七ナノメートル（一ナノメートルは十億分の一メートル）動くことがわかった（図５－22Ｂ、Ｃ）。この際のミオシンとＡＴＰの間の反応は、５－10節で説明した反応（１）と反応（２）に相当する。すでに説明したように、アクチンフィラメントが存在しなければ、反応中間体、Ｍ・ＡＤＰ・Ｐiの平均寿命はきわめて長い。したがってＡＴＰを与えたときのミオシン頭部の運動は、反応中間体Ｍ・ＡＤＰ・Ｐiの形成に伴って起こると見なされる。

すでに説明したように筋節構造はミオシンフィラメントの中央から見て左右対称である。したがって、筋収縮中アクチンフィラメントをミオシンフィラメントの間に引き込むミオシン頭部の運動方向も左右対称、つまりミオシンフィラメント中央の両側で互いに逆方向に動くはずである。実際にＡＴＰに対するミオシン頭部の運動は、ミオシンフィラメント中央から遠ざかる方向に起こった。

したがって図５－20の模式図から見て、筆者らが記録したのはミオシン頭部のリカバリーストロークである。

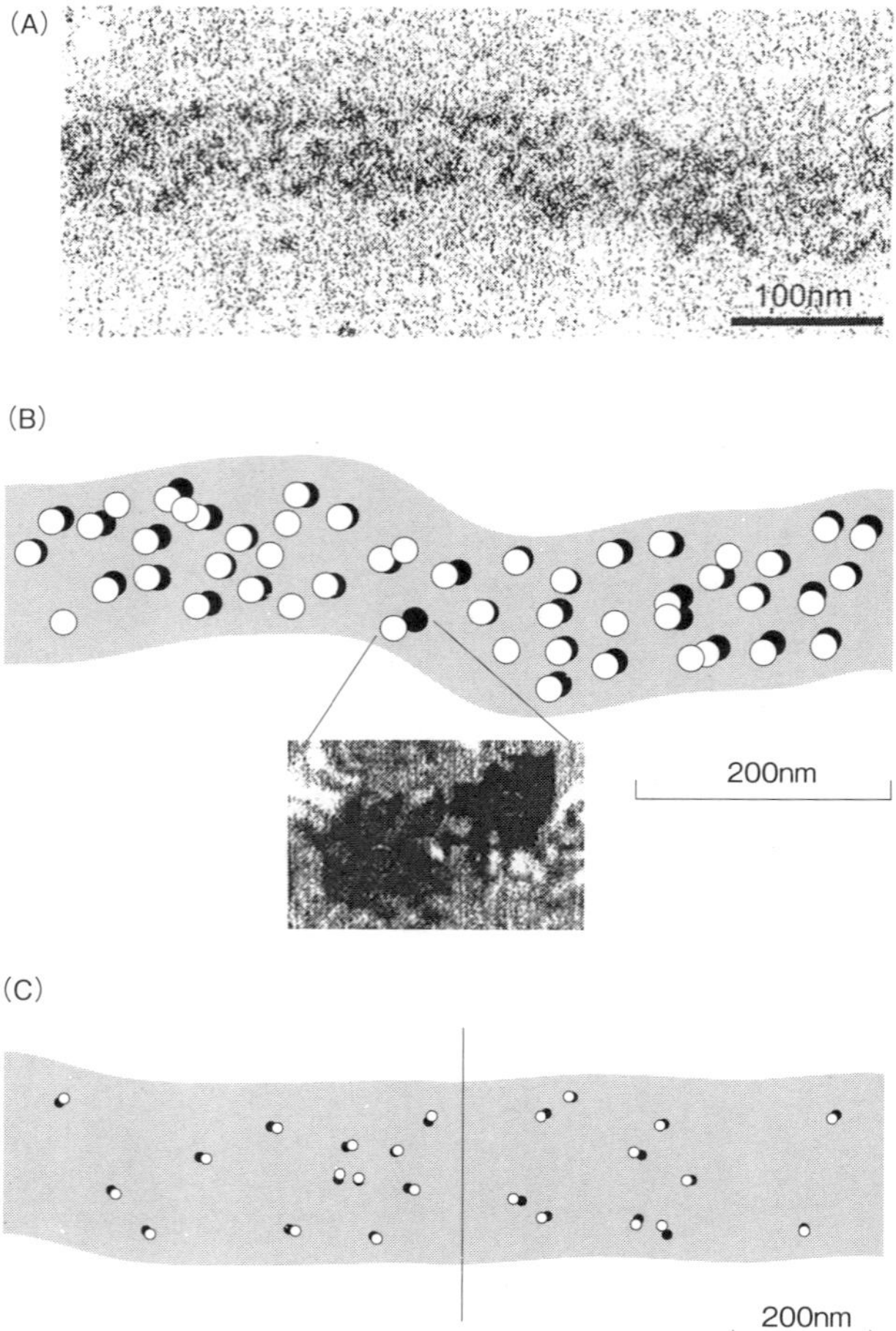

図5-22 (A) ミオシンフィラメント上の金粒子 (B、C) ATPによるミオシン頭部の位置の移動 ○ATP投与前 ●ATP投与後

さらに筆者らは、ATPがADPとPiに分解されてミオシン頭部から離れてしまうと、ミオシン頭部はもとの位置に戻ることを見出した。この際の頭部の運動は反応中間体からPiとADPが離れる反応に伴って起こる。この頭部の運動方向はパワーストロークと同じである。この結果から、アクチンフィラメントが存在しなくても、ミオシン頭部はパワーストロークと同様の運動を行えることがわかった。

以上の筆者らの研究は、ハクスレーの激賞するところとなり、彼の紹介で米国学士院紀要に最近発表された。なおハクスレーは八十歳を超えて今なお健在である。

まとめ

筋収縮をめぐる謎は、意志による制御の謎、横紋の謎などは次々と解かれ、残された最大の謎は今や筋フィラメントの滑りを起こすミオシン頭部の運動となった。本章で紹介した筆者らの研究がこの謎の解明の突破口となれば幸いである。本章は筆者のライフワーク領域なので、思わず筆が滑り、他の章より大幅に長くなってしまった。また、この分野の研究者はみな筆者の同業者であり友人（あるいは敵）であるので、他の章のように評論家の立場から辛辣に批評することは憚られた。しかしまだ書ききれなかったことも多々あり、筆者の研究もさらに進展中なので、他の機会にまた執筆したい。

最後に、筋収縮メカニズムの解明が地球上のエネルギー問題を一挙に解決する可能性を秘めていることを強調したい。すでに説明したように、筋肉がATPの化学エネルギーを利用して収縮する際、その効率は六〇%以上で、ガソリンエンジンの倍である。さらに筆者の研究によれば、個々のクロスブリッジ(力発生の要素)の運動の効率は九〇%以上にもなる。ただし筋肉中では個々のクロスブリッジの運動は同期していないので、その効果が打ち消しあって筋肉全体のエネルギー効率はこれよりは低下している。

また、筋収縮の直接のエネルギー源であるATPの加水分解は、ADPとPiを発生するのみで、二酸化炭素などの有害な気体が生じることはまったくない。筋肉中では、ATPの分解産物であるADPとPiが再び合成されてATPとなるリサイクルがたえず行われているのだ。生体内ではこのリサイクルは栄養素(有機物質)の燃焼によって得られるエネルギー(二酸化炭素を発生)で行われているが、有害気体を発生しないほかの有機物質の反応に置き換えることは可能であろう。

このように、筋肉のリニアモーターが力を発生させるメカニズムの解明は、地球上のエネルギー問題までも解決する可能性を秘めているのである。なお、このような議論は筆者の若年の頃は盛んになされていたが、筋収縮機構の研究が長年進展しなかったため、いつのまにか忘れられてしまったようである。

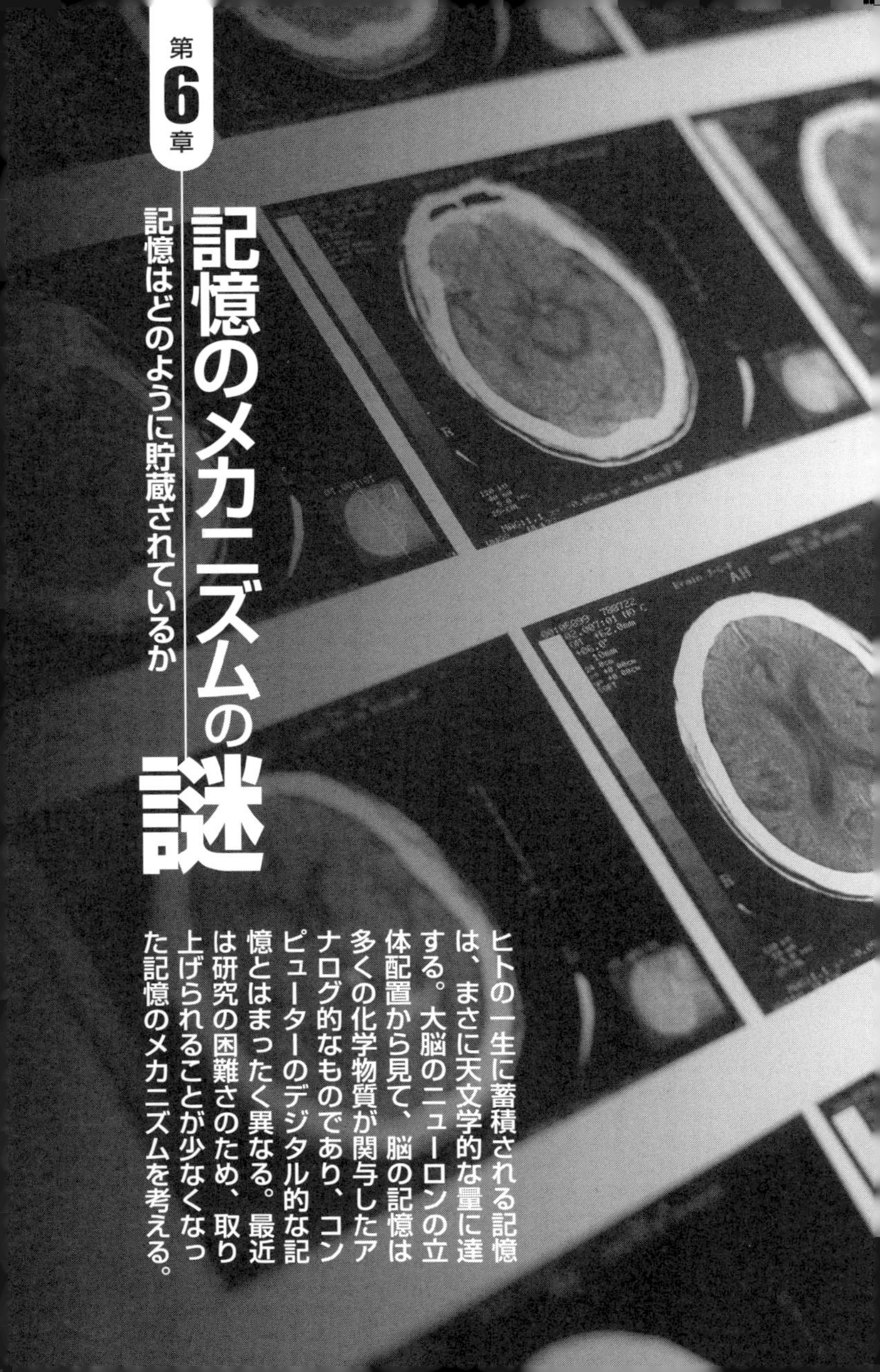

第6章

記憶のメカニズムの謎

記憶はどのように貯蔵されているか

ヒトの一生に蓄積される記憶は、まさに天文学的な量に達する。大脳のニューロンの立体配置から見て、脳の記憶は多くの化学物質が関与したアナログ的なものであり、コンピューターのデジタル的な記憶とはまったく異なる。最近は研究の困難さのため、取り上げられることが少なくなった記憶のメカニズムを考える。

「我思う、ゆえに我あり」とデカルトが言ったように、われわれ個人が生きて実在する最も確かな証拠は、現にわれわれが感じている「自分自身の自意識」である。

したがってわれわれの精神活動が営まれている大脳皮質の働きは、われわれにとって根源的な疑問である。

かつては「生気論」が広く信じられ、われわれの身体を動かし思考を行うのは身体に宿る「生気」によるもので、身体に張り巡らされている神経は、この生気の通る管であると考えられた。人が死ねば生気は霊魂として身体から離れるので、人が死去するときの体重の変化が測定されたこともある。生気は物質なので重さがあると考えられたのである。もちろん、人が死亡しても体重は変わらなかった。

このように、かつてはこの生気論と、精神活動といえども物理化学現象であるとする「機械論」との間の論争があり、本書の題名の基となった「宇宙の七つの謎」の講演を行ったデュ・ボア・レーモンも、生命現象はすべて物理化学の言葉で説明可能であると主張した一人であった。

本章では、膨大な大脳皮質の機能のうち、「記憶のメカニズム」に焦点を絞り、この分野の心理学的、生理学的研究を概観する。

6-1 心理学の「記憶の定義」

記憶を自然科学の研究対象とするには、まず「記憶とは何か」をはっきりさせておかねばならない。この記憶の定義はまずヒトの心を研究する心理学者によってなされた。記憶とは「われわれの感覚器官を通して心に印象づけられ、脳のどこかに刻み込まれた経験を、再び思いだす精神の働きである」と言える。心理学者はこの記憶を以下の四つの過程に分けて考える。

（1）まず第一に、体験したことを脳に刻み込む過程があり、これを「記銘」という。

（2）第二は、この刻み込まれた体験が消えないように保持する過程である。このように保持された体験を「記憶痕跡」という。

（3）第三は、この記憶痕跡を思い出すこと、つまり意識に再生させる過程である。これを「想起」または「再生」という。

（4）第四は、この思い出した体験が、以前に体験したことと同じであることを認めることである。これを「再認」という。

このような考えが妥当か否かは、意見の分かれるところであろう。

生理学的に見れば過程（1）は、われわれの身体の視覚、嗅覚、皮膚感覚などが感受した出来事が大脳皮質に伝えられ、体験として記録されることである。過程（2）は、この記録された体験が消えてしまわないようにしっかりどこかへしまい込むことである。これはわれわれがテープやディスクに情報を蓄積することに喩えられる。この比喩に従うと、過程（3）はテープやディスクに保持された情報を「読み出す」ことであり、過程（4）はこの読み出された情報が、確かに以前記録したものであることを確認することである。また、過程（2）の記憶痕跡とは、テープやディスクに、再生読み出し可能な形で確実に刻み込まれた情報そのものをいう。あとで説明するように、この記憶痕跡の概念は生理学的に見ても妥当かつ有用なものであった。

初期の心理学の研究はもっぱら「内観法」によって行われた。これは個々の心理学者自身の心の働きを、できるかぎり客観的に記録し、分析するものであった。したがって研究対象は、個々の研究者の心の働きだったのである。しかしこの方法で得られる結果は、本質的に個人的なものであり、普遍性がまったく欠けている。これでは他の自然科学分野の研究者から見て、心理学が自然科学の一部門といえるのか疑わしい。

わが国に心理学が初めて伝えられた際、諸外国とは異なり、心理学が理学部ではなく文学部に所属させられたのは、必ずしも理由のないことではなかった。

6-2 エビングハウスの忘却曲線

心理学の分野で記憶を客観的な研究対象とすることに成功し、記憶を生理学的に研究する道を切り開いたのは、ドイツのエビングハウスである。彼は一八八五年に現在の記憶のメカニズムの研究の基礎となる、記念碑的な実験を行った。この実験によって心理学は自然科学として認められるようになったといえる。

彼はまず十数個の文字の無意味な配列を作り、これを多数の被験者に完全に記憶させ、二度続けて暗誦できるようになるために要する時間を測定した。この時間を学習時間とする。被験者をいくつものグループに分け、まず第一のグループは、学習が完了してから二十分後にもう一度この文字配列を再び記憶し直し、再び二度続けて暗誦できるようになる学習時間を測定した。予想されるように、この際の学習時間（再学習時間）は最初の学習時間よりずっと短かった。

さらに第二、第三、第四、第五、第六のグループは学習完了から九時間後、二十四時間後、二日後、六日後、三十一日後に、それぞれ再学習時間を測定した。やはり予想されるように、再学習時間は時間が経つにつれて長くなっていった。

たとえば最初の学習時間が十分で、二十分後の再学習時間は六分だったとすると、この四分の差は最初の記憶が二十分後も残っていたためである。したがって、記憶が残っていた割合、つまり記憶率は、(10－6)/10×100＝40（%）と計算される。反対に二十分後の忘却率は、100－40＝60（%）である。

このような実験から得られる記憶率と時間との関係をグラフで示すと、図6－1のような曲線となった。これがエビングハウスの忘却曲線である。この曲線の右下がりの勾配は初め大きいが、時間が経つにつれて緩やかとなり、一ヵ月経ってもまだ二五パーセントくらいの記憶が残っている。このエビングハウスの忘却曲線は、多くの研究者によってその正しさが確認された。

ただしこのエビングハウスの実験は、まず無意味な文字配列を強制的に記憶させた状態から出発している。それよりも、完全な記憶を強制することなく、たとえば講義を聞いて学習した事柄をどのように記憶、あるいは忘却するかを研究するほうが、われわれの実生活の経験に密着した、興味深い研究であろう。そしてこのような研究から興味深い事実が見出されたのである。

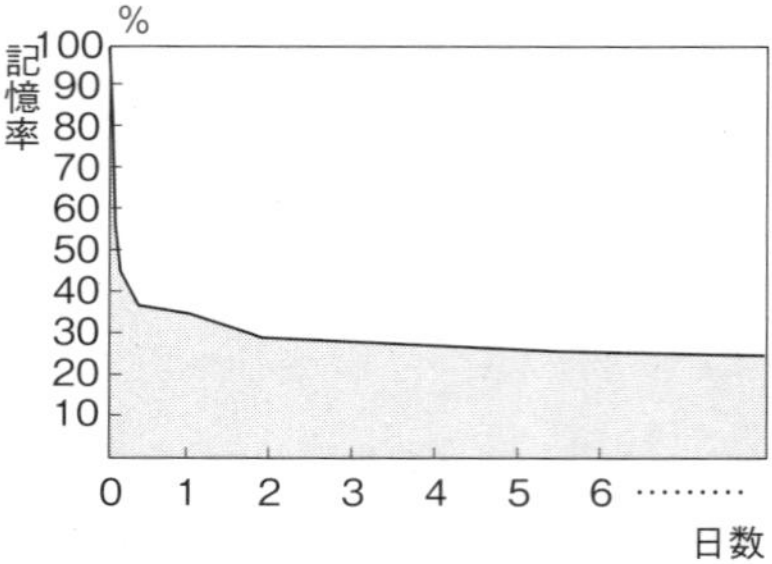

図6-1　エビングハウスの忘却曲線

6-3 記憶のレミニセンス現象

ある事柄を被験者に学習させる場合、学習した直後よりも、ある程度の時間が経ったあとのほうが、被験者は学習した内容を精確に話せる。たとえば、ある物語を子供に聞かせたとき、聞かせた直後よりも、時間が経ったあとのほうが、子供は話の内容を筋道立てて話せる。実験的にも、被験者にある事柄を限られた時間内に記憶させたあと、記憶の直後、三十分後、一時間後、……に記憶した内容を思い出させると、記憶直後よりもある時間経ったあとのほうがよく思いだせることが確かめられている。このような現象をレミニセンスという。レミニセンスは年齢が若いほど顕著であるという。

「水泳は冬の間に上達し、スケートは夏の間に上達する」という古い格言がある。これは夏に水泳をよく練習しておけば、冬に練習を休んでいるうちに水泳が上達し、冬にスケートを練習すれば、夏に練習を休んでいるうちにスケートが上達する経験的事実を指す言葉である。筆者もスキーでこのような経験をしている。この現象もレミニセンスに含まれる。

このレミニセンス現象は、ある体験が記憶痕跡として大脳中にしっかり刻み込まれるのに時間を要することを意味しており、心理学者によって見出された興味ある事実である。心理学者はレミニセンス現象を次のように説明する。

ある事柄の記憶痕跡は大脳中に徐々に刻み込まれていく。しかしこの刻み込みの途中で、あとから経験する出来事が次々に大脳に送り込まれてくるので、記憶痕跡の形成過程に混乱が起こる。しかし時間が経つと共にこの混乱が取り除かれ、出来事の記憶もだんだん整頓され、筋道立てて思い出しやすくなる、というのである。

被験者に最初にある事柄を教えて（記銘させて）から、この記銘した内容と紛らわしい事柄をさらに教えたり、あるいは記銘した内容に反する事柄を教えると、最初に記銘させた事柄の再生（つまり事柄の内容を話させたり、記述させたりすること）は、最初の記銘ののち何もしなかった場合に比べて著しく阻害される。これを遡行抑制という。この遡行抑制は、最初に記銘させた事柄が大脳中に記憶痕跡として時間をかけて刻み込まれる過程が、あとに記銘させた事柄の記憶痕跡と干渉しあうことでかき乱され、この結果、記憶痕跡の確実な形成が阻害されるためと考えられる。

この考えが正しければ、ある事柄を記銘して忘れないようにするには、なるべく何もしないのがよいことになり、実際その通りであることが確かめられている。最も何もしないでいられる睡眠中は、目覚めて過ごすよりはるかに記憶はよく保持されている。

このように、心理学者は体験した記憶が大脳に記憶痕跡として刻み込まれるには時間がかかることを明らかにした。この記憶痕跡は生理学的にどのように説明されるのであろうか。

6-4 記憶の呼び出し口は側頭葉か

ヒトの脳腫瘍や「てんかん」の治療では、頭蓋骨の一部を取り除いて脳の表面を露出させて手術をする場合がある。以前には、脳手術は患者に全身麻酔を施さず、局所麻酔下に行っていた。このため医師は手術中に患者と会話することができた。カナダの脳外科医ペンフィールドはある若い女性のてんかん治療のため、図6－2に示すように彼女の頭蓋骨側面を切除して大脳の側頭葉を露出し、その表面のいろいろな部分に置いた電極により電流を流してみた。

まずある部分に電流を流していると、彼女が子供時代に、家の近くの川のほとりで過ごしたときの記憶が、まるでビデオカメラの映像を再生するように、時間の経過通りに次々と現れてきた。この状態は電流を流している間続き、電流を切ると中断するが、しかし同じ場所に電流を流すとまた中断された場面から記憶が再現されるのであった。

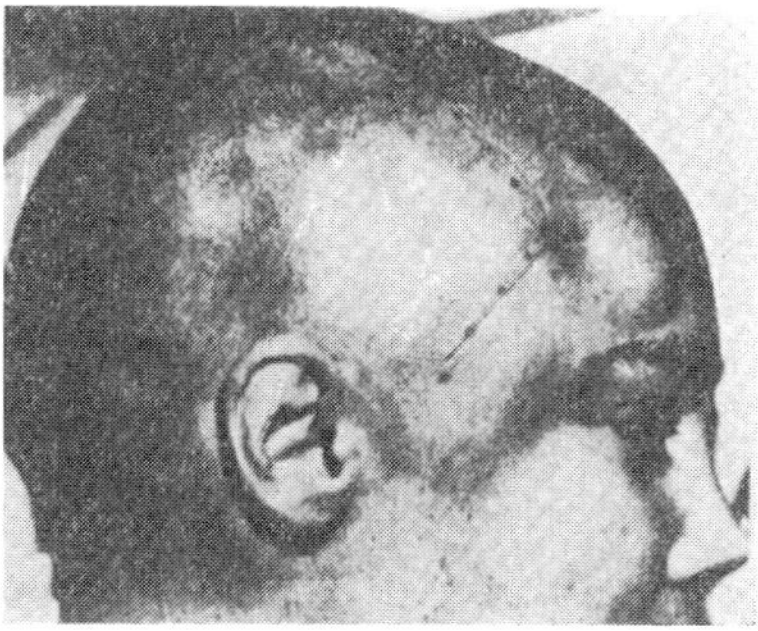
図6-2　(A) 手術直前の患者

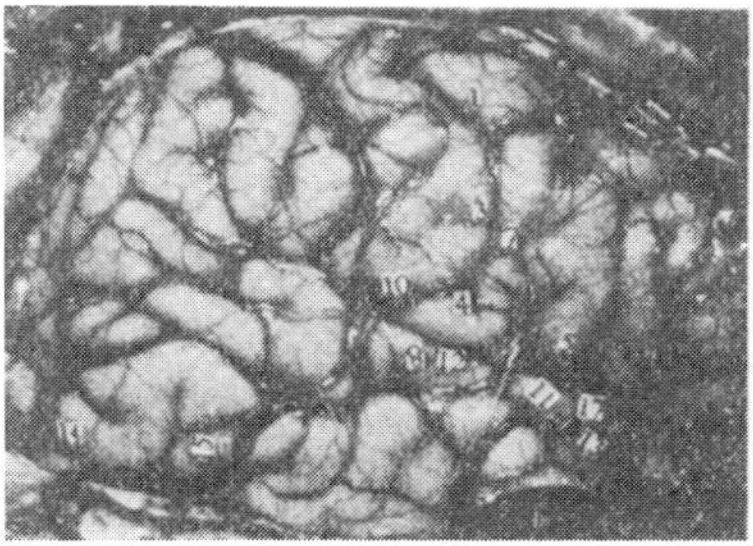
図6-2　(B) 手術により摘出された患者の右側の大脳皮質側頭葉。番号は電気刺激を行った部位

側頭葉の別な部位に電流を流すと、今度は彼女が旅回りのサーカスを見物に行ったときの場面が現れてきた。さらに別な部位に電流を流すと、彼女が事務所で仕事をしているときの場面が現れてきた。なお、彼女はこれらの再現された記憶が、いずれも実際に過去に体験した事実であることを確認した。つまり、心理学者の定義でいえば、彼女の大脳に保持されていた記憶痕跡は、まず側頭葉に流した電流により想起され、次いで再認されたのである。

この驚くべき報告は、われわれの大脳中に記憶痕跡が、テープやディスクに相当する場所に刻み込まれており、側頭葉に電流を流すことによりいろいろなところから読み出され始めたことがわかる。その後、脳手術は全身麻酔下に行われるようになり、ペンフィールドのような報告は現れなくなった。

なお、ペンフィールドが手術した患者は、右の側頭葉を除去された結果、てんかんは全快し、記憶には異常がみられなかった。これに対し別なある患者は、てんかん治療のため左右の側頭葉を除去した結果、新たに物事を記憶する能力を失ったが、以前の古い記憶は損なわれず、昔のことをよく覚えていたという。

これらの結果は、側頭葉が記憶の呼び出し口であると共に、記憶される出来事の入り口とも関係があることを示唆している。しかし、記憶が刻み込まれている場所は不明である。

6-5 図形の記憶痕跡の変化

大脳に刻み込まれた記憶痕跡は時間と共に変化することを示す証拠が心理学者によって提出された。彼らが用いた研究法は、図形の記憶であった。ウルフはまず被験者にある図形を見せて記憶させ、時間をおいて記憶した図形を被験者に描かせた。図形を見せてから二十秒後、一日後、六日後、……と時間が経つにつれて、手で描かせる図形の形が変わっていった（図6－3）。この結果は記憶痕跡がしっかり刻み込まれたものではなく、時間と共にいろいろな影響を受けて変化していくことを示唆する。

　多くの心理学者がウルフの図形記憶テストを行った。その結果、図形を見せてから三十秒後で、すでに記憶した図形は被験者の個性によりさまざまな変化をすることがわかった（図6－4）。しかし、被験者に図形を描かせる操作は、被験者が自ら描いた図を眺めることになるので、保持された記憶痕跡が変化するというより、むしろ被験者の個性によってもとの図形が

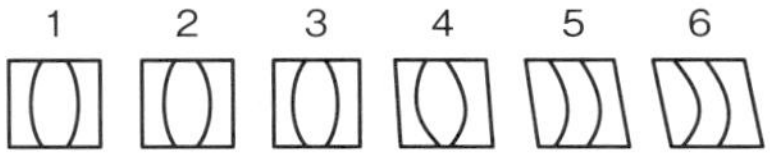

図6–3　記憶させた図形（1）の変化。2、3、4、……は時間を置いて被験者に描かせた図形

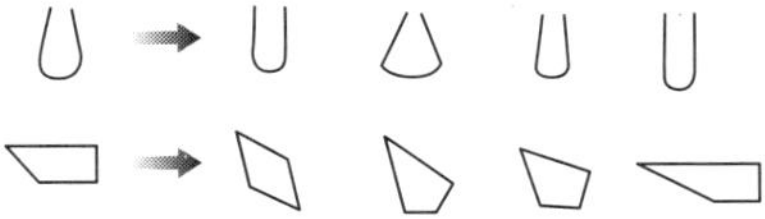

図6–4　左の図形を４人の異なる被験者に見せた30秒後に描かせた図形

変化しているだけとも考えられる。

　このような批判に答えて、もとの図形を被験者に描かせて再生する方法と、被験者にさまざまな図形を見せて、その中から原図形と同じものを選ばせる、つまり記憶を再認させる方法を同時に用いる研究が行われた。このような実験の結果はさまざまであった。図を描かせて記憶を再生した直後に再認テストを行うと、再認によって選ぶ図形は再生された図形と似る傾向があった。また再生の回数が多くなるほど原図形から遠ざかる傾向が見られた。おもしろいことに被験者によっては、自分が再生して描いた図形とは異なる図形を再認で選ぶ者もあり、そのような場合、再認された図形はかえって原図形に近い場合もあった。このように、再生や再認で記憶された図形の変化を調べても、どうも記憶痕跡の実体に近づいているとは言えないようである。

　心理学者の研究の紹介はこのくらいで切り上げ、記憶のメカニズムの生理学的研究について説明することにしよう。

6-6 トレーニング効果とシナプスの可塑性

　生理学の立場から見た記憶の定義は心理学者の定義よりももっと広くなる。大脳皮質の精神活動ばかりでなく、身体の運動機能のトレーニングによる増大や、逆に運動不足による身体機能の劣化も、記憶と忘却として含めてよいだろう。種々の身体運動機能を司る運動神経系のニューロ

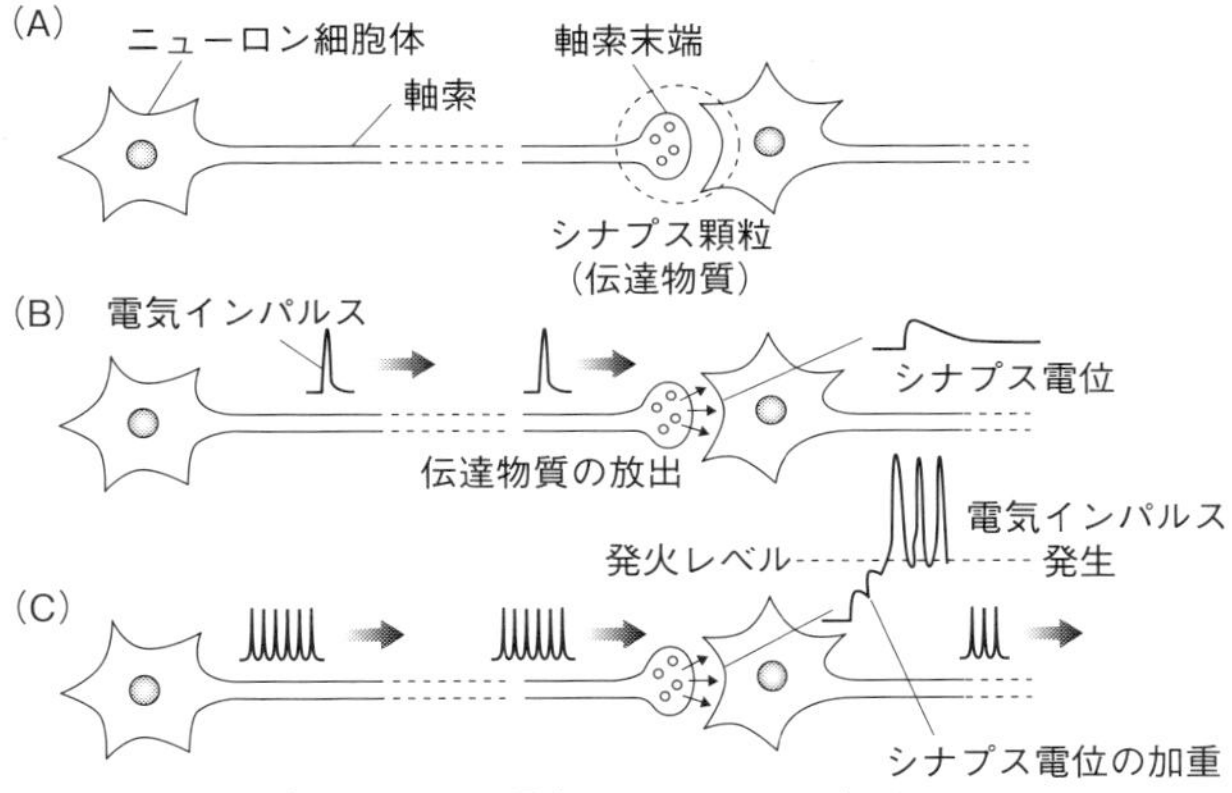

図6-5　シナプスにおける電気インパルスの伝わり

ン回路は、主としてシナプスの可塑性という現象により、反復トレーニングによる身体運動パターンを記憶し、速やかに作動させるようになる。これがトレーニング効果である。なお、このシナプスの可塑性については すでに第4章で説明したが、ここでも少し述べておきたい。

一般に、ニューロンとニューロンの間の電気インパルスの伝わりは、一方のニューロンから伸びる軸索の末端が膨らみ、他方のニューロンの細胞体に接触したシナプスという構造で行われる（図6－5A）。このシナプスの軸索末端にはシナプス伝達物質がシナプス顆粒の形で蓄えられており、軸索末端に電気インパルスがやってくると、伝達物質がある一定量、外部に放出され、軸索末端と向き合ったニューロン細胞体の細胞膜に作用してシナプス電位を発生させる（図6－5B）。シナプスに高頻度で電気インパルスが到着する

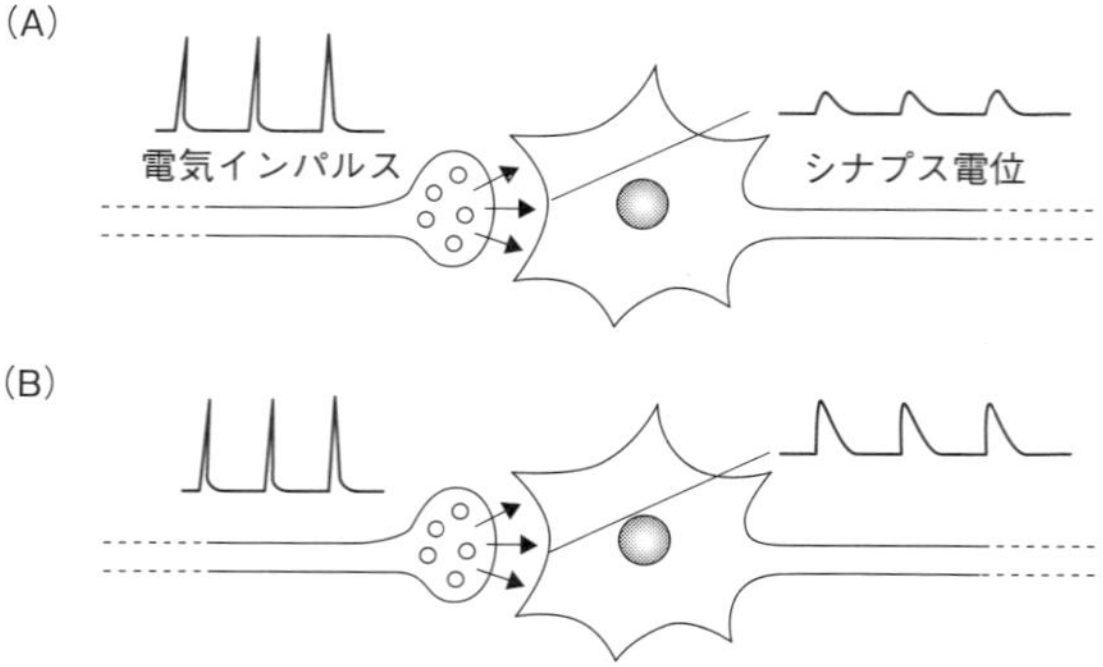

図6-6　(A) 低頻度の電気インパルスによって起こるシナプス電位　(B) 高頻度の電気インパルスをシナプスに送り込んだ後に見られるシナプス電位の増大

と、軸索末端と向き合った個々のシナプス電位は重なりあって大きくなり、あるレベル（発火レベルという）に達するとニューロン細胞体の細胞膜に電気インパルスが発生する（図６－５Ｃ）。このようにして、電気インパルスはニューロンからニューロンへと伝わっていく。

運動神経系のニューロンの細胞体は大型なので、容易に細胞内微小電極を刺入してその活動を記録することができるばかりでなく、電子顕微鏡でシナプスの構造変化を解剖学的に調べることもできる。このような研究により以下の点が明らかとなった。

（１）シナプスに低頻度で到着する個々の電気インパルスによって起こるシナプス電位の大きさは一定で、時間と共に変化しない（図６－６Ａ）。

（２）シナプスに数分間、高頻度で電気インパルスを送り込むと、シナプス電位が加重してインパルス発火

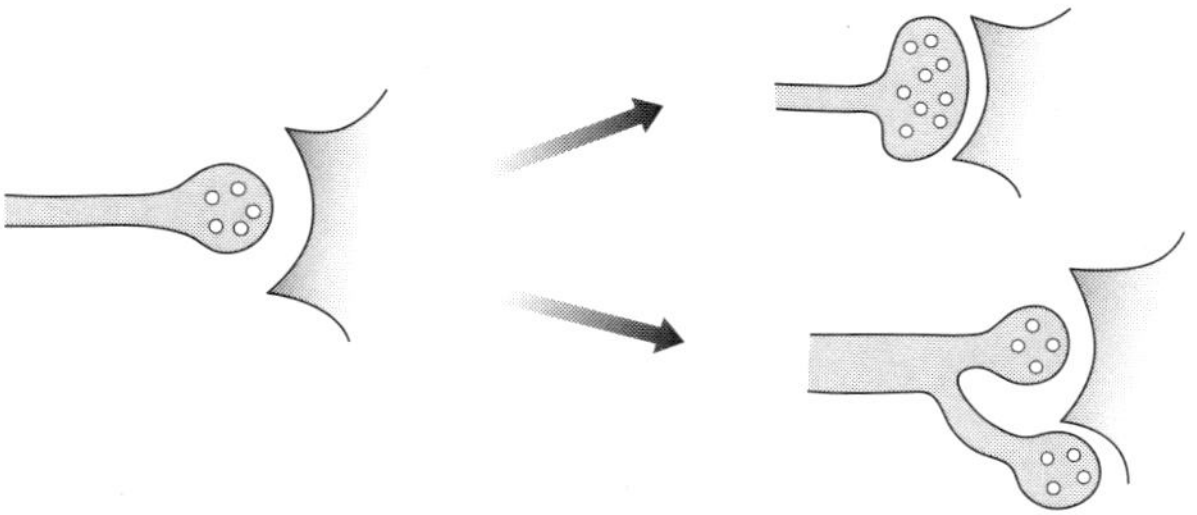

図6−7　頻繁に電気インパルスが通過することによる軸索末端の肥大や枝分かれ

レベルに達するので、多数の電気インパルスがシナプスを通過していく。そこで再び低頻度で電気インパルスを到着させると、個々の電気インパルスによって起こるシナプス電位の大きさが増大する（図6−6B）。この現象を反復刺激後増強（post-tetanic potentiation、PTPと略記する）という。

これらの結果は、シナプスに高頻度で電気インパルスを送り込んだ後、個々のシナプス電位が大きくなり、したがってより容易に加重して発火レベルに達し、ニューロン細胞体に電気インパルスを発生させることを意味する。この効果が、個々の電気インパルスにより放出される伝達物質の量が増すことによるものなのか、ニューロン細胞体の伝達物質に対する感受性が増大することによるものなのか、あるいはその両方なのかは不明である。この効果はあまり長く続かない。

（3）一方、解剖学的には、シナプスに高頻度の電気インパルスを送り込むことを何日も続けると、シナプスにおける軸索末端が広がったり、枝分かれしたりする（図6−7）。いずれの場合にも軸索末端とニューロン細胞体の向き合う面積が増大するので、細胞体での電気インパルス発生をより容易にするであろう。このような効果はかなり長く持続するが、シナプスに高頻度の電気インパルスを送り込むことを止めると、もとの状態に戻っていく。

以上に説明した生理学的、解剖学的変化が、第4章でも紹介したシナプスの可塑性である。可塑性とは、たとえば粘土の塊に指を突っ込むと、指を抜いても粘土に窪みがのこるような現象を指す言葉である（図6－8）。PTPは、シナプスに加えられた実験操作の影響があとに残る可塑性の一つの現れなのである。

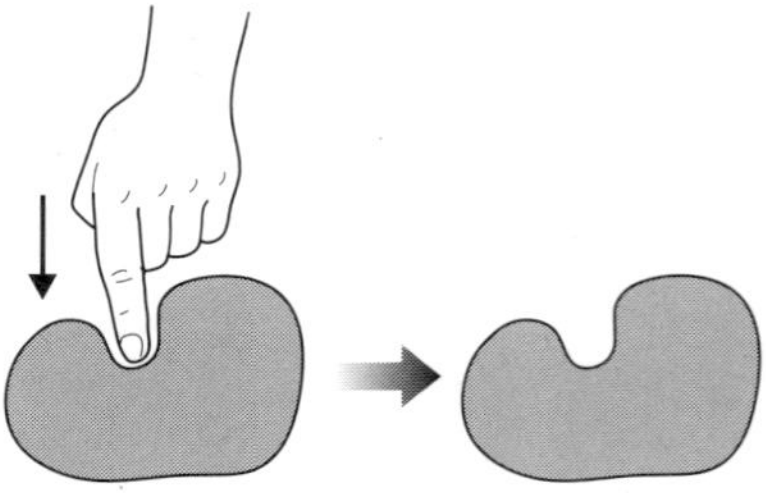

図6-8　粘土の塊の可塑性

PTPがはじめて発見されたのは、強い麻酔下のネコの脊髄の運動ニューロンであったため、持続時間が短かく、PTPが無麻酔状態の正常なネコの大脳のニューロン回路のシナプスでは長期間続き、記憶のメカニズムを少なくとも一部説明しうる現象であるか否かが議論された。しかし現在では、このPTPは大脳のニューロン回路のシナプスで長期間続くことがわかっている。この長期間続くPTPをとくにLPTP（long term post-tetanic potentiation の略記）またはLTPという。この場合Lは、長期間（long term）の頭文字を取ったものである。

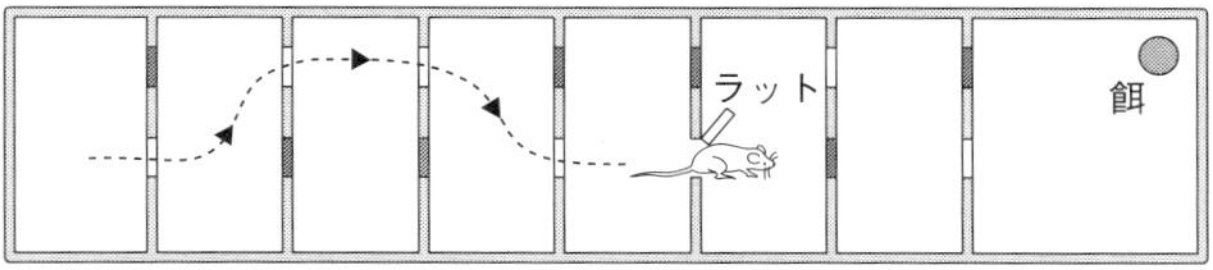

図6−9　ラットの学習実験

以上説明したシナプスの可塑性は、反復トレーニングにより身体運動が速やかに円滑に発現する効果をよく説明する。しかし、これはあくまで身体運動を調節する運動神経系のニューロン回路におけるシナプスの記憶である。心理学者が研究対象とする記憶は、ただ一回きりの体験が記憶痕跡として大脳に刻み込まれる現象を指すので、シナプスの可塑性のみではとうてい説明できないだろう。

6-7 記憶痕跡ができるまでに必要な時間

ここで再び、心理学者によって考えられた記憶痕跡の問題に戻って、記憶痕跡のできるのに必要な時間の測定を試みた動物実験を紹介しよう。実験動物の記憶がヒトの記憶と同じものであるかはわからない。また動物は言語をしゃべれない。したがってわれわれは、動物の行動を通してしか動物の心を推測できないのである。ここで説明する実験はラットの学習行動により、記憶痕跡のできかたに迫ろうとしたものである。

ラットを多数の仕切りによって区切られた細長い檻の一方の端に入れ、他方の端には餌を入れる。おのおのの仕切りには二つの扉があり、ラットが一方の扉を押せば開き、他方の扉を押しても開かないようにしておく（図6－9）。ラットが仕切りを通り抜けて餌にたどり着くのに、最初は時間がかかるが、何回もこれを繰り返させるうちに次第に早く餌にたどり着くようになる。

そこで数グループのラットを用いて、以下の実験を行った。第一のグループは特に実験操作を行わず、毎日の学習の際の餌への到着時間を計る。予想されるように、この到着時間は日毎に短くなり、数日後に最短時間に達する。この結果をグラフで示すと図6－10Aの曲線aのようになった。この曲線を逆さにしてグラフに示すと、図6－10Bの曲線aになり、これは学習により記憶が増大して行く経過を表す。他のグループb、c、d、eについても同様な学習実験を行うが、ラットが餌に到達した後に頭部に電気ショックを与える。この電気ショックの目的は、大脳のニューロンの活動をかき乱し、学習したことを忘れさせるためである。

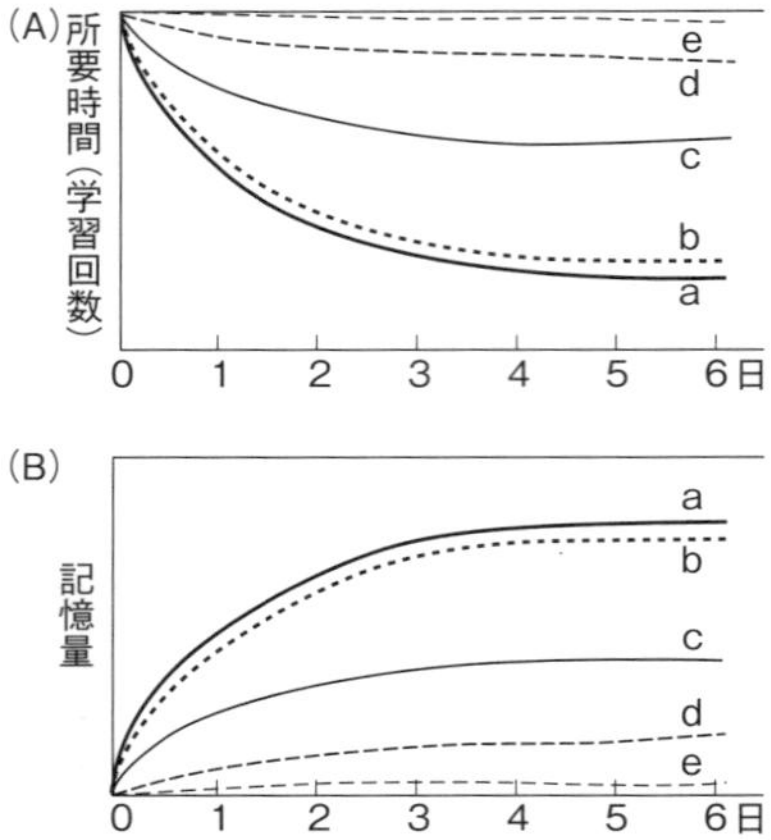

図6–10 （A）ラットの餌への到着時間の短縮と（B）記憶量の増加

たとえば事故で転倒して頭部を強く打って失神すると、意識を回復したときに、事故があったことも、事故から数十分以前の記憶も失われてしまうことがよく知られている。この現象を退行性記憶喪失という。この現象は精神疾患の患者が治療のため頭部に電気ショックを与えられ失神したあとにもみられる。つまりラットの実験は、この退行性記憶喪失を利用して記憶痕跡のできる過程を調べようとしたのである。

結果はみごとなものであった。ラットが餌に到達後、頭部に電気ショックを与えるタイミングを、bグループで六時間、cグループで一時間、dグループで十五分、eグループで五分とし、学習実験を毎日行って餌への到達時間を計ったところ、図6－10A、Bに示す曲線b、c、d、eが得られた。bグループのラットの結果は、電気ショックを与えないaグループのラットとほとんど同じであったが、c、d、eグループの順に毎日の到達時間の短縮は少なくなり、eグループでは何日たっても到達時間はほとんど初めと変わらなかった（図6－10A、曲線e）。つまり、このグループでは学習による記憶もほとんどできないことになる（図6－10B、曲線e）。

この実験結果は、ラットが学習行動から得た記憶が電気ショックの影響を受けて消えてしまわないよう、しっかりと記憶痕跡として大脳に刻み込まれるには、学習行動が終わってから約六時間かかることを示している。この記憶痕跡が刻み込まれつつある期間に電気ショックを与えられると、この刻み込み過程は途中でストップするので、記憶痕跡は未完成状態で大脳に残ることになる。特に学習行動から五分ではこの刻み込み過程が開始したばかりなので、電気ショックでほとんど吹き飛ばされてしまうのであろう。

6-8 記憶痕跡は化学反応を伴う

以上のようなラットの学習実験の結果から、心理学者の観察したレミニセンス現象とあわせて、ヒトでも実験動物でも記憶痕跡が大脳にしっかり刻み込まれるのには時間がかかることがわかった。

生理学的に考えれば、記憶痕跡として貯蔵される体験は、その時に大脳皮質のニューロンで起こる一連の活動が、いわば強い印象を与える「エピソード」としてまとめられたものであろう。この考えが正しければ、記憶痕跡は一連のさまざまなニューロン回路に活動が起こった順序、つまり時系列に従って整頓された後、大脳のどこかに刻み込まれることになる。そしてこの記憶痕跡は、やはり時系列に従って思い出されるのであろう。

このように考えると、記憶痕跡ができるのに時間がかかるのはもっともなように思われる。しかしこの長い時間をかけて行われる過程は、ニューロン回路を電気インパルスがぐるぐる動きまわることで説明するには長すぎるようである。そこで出てくるのが、記憶痕跡の形成に化学反応が関与しているという考えである。

ラットに学習実験を行わせ、その直後に頭を氷の中に突っ込んで冷やしてやると、脳波の記録の波が消えてフラットになり、ニューロン活動が阻害されることがわかる。前節の実験で餌に到達した直後、ラットの頭の温度を十度さげると、記憶の固定される時間も約四倍長くなった。この結果は記憶の固定に化学反応が関与する可能性を支持する。

またすでに説明したエビングハウスの忘却曲線（図6－1）の初期の形は指数曲線によく似ている。これは一般に、

$$A = A_0 e^{1/t}$$

という式で表される。ここでA_0はある量の初めの値、Aは時間t後のその量の値、eは自然対数の底である。化学物質が自然に壊れて減少していく一次化学反応、たとえば放射性物質の崩壊などはこの式に従う。このことは記憶痕跡が化学反応によってできる一種の化学物質であり、記憶の忘却とはこの化学物質が自然に壊れて減少していくためであることを示唆する。

ただし一次化学反応では、物質の量はゼロに向かって減少するが、忘却曲線では初めの記憶量の約二五パーセントは壊れることなく保存されている。したがって、記憶痕跡が化学物質であるとすると、これには少なくとも二種類あり、一つは忘却曲線の初期にみられるように急速に壊れてゆくが、もう一つははるかにゆっくり壊れてゆくことになる。

記憶と化学物質の関係は、記憶の核酸説のところでまた触れることにする。

6-9 記憶痕跡は別の場所にコピーを作る

われわれがある物体を注視したとき、網膜の右半分と左半分に映る像は、それぞれ大脳皮質視覚野の左半分と右半分に視神経によって送られている。したがって視野いっぱいにひろがる大きな物体の像は、その右半分と左半分がそれぞれ大脳左半球と右半球の視覚野に映ることになる。これは両眼から出る視神経が交叉して左右の大脳半球に入る際、視神経軸索の走行が図6－11のようになっているためである（図6－11はネコの例）。視神経が交叉する部分を視交叉という。軸索の走行からわかるように、視交叉を切断して、網膜の右半分と左半分に映った像が、それぞれ大脳左半球と右半球のみに映るようにすることができる。このとき、ネコは左右の眼でそれぞれネズミの半分しか見えない。

このように視交叉を切断されたネコの片方の眼、たとえば右眼を目隠しで塞いでしまうと、ネコが左眼で見る像の右半分は大脳左半球に映るが、大脳右半球には何も映らない。このネコに簡単な学習をさせる。たとえばそれぞれ○印と×印をつけた扉の前にネコを置き、○印の扉を開ければ餌があり、×印の扉を開ければ電気ショックを受けるようにしておく。もちろんネコはこの仕掛けをすぐに学習し、○印の扉しか開けないようになる。このときネコの学習記憶は脳の左半球にのみできているはずである。

そこでネコの右眼の目隠しをはずし、左眼を目隠しして扉の前に連れて行く。予想に反して、ネコは○印の扉のみを開け、×印の扉を開けようとしない。これは左脳半球の学習記憶が右脳半球にもコピーを作ったことを意味する。左右の脳半球のニューロン軸索は、脳梁《のうりょう》という構造で連絡しあっているので、この脳梁を介して学習記憶のコピーが反対側の脳半球にも作られるに違いない。

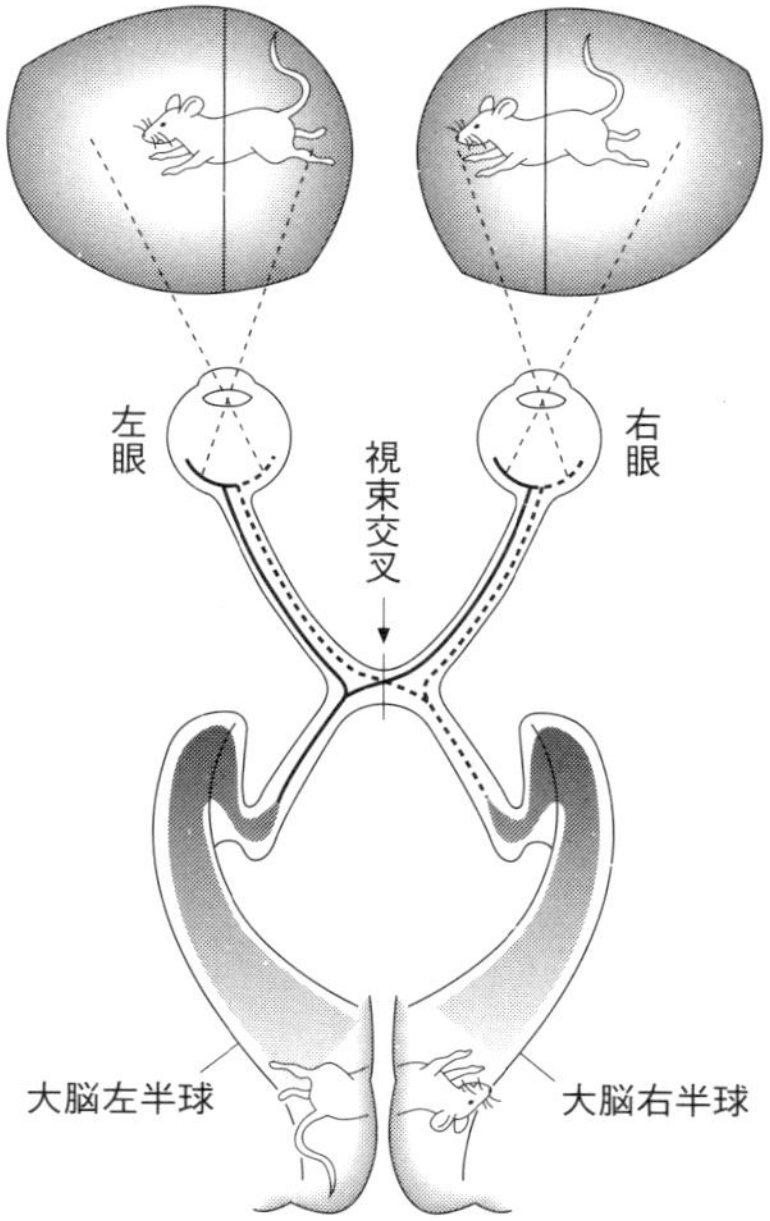

図6-11　ネコの網膜の右半分と左半分に映る像は、それぞれ大脳皮質視覚野の左半分と右半分に投射される

視交叉ばかりでなく脳梁も切断したネコで同様な実験をしたところ、今度は予想通りの結果が得られた。右眼を目隠しして学習させたネコは、左眼を目隠しすると、まったく学習記憶を持たないことがわかった。つまりこのネコが片眼で学習したことは、同じ側の脳半球がおぼえているのである。したがってこのネコに、右眼では○扉を開けると餌があり、左眼

では×扉を開ければ餌があるといったように、まったく反対のことを左右の脳半球におぼえさせることもできた。このように左右の眼で左右の脳半球に反対のことをおぼえさせた実験動物に両眼を開けて扉を見させると、あたかも一匹の動物の中に、性格の異なる二匹の動物が同居していがみ合うかのように、錯乱状態を示すという。

なお、学習をさせたあとに脳梁を切断する研究によって、ネコでは確かに脳梁の連絡により、左右脳半球に同じ記憶痕跡が作られることが確認されている。しかしサルやヒトでは、ある特定の記憶痕跡はどちらかの脳半球にのみ作られるらしい。

6-10 記憶のリボ核酸説

生体の有機物質とその変化を研究する生化学者は、記憶痕跡をどのように考えているであろうか。生物の体を構成するタンパク質はアミノ酸がつながってできている。体のすべてのタンパク質のアミノ酸組成の膨大な情報は、デオキシリボ核酸（ＤＮＡ）上の塩基配列に遺伝情報として保存されている。ＤＮＡは細菌などでは環状になって細胞質中に存在するが、より進化した生物では折りたたまれて、個々の細胞の核の中に存在する。

われわれが一生のうちに学習し経験する記憶の量は膨大である。またわれわれは学習した知識や技術をたえず再生して生活しているが、直接には社会生活の役に立たないささいな出来事の記憶もたくさん大脳に蓄えられている。このことは、はるか昔の幼友達に会ったりすると、その頃の出来事が一挙に思い出されることからわかる。物心ついてから毎日経験した出来事は、たとえ思い出すことがなくても、すべて記憶されている、という考えもある。いずれにせよ、われわれの大脳にはＤＮＡの遺伝情報と同じか、あるいはこれを凌ぐ量の情報が保存されているに違いない。

ところでＤＮＡは細胞核の外では存在しないが、ＤＮＡとよく似た構造を持つリボ核酸（ＲＮＡ）は、核内のＤＮＡの遺伝情報（タンパク質のアミノ酸配列）を写し取って核外に出て、細胞質で遺伝情報に従ってタンパク質を合成する。

したがって、細胞質中のＲＮＡ上の塩基配列が、ニューロンの電気インパルスなどによって変化し、このＲＮＡの塩基配列の変化が保存されるなら、ＲＮＡは記憶の貯蔵庫としての役割をはたすのに十分な容量を持っていると考えられる。

筆者の想像であるが、たとえば長いＲＮＡ分子が列をなして、あるニューロンの細胞膜の内側に密接して並んでいると仮定してみよう（図６－12）。このようなＲＮＡ上の隣り合った塩基が三個一組になって、記憶情報の素子となるとすれば、これらの素子を通過する電気インパルスの時系列がこれらの素子に記憶痕跡として保存される可能性がある。そして記憶の読み出しは記憶痕跡としての塩基の配列を電気インパルスがスキャンすることで達成されるのではないだろう

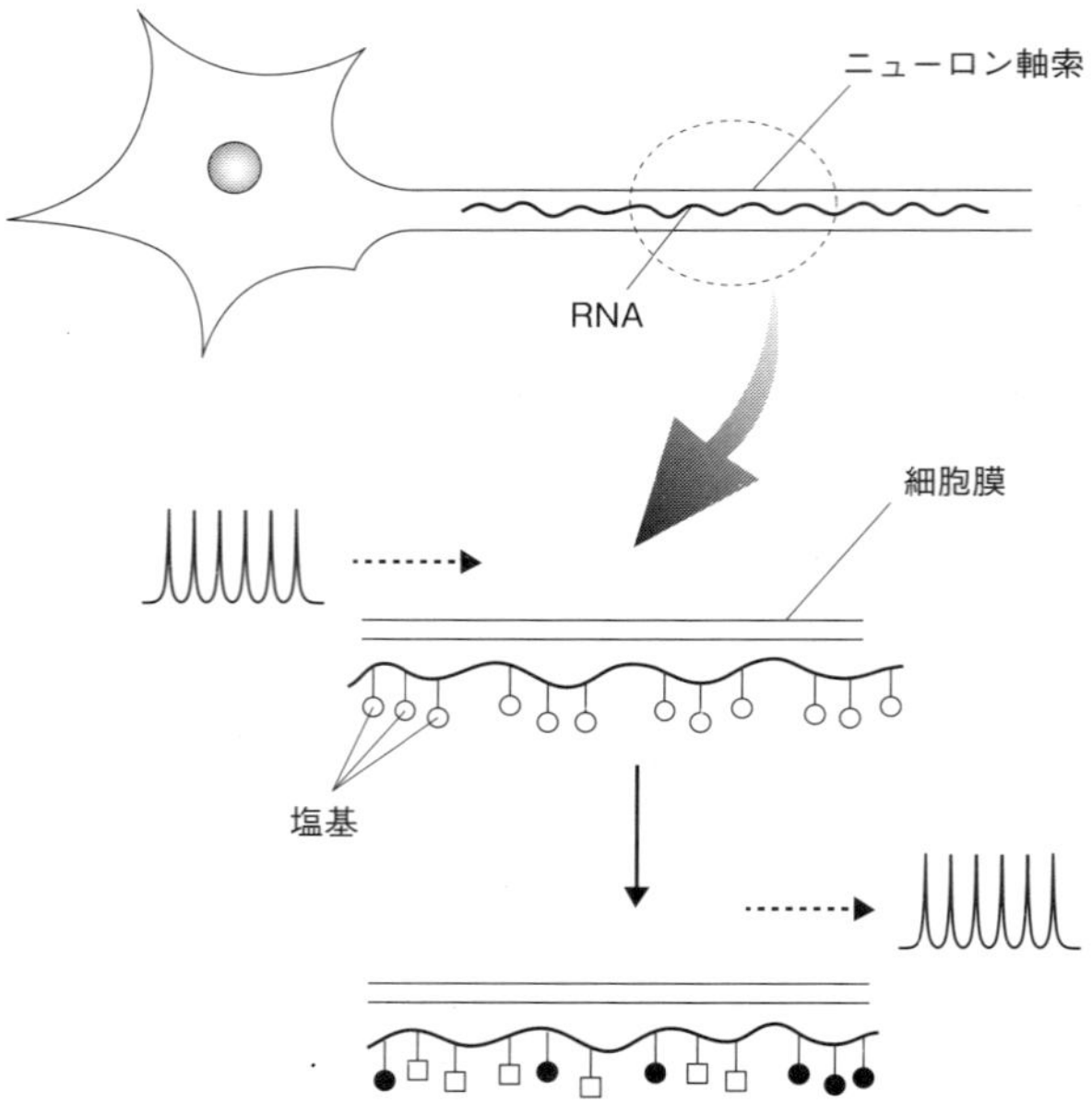

図6-12　ニューロン軸索を通過する電気インパルスがRNAの塩基配列の変化として記憶される想像図

か。もちろんこのような仮定の当否を確かめる手段は現在ないし、将来可能になるかもわからない。したがって、これ以上このような仮定を述べるのは差し控える。

記憶のＲＮＡ説を唱える研究者は少なくないが、彼らの提出する証拠は、みな荒っぽいものである。いくつかを簡単に説明しよう。まず水中に住む下等な無脊椎動物プラナリアは、電気ショックを与えると体を丸める。そこで光を照射してから電気ショックを与えることを繰り返すと、プラナリアは光を照射

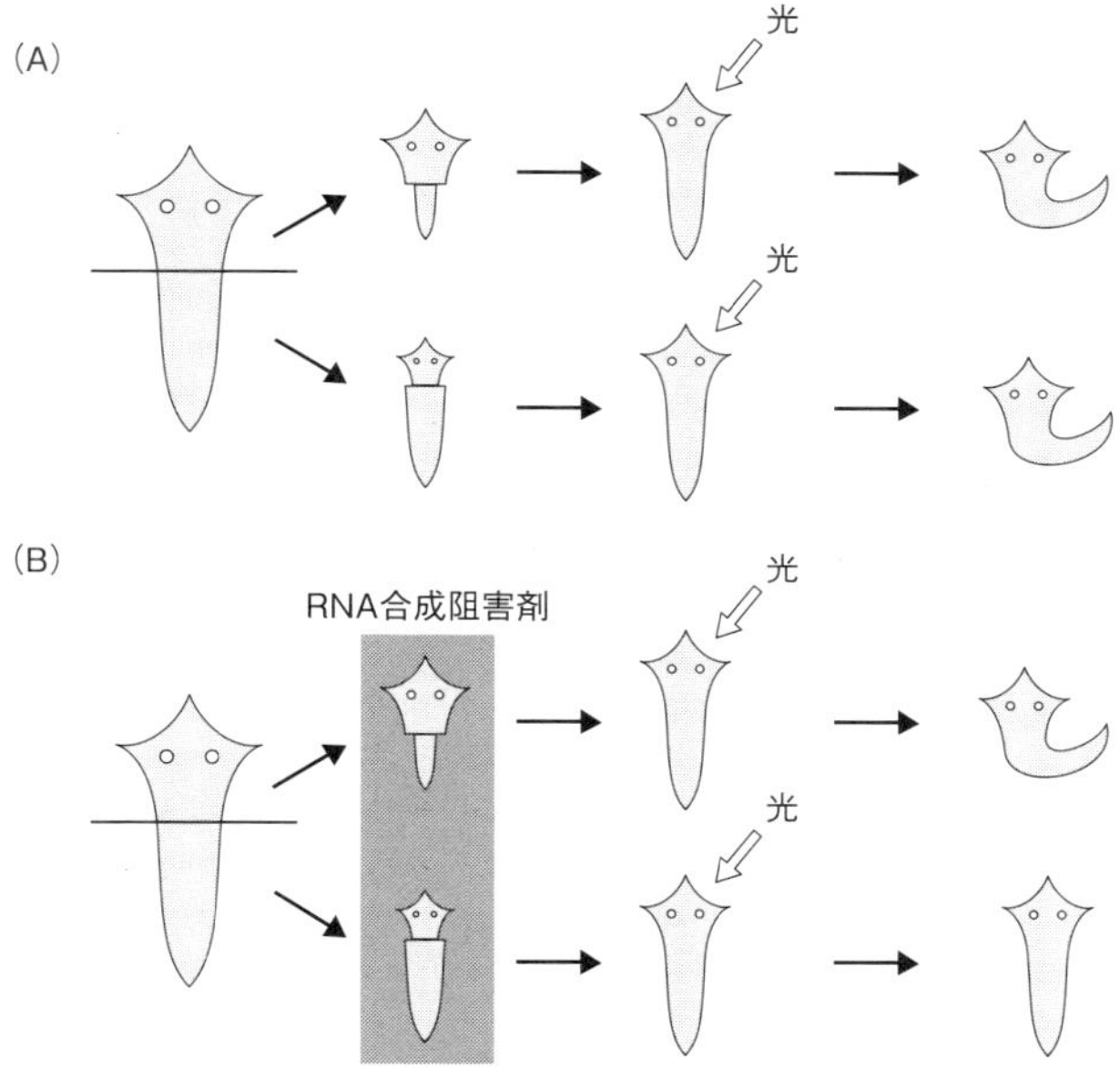

図6−13　プラナリアの光照射に対する条件反射の実験

したただけで体を丸めるようになる。つまり学習の結果、条件反射ができたことになる。プラナリアは二つに切断すると、頭側半分からは尾が、尾側半分からは頭が再生されて二匹のプラナリアになり、いずれも条件反射を示す（図６−13Ａ）。この再生中、実験液にＲＮＡ合成を阻害する酵素を入れておくと、頭部から再生したものは条件反射がみられたが、尾部から再生したものには条件反射がみられなかった（図６−13Ｂ）。この結果は、尾部から再生したプラナリアは新たに脳をつくり、ＲＮＡを合成しなければならないが、ＲＮＡ合成が阻害されるため、条件反射の記憶が失われたと説明された。

スウェーデンのヒデンらの研究はもっと実証的である。彼らはラットが餌にたどり着くため、細い綱の上を体の平衡を取りながら上っていかなければならない実験装置で、綱渡りの学習を行わせた。学習が成功したところでラットの脳を化学分析すると、ラットの平衡感覚を司るニューロン内のRNA量が増大すると共に、その塩基組成も変化することを見出した。さらに右利きのラットの左前肢に餌をとる動作を学習させると、やはり左前肢の運動を支配する大脳右半球のRNA量が増大し、その塩基組成も変化した。

これらの研究以外にも多くの報告があり、いずれも学習によりRNA量の変化と塩基組成の変化が見られるという。これらの研究結果はいずれもRNAが記憶物質であるという仮定と矛盾しないが、しかしRNAが記憶物質であるとも結論できない。なお、筆者が調べたかぎりでは、近年はこの「記憶のRNA説」に特筆するような進展はないようである。

6-11 記憶の貯蔵部位はどこか

本章の終わりに、医学と生理学の立場から見たヒトの大脳における記憶痕跡のできかたとその貯蔵部位についてどのくらい明らかになっているかを説明しよう。

すでに述べたペンフィールドの報告（図6-2）により脳の側頭葉が記憶の呼び出し口である

ことがわかる。側頭葉を片方切除しても患者に特に影響はないが、側頭葉を両側とも切除すると、患者は新たに経験する出来事を記憶できなくなり、三十分前の出来事もすっかり忘れてしまった。一方、この患者の古い記憶はそのまま残っていた。したがって側頭葉は体験した出来事を脳内の記憶貯蔵場所に運ぶ入り口でもあるらしい。

近年、側頭葉の内側にある海馬という構造が損傷すると、新しく経験した出来事が記憶できなくなることが、多数の症例から明らかになった。また海馬に隣接した扁桃核という構造も記憶に関わっているらしい（図6－14）。側頭葉と海馬は隣接しているので、両側の側頭葉除去で新しい記憶ができなくなった結果は、海馬の役割と矛盾しないように思われる。

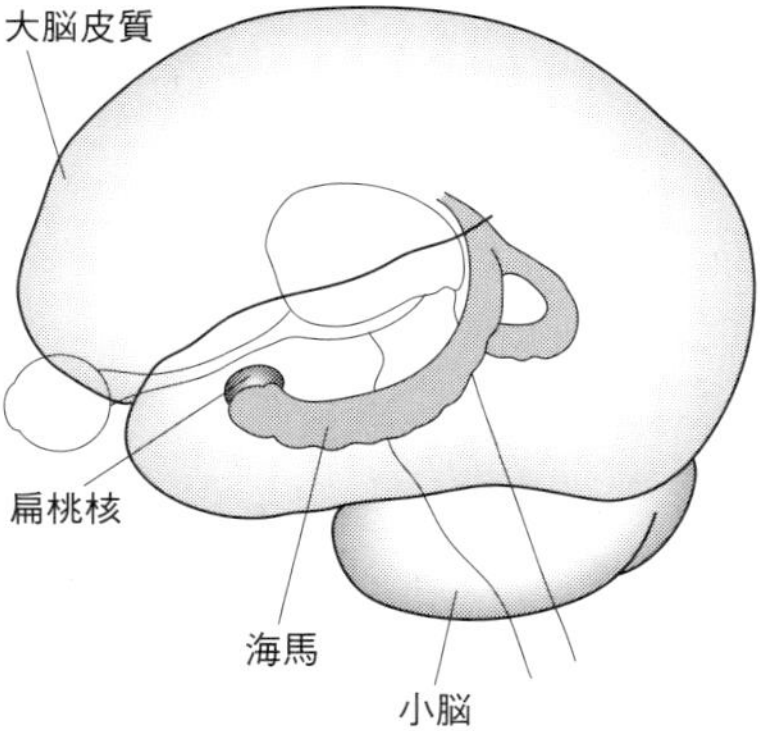

図6−14　ヒトの脳の海馬と扁桃核

本章の初めに説明した心理学者の記憶の定義とは異なり、生理学者は記憶を次の三段階に分けて考える。

（1）第一は作業記憶（working memory）で、たとえば電話をかけるとき、相手の電話番号を覚えてから電話機のボタンを押すときなどに用いられる。この作業記憶は電話がつながり、相手との会話が始まると忘れてしまうごく短時間のものである。

（2）第二は短期記憶（short-term memory）で、たとえば食料品をスーパーマーケットに買いに行くとき、買い物の品目を覚えてから出かけるときなどに使う記憶である。この記憶も数時間から数日で忘れてしまう。

（3）第三が長期記憶（long-term memory）で、心理学者が定義した記憶痕跡により大脳に保持される記憶である。

すでに説明したように、（1）と（2）の記憶は電気ショックによって消失する。この事実は、これらの記憶はまだ化学物質としては保存されておらず、ニューロン回路を伝わる電気インパルスの状態にあることを示唆する。この段階の記憶は、大脳内のニューロン回路を、シナプスを通過しながら巡っている電気インパルスの状態にあるのではなかろうか（図6－15）。

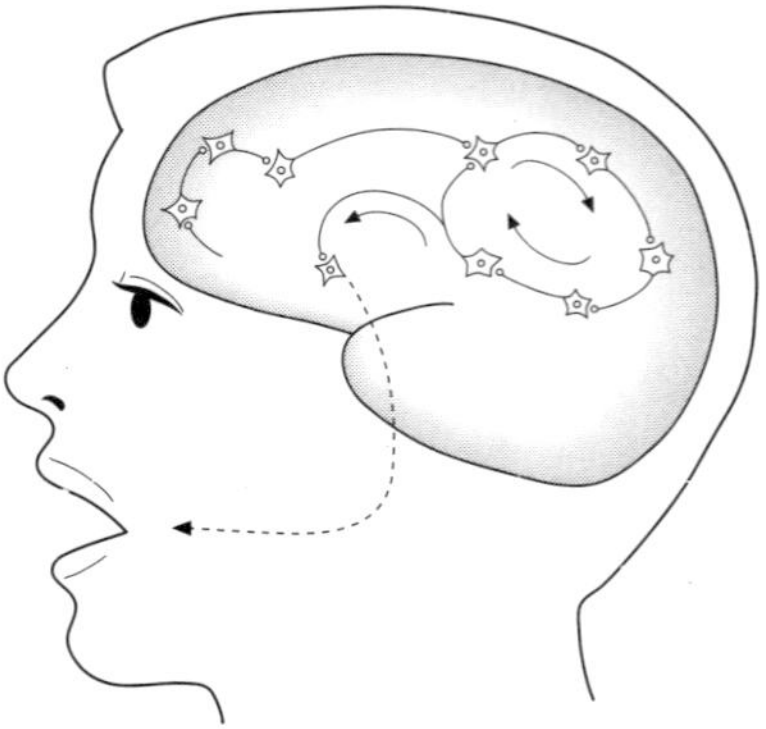

図6−15　大脳のニューロン回路を電気インパルスが巡っている状態

実際に、記憶痕跡をその貯蔵部位にしまい込む入り口と考えられている海馬には、大脳皮質連合野ニューロンからの軸索が投射している。この連合野は、大脳皮質に送られる種々の感覚情報を整理し、時系列に順序だてる働きがあると考えられている。おそらく海馬の電気活動は、体験した出来事のうちから記憶痕跡をつくるに適当なものを選びだし、時系列として記憶貯蔵部位に送り込んでいるのであろう。この過程には長い時間がかかり、この過程の途中で脳がショックや損傷を受ければ、記憶は失われる。

残念なことに、海馬から先の記憶痕跡の形成とその貯蔵過程については、まだ何もわかっていない。この未知の過程の解明には、息の長い忍耐を要する研究が不可欠であろう。第5章で述べたような、天才、セント＝ジェルジを怒らせた、研究に先立って「なにを、どこまで明らかにするか」を説明せねばならない研究費申請方式を抜本的に改めなければ、独創的な研究の芽は育たないであろう。

まとめ

記憶の研究に先鞭をつけたのは心理学者で、レミニセンスなどの興味深い事実が見出された。しかし記憶のメカニズムの分子レベルでの解明は、百五十億以上のニューロンからなる大脳ニューロンの複雑極まる回路網の壁に阻まれ、記憶の貯蔵部位さえまだ不明である。本章で述べたように、記憶がＲＮＡなどの生体高分子の構造に蓄えられているなら、これらの物質が蓄え得る膨大な遺伝情報量から類推して、記憶貯蔵部位はごく少数のニューロンで足りるのではなかろうか。また記憶がコピーを作る性質を考慮すれば、われわれがパーソナルコンピューターの情報をディスクやメモリーチップにいくらでも複製できるように、記憶は大脳内の至るところにコピーされて存在するのではないだろうか。この考えは、大脳がかなり広範囲に破壊されても、記憶痕跡が容易に失われないことからも裏づけられよう。

なお、本書を読まれる以前に、記憶のしくみの解説書を読まれたことのある読者は、本章の内容が新しい結果に欠けると感じられるかもしれない。しかし、この研究分野でこれまでに得られた結果を概観するという本章の目的から見ると、最近の研究は、悪く言えば「俗受け」をねらったような発表が目立ち、筆者の立場から見て記憶の核心にせまるようなものが見当たらないので、本書では取り上げなかったのである。ご了承いただければ幸いである。

第7章

人体の設計図の謎

鍵を握る細胞質

一般に人体の設計図はDNAに書かれていると解説されているが、これは誤りである。DNAの遺伝暗号にはタンパク質のアミノ酸配列が記されているのみで、いわば家を建てる際の建築材料リストにすぎないのである。この材料を組み立て、人体を構築するのは、母から子に伝えられる細胞の細胞質である。

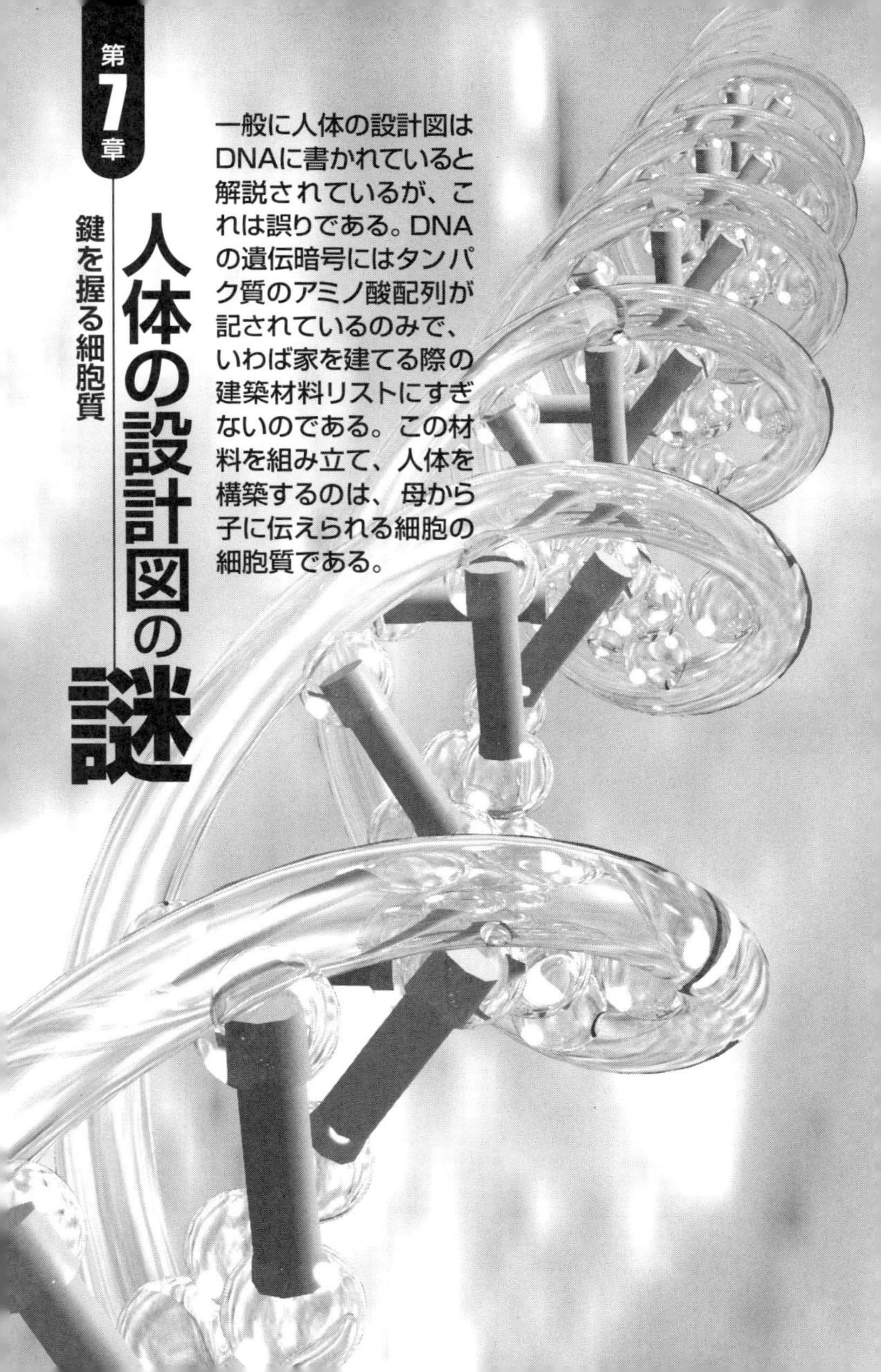

現代医学に残された謎について論議を続けてきた本書は、とうとう最後の七番目の謎にたどり着いた。本章で扱う人体の設計図の謎は、一九五三年、ケンブリッジ大学のキャベンディッシュ研究所でワトソンとクリックにより成し遂げられたデオキシリボ核酸（DNA）の二重螺旋構造の発見にはじまる。彼らの発見に続く一連の研究により、この分野の研究は当初誰も予想できなかった大発展を遂げた。その結果として起こったのは、DNA研究を中心とする生命科学研究計画の巨大化であり、さらにはこの分野の研究が国家を巻き込んでの熾烈な国際競争の原因となるまでに至った。

この分野の研究者は、「DNA上の遺伝暗号には人体の設計図が書かれており、この設計図の解読は将来、ヒトのあらゆる疾患の治癒につながる」と主張する。

しかし彼らの主張は多分に政治的なもので、明らかに誇張した言いかたである。生命科学全体の健全な発展のためには、真の人体の設計図が書かれている場所を研究し、解明しなければならない。

7-1 遺伝情報発現のセントラルドグマ

まず遺伝情報がタンパク質の合成として発現するしくみ（セントラルドグマとよばれている）をわかりやすく説明しておこう。

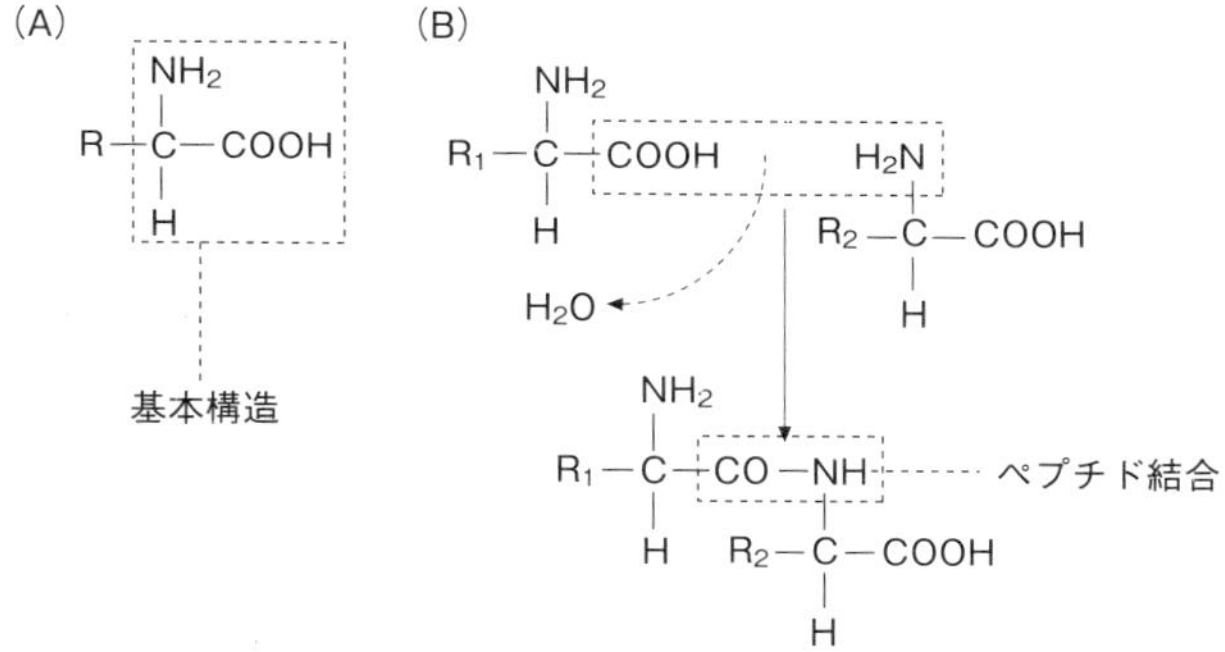

図7−1　(A) アミノ酸の基本構造、Rはアミノ酸の側鎖　(B) アミノ酸のペプチド結合

われわれの体はタンパク質、糖質、脂質などからできていて、タンパク質だけでできているのではないことを覚えておいていただきたい。タンパク質はアミノ酸がつながったもので、その大きさはさまざまである。大きなタンパク質はアミノ酸が数百個以上もつながっている。すべてのアミノ酸に共通な基本構造は、一個の炭素原子（C）の周りに、アミノ基（NH_2－）、カルボキシ基（COOH－）および水素原子（H）が結合したもので、この基本構造の中心のCには、さらに側鎖とよばれる化合物（R）が結合してアミノ酸分子を形成している（図7－1A）。天然のアミノ酸の側鎖は二十種類しかないので、アミノ酸の種類も二十種類である。

アミノ酸のNH_2－と、他のアミノ酸のCOOH－とが水H_2Oを失って作る結合（－CONH－）をペプチド結合という。アミノ酸は互いにペプチド結合を作って長くつながっていく（図7－1B）。天然のアミノ酸はわずか二十種類しかないが、これらのつながる数と組み合わせによって天文学的な種類のタンパク質ができる。

細胞核内にあるＤＮＡはヌクレオチドという化合物がつながってできた長い鎖（図７－２Ａ）が二本螺旋状に絡み合ったものである（図７－２Ｂ）。遺伝暗号は、この鎖状ＤＮＡに沿って個々のヌクレオチドと結合する四種類の塩基という物質、アデニン（Ａ）、グアニン（Ｇ）、チミン（Ｔ）、シトシン（Ｃ）が担っている。ＤＮＡ鎖の二重螺旋では、一方の鎖のＡ、Ｇ、Ｔ、Ｃは、それぞれ他方の鎖のＴ、Ｃ、Ａ、Ｇと向き合って結合している（図７－２Ｂ）。この結果、二本のＤＮＡ鎖の塩基配列は方向が互いに反対になっている。細胞分裂の際、ＤＮＡの二本の鎖が分かれてそれぞれ分裂後の二つの細胞の核に入った後、自身の塩基配列と反対方向の塩基配列を持つ相手の鎖を作って二重螺旋構造に戻る。つまり核内のＤＮＡ鎖の二重螺旋構造は、細胞分裂の際に遺伝情報を複製するためのものである。ここでは単に遺伝暗号の性質を考えるので、一本のＤＮＡ鎖上の塩基の配列に注目すればよい。

塩基は四種類あるので、二個の隣り合った塩基の順列の組み合わせは４×４＝16で、アミノ酸の種類二十を指定するには不足している。しかし三個の塩基の組み合わせなら４×４×４＝64で、アミノ酸の種類を指定するのに十分である。実際にアミノ酸の種類は三個の塩基が一組となって指定することがわかっている。つまりＤＮＡ上の暗号単位は三個の塩基なのであり、ＤＮＡの暗

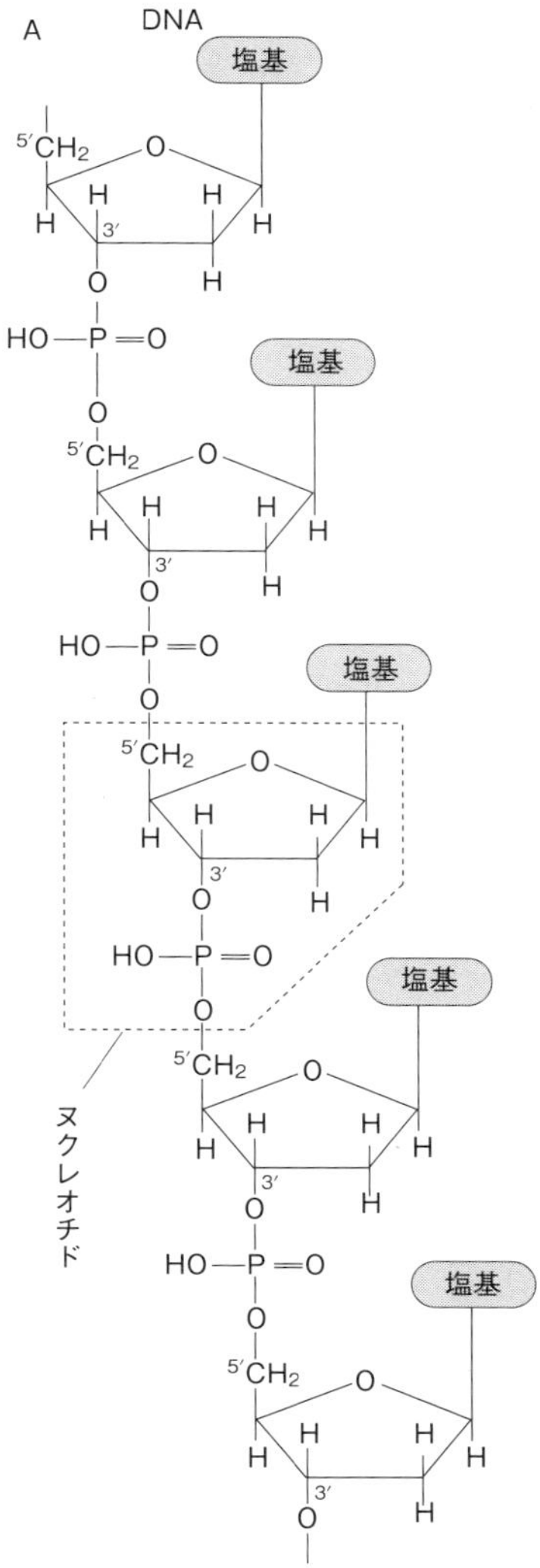

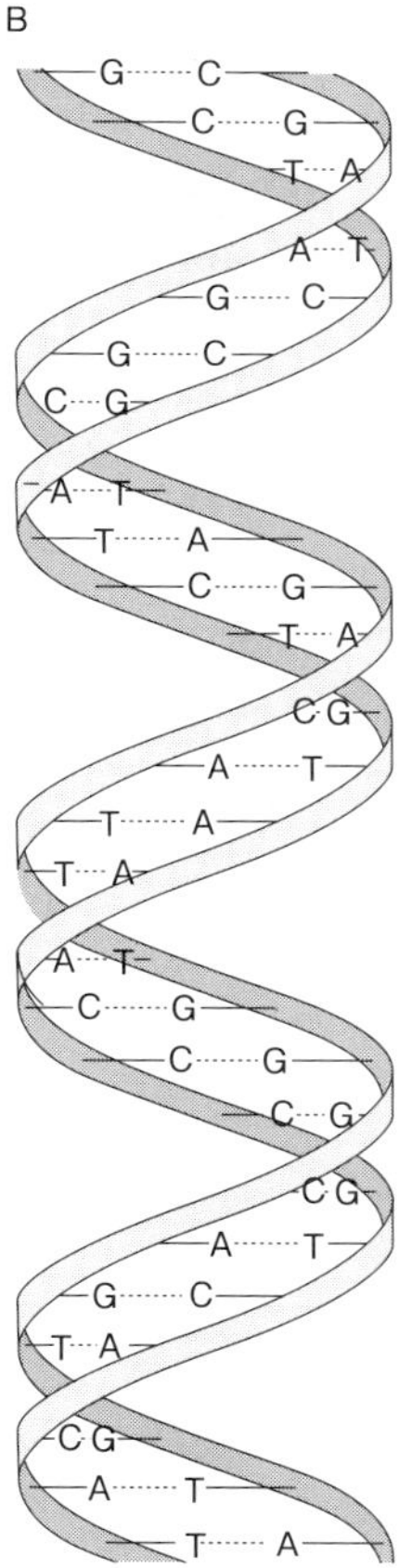

図7-2　(A) ヌクレオチドが繋がったDNA鎖。個々のヌクレオチドに塩基が結合している.
(B) 二本のDNA鎖による二重螺旋

号は六十四個の符号（コドンという）からなっている。

したがってアミノ酸の種類を指定する暗号は、個々のアミノ酸に対していくつかの重複がある。また、遺伝暗号を読み取るとき、読み取り開始を指示する開始コドンと、読み取り終了を指示する終止コドンがある。

DNAは細胞核内に留まっているので、遺伝暗号も核内にしまい込まれており、このままでは用をなさない。したがってDNAの遺伝暗号を写し取って核の外に運び出すしくみが必要である。この役割を果たすのは、DNAとよく似た構造をもつリボ核酸（RNA）である。このRNAはDNAの暗号を核の外の細胞質に伝えるので、伝令RNA（mRNA）という。このmRNAが写し取った遺伝暗号からタンパク質が作られる。つまりDNA遺伝情報の発現とは、遺伝暗号の指定するタンパク質が細胞質で作られることで、これ以上でもこれ以下でもないのである。このしくみはすべての生物に共通なので、セントラルドグマ（中心的教義）とよばれる。やや宗教的、教条的な意味を帯びた言葉である。

7-2 遺伝暗号によるタンパク質の合成

核内のDNA上の遺伝暗号、つまりタンパク質のアミノ酸配列は個々のタンパク質ごとにmRNAによって写し取られる（転写されるという）。たとえば百個のアミノ酸からなるタンパク質は百個のコドン（三百個の塩基）で指定されるので、mRNAはこれらの塩基列をカバーする長さを持たねばならない。図7－3に示すように、まずmRNAはDNAに寄り添って、タンパク質のアミノ酸配列を指定するDNA上の塩基配列を、やはり塩基配列の形で転写する。ついでこのmRNAは核の穴を通って細胞質中に出て、リボソームというダルマのような形をした構造と結合する。細胞質中には多数のリボソームと、タンパク質合成の材料となる個々のアミノ酸が群がっている。アミノ酸の多くは、転移RNA（tRNA）という小さなRNA分子と結合している。これらのtRNAは、それぞれ結合しているアミノ酸の種類を示すコドンを持っている。

まずmRNAは、タンパク質の最初のアミノ酸を指定するコドン（コドン1）のところでリボソームと結合する（図7－4）。ここで読者の理解を容易にするため、mRNA上の個々のコドンを形成する三個の塩基を、形の異なる三個の突起で表すことにする。同様にtRNAのコドンも三個の突起で表すことにする。この場合、両者のコドンが一致するのは、ジグソーパズルのように突起どうしがかみ合うことで表現する。

リボソームと結合しているmRNAのコドン1のところに、この突起とかみ合うtRNA（tRNA1）がやってきてmRNA上のコドン1と結合する（図7－4A）。するとリボソームは、mRNAに沿ってコドン2のところに移動し（図7－4B）、コドン2の指定するアミノ酸を運んできたtRNA2がコドン2と結合する（図7－4C）。このとき、tRNA1からアミ

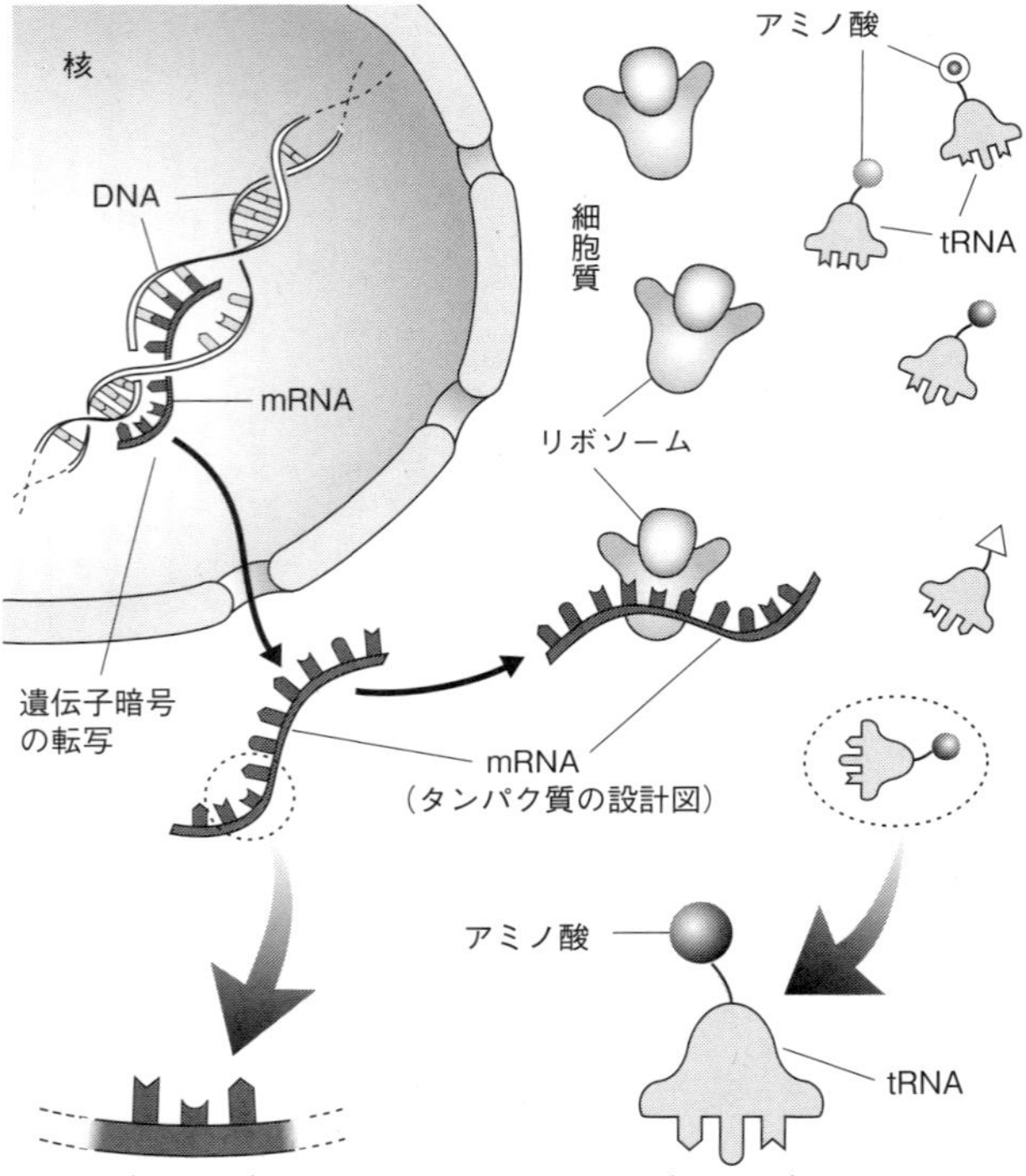

図7-3　DNAの遺伝暗号を転写したmRNAは核外に出てリボソームと結合する。リボソームの周りには個々のアミノ酸と結合したtRNAが群がっている

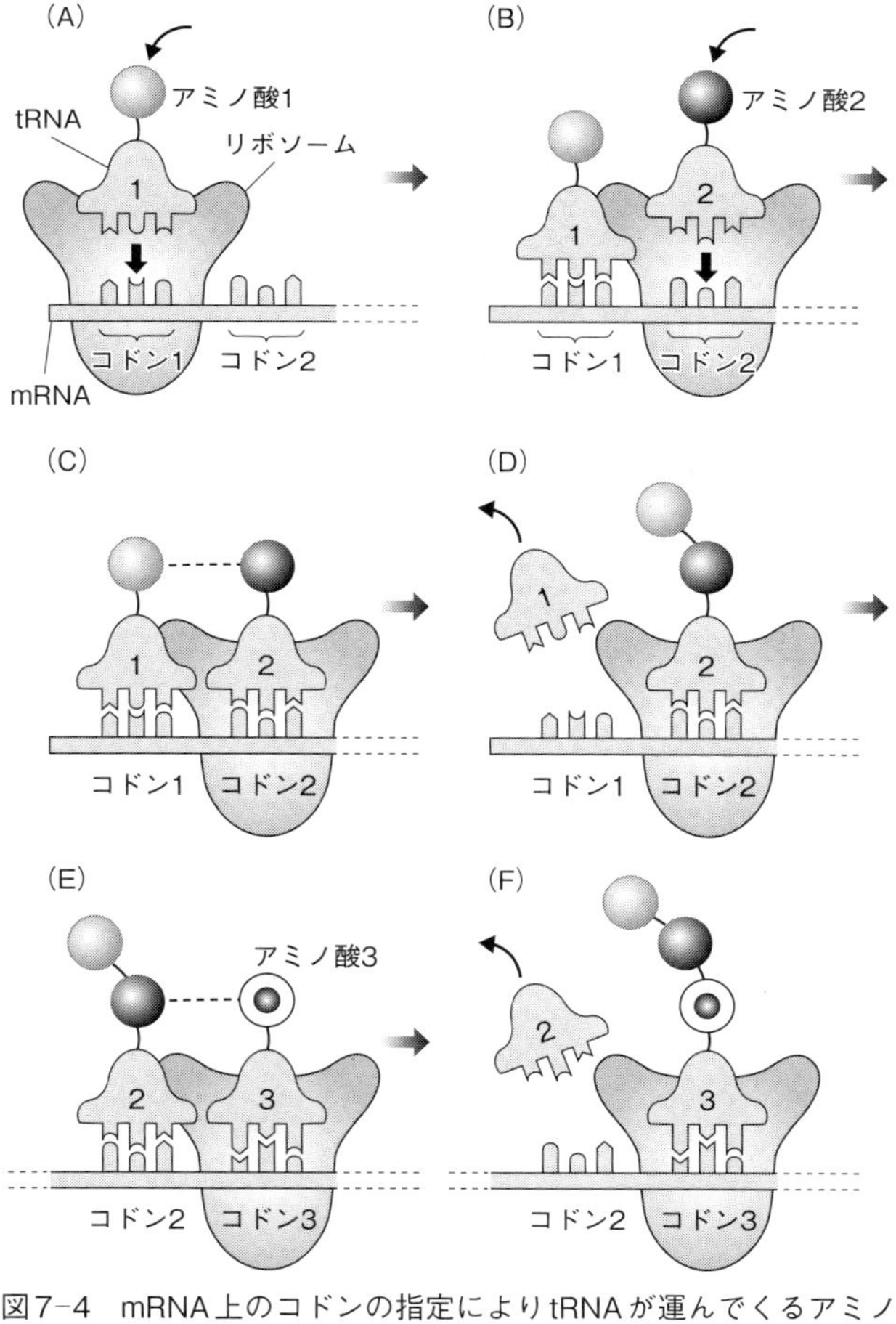

図7-4　mRNA上のコドンの指定によりtRNAが運んでくるアミノ酸がリボソーム中でつながっていく過程

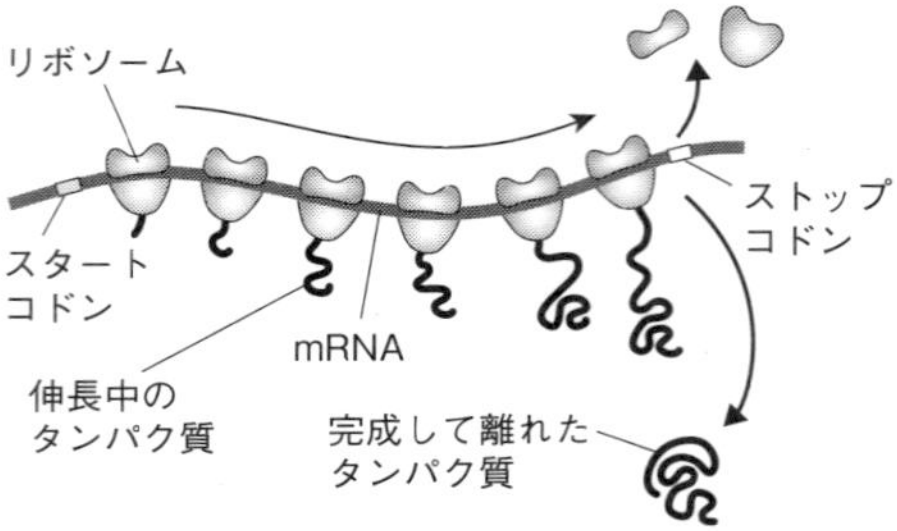

図7–5　リボソームにおけるタンパク質合成の様子

ノ酸が離れて、tRNA2のアミノ酸と結合し、同時にtRNA1はmRNAから離れてゆく（図7－4D）。するとリボソームは、mRNAのコドン3のところに移動し、コドン3の指定するアミノ酸をはこんできたtRNA3がコドン3と結合する（図7－4E）。するとtRNA2のアミノ酸は離れて、tRNA3のアミノ酸と結合し、tRNA2はmRNAから離れてゆく（図7－4F）。このような過程が繰り返され、アミノ酸が一個新たに結合するごとに、リボソームはmRNAに沿ってコドン一つ分ずつ移動していき、タンパク質はリボソームに結合したまま紐状に長く伸びていくのである。このようなタンパク質合成が盛んに行われているとき、一本のmRNAに多数のリボソームが結合し、列をなして動いている（図7－5）。

このようにしてリボソームがmRNAのストップコドンまで来ると、タンパク質ができ上がり、リボソームから離れて細胞質中に出ていく。

このようにリボソームは、mRNAがDNAから写し取ってきた暗号をもとにしてタンパク質を合成するタンパク質製造工場なのである。この場合、mRNAはタンパク質の設計図をDNA

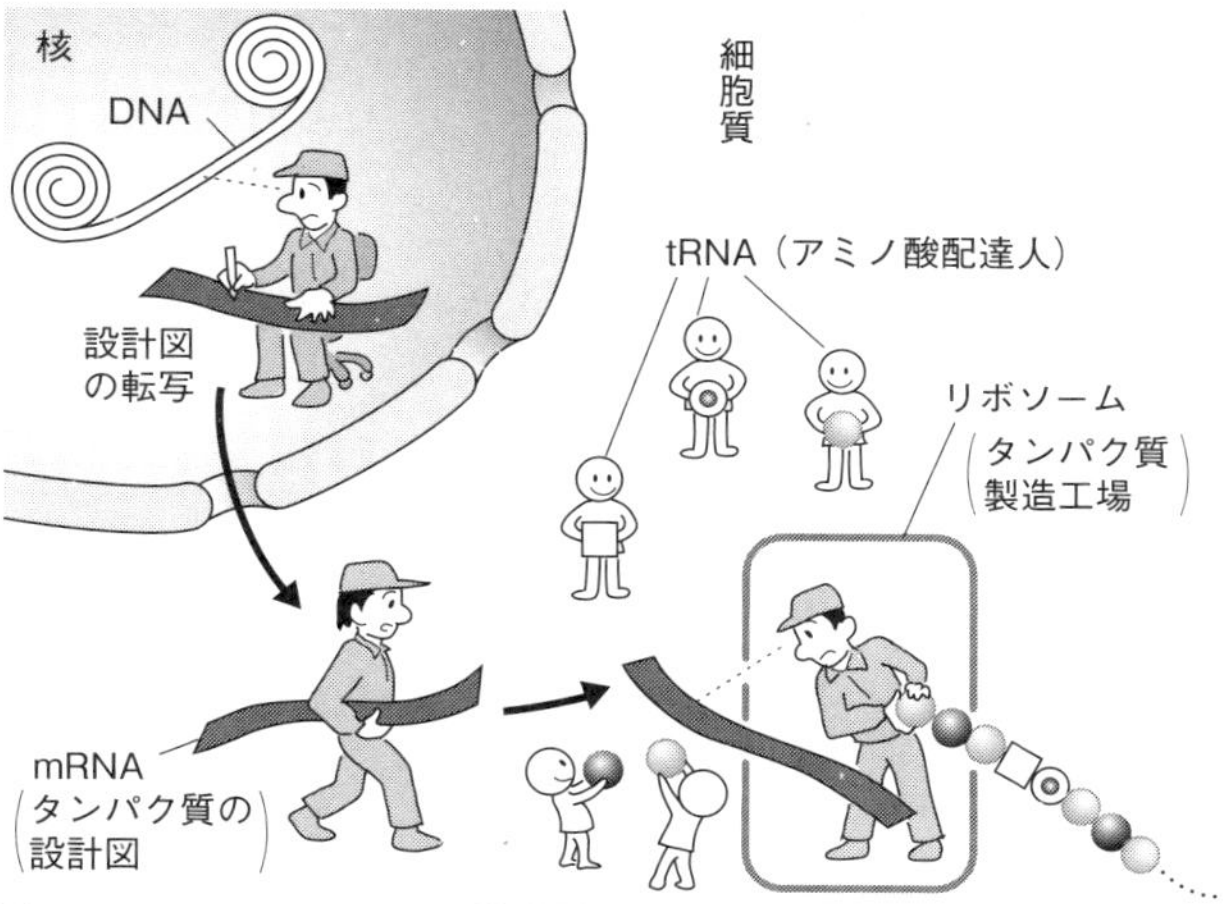

図7−6　DNAのタンパク質設計図がmRNAによって写し取られ、タンパク質製造工場（リボソーム）で、この設計図に従ってアミノ酸がつなげられていく

から写し取り、工場に持ってきた技師に譬えられる。工場ではこの設計図に従って、tRNAによって納入される部品（アミノ酸）を正しい順序でつないでタンパク質を作ってゆく。以上のしくみを擬人化してまとめたのが図7−6である。

7-3　トレーニングによるタンパク質合成の促進

mRNAがDNA暗号を転写する働きは、条件によって促進されたり、逆に抑制されたりする。この現象が最もよく知られているのは、第5章で説明したアクチン、ミオシンなどの筋肉の収縮性タンパク質が合成される際の、運動トレーニングによる促進である。

運動選手が身体運動のトレーニングを毎日続けると、身体運動でよく活動する筋肉が発達して太くなり、より強い力を出すようになる。これがよく知られているトレーニング効果である。この効果は、毎日運動を続けることにより、運動に使われる筋肉の収縮性タンパク質、アクチンやミオシンなどの合成が盛んになるためである。このしくみのあらましを説明しよう。

筋肉が頻繁に活動すると、以下の変化が起こる。

（1）筋肉収縮のエネルギー源であるＡＴＰがＡＤＰと無機リン酸Piに分解される。したがってＡＴＰの分解産物ＡＤＰとPiが筋肉に蓄積する。

（2）筋肉の収縮は筋線維のミクロな損傷を起こす。この結果、筋線維に開いたミクロな傷口から侵入した細菌に対抗する免疫物質が産生される。

（3）筋肉の発生する張力が原因となって、いろいろな反応（たとえばあるタンパク質のリン酸化など）が起こり、その反応生成物が蓄積する。

これらの変化は筋線維内に一連の化学反応を引き起こす。これをカスケード反応という。カスケード反応により最終的に作られるのは、転写促進因子とよばれるタンパク質である。この反応により筋線維中に転写促進因子が現れ始めるのは、運動をはじめてからわずか一時間くらいである。なお、この転写促進因子もＤＮＡの遺伝暗号から作られるタンパク質である。

この転写促進因子は筋線維の核の中に入り込み、ｍＲＮＡによるＤＮＡ上のアクチン、ミオシンなどの収縮性タンパク質の遺伝暗号の転写を促進する。暗号を転写したmRNAは核外に出てリボソームと結合し、アクチン、ミオシンなどの収縮性タンパク質の合成を盛んに行うのである。このしくみを模式的に図7－7に示す。

なお、この転写促進因子の構造が変化すると、癌を引き起こす癌遺伝子になる。転写促進因子には多数の種類があり、それぞれ特定のタンパク質の遺伝暗号の転写を促進し、組織や細胞の増殖に不可欠なものである。しかしこれらの構造がウイルスなどの作用により変化すると、特定の組織を無制限に増殖させるようになる。これが癌にほかならない。

7-4 タンパク質から細胞構造を組み立てるしくみの謎

以上説明したようにDNAの遺伝暗号によってさまざまなタンパク質が作られるが、これらのタンパク質はリボソームから細胞質の中にいわば放り出されるのである（図7－5参照）。これはちょうど、家を建てるためのさまざまな建設資材、たとえば木材、壁材、屋根瓦などが、DNAの指示に従ってリボソームで作られ、建築現場に積み上げられたような状態である（図7－8）。では、これらの資材を用いて家を建てる大工はどこにいるのであろうか。また、この家の設計図はどこにあるのであろうか。

「人体の設計図はDNAの遺伝暗号として書かれている」という、いわば誇張された考えを鵜呑

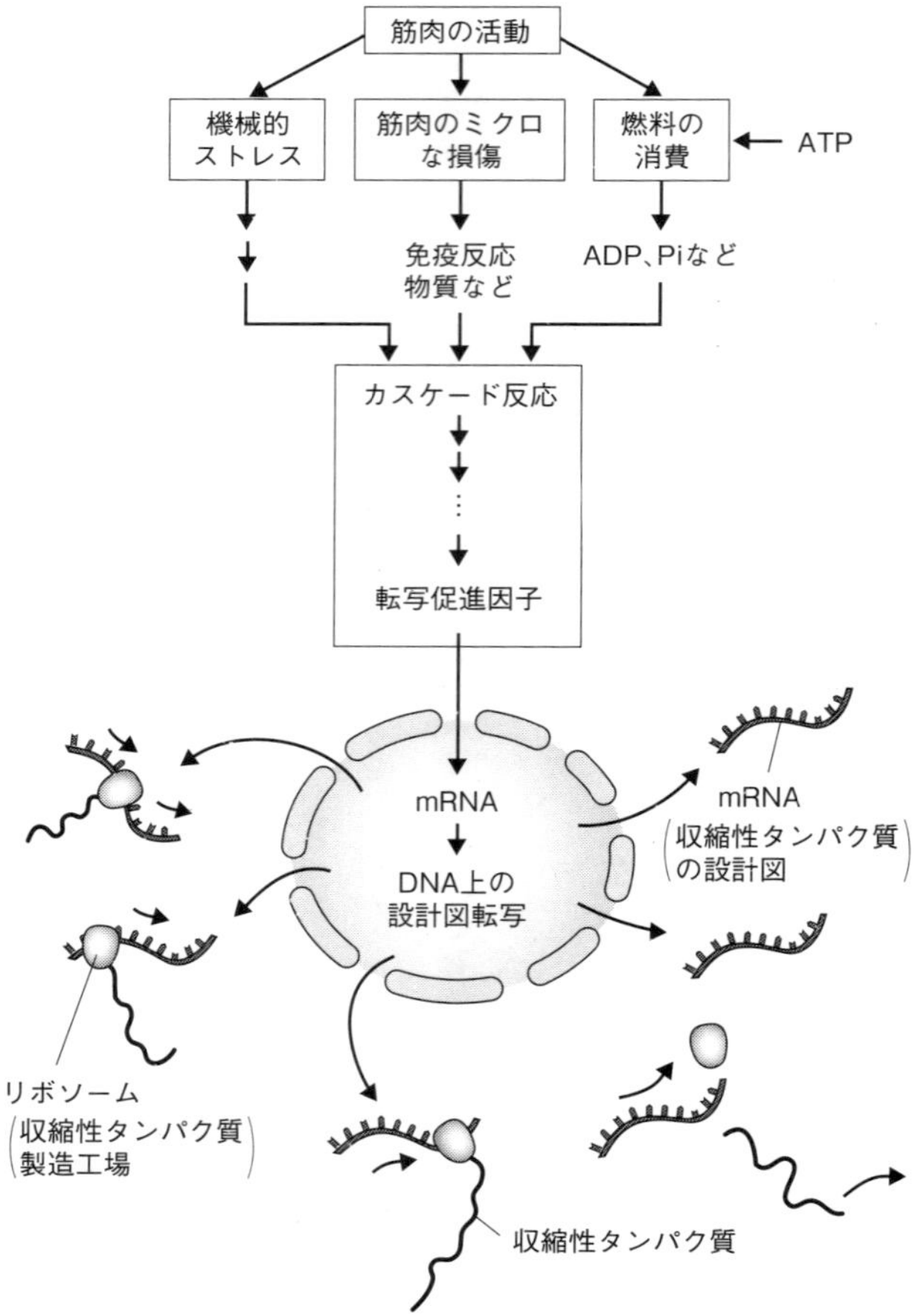

図7-7　筋肉の活動が収縮性タンパク質の合成を促進するしくみ

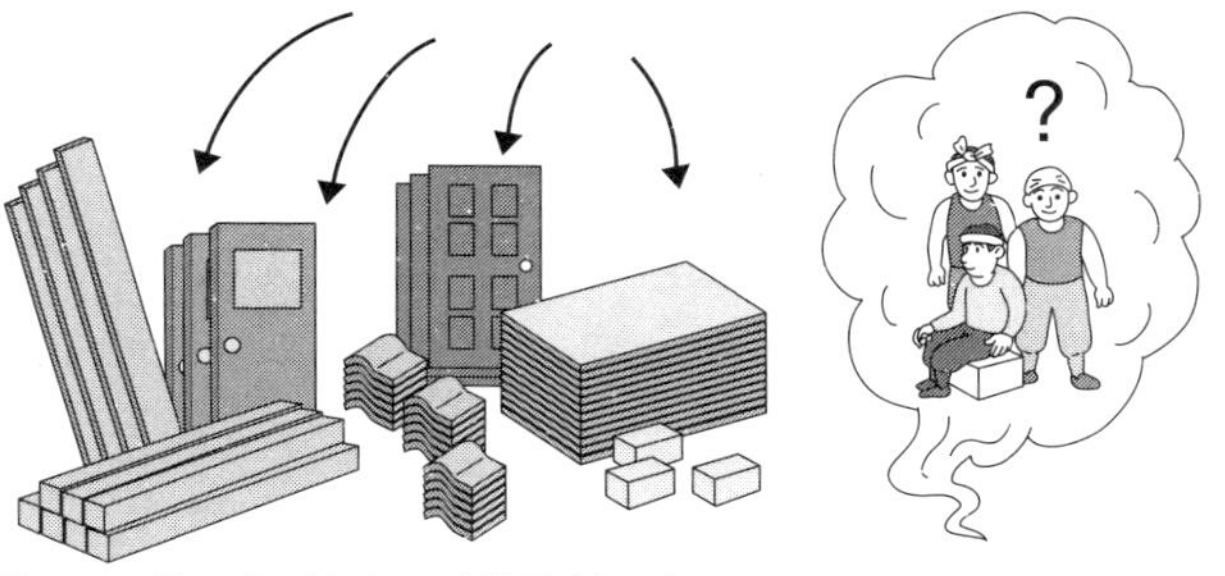

図7−8　積み上げられた建築資材。大工はどこにいる？

みにしている人々から見れば驚くべきことに、この疑問に対しセントラルドグマは何も答えてくれないのである。

これらの疑問をより具体的に説明するため、これも第5章で説明した筋肉の構造を例にとって考えてみよう。収縮性タンパク質、ミオシンは頭部と尾部からなる線維状のタンパクである。しかしＤＮＡの暗号で指示されているのは、単にアミノ酸のつながる順序だけである。これをタンパク質の一次構造という。どんなに大きなタンパク質でも、リボソームで産み落とされた直後はアミノ酸からなる一本の鎖状の化合物（ポリペプチド鎖）にすぎない。

実際にはタンパク質は、いつまでも一本の鎖のままでいるのではなく、それを構成するアミノ酸の側鎖の性質に従って、いろいろな部分ごとにまとまった規則的な構造をとる。これらの構造をタンパク質の二次構造という。二次構造の主なものにはα螺旋とβシートがある。α螺旋は一本のポリペプチド鎖が螺旋状に巻いたものである（図7−9A）。βシートは二本のポ

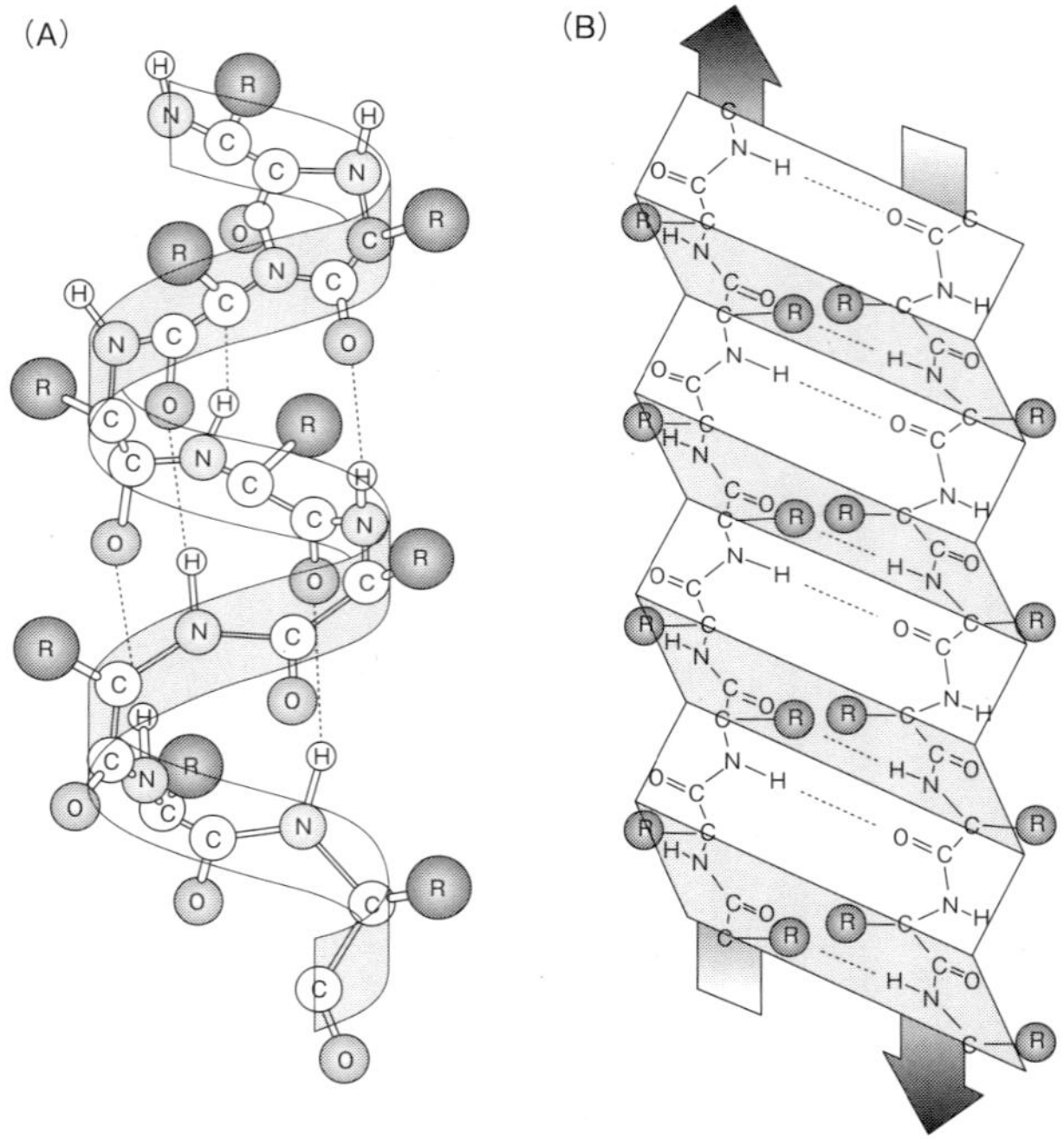

図7–9　タンパク質分子の二次構造。(A)　α螺旋、(B)　βシート。図中のRはアミノ酸の側鎖

リペプチド鎖が互いに逆向きに平行に並んでシート状になったものである（図7－9B）。

α螺旋、βシートなどの二次構造は、さらに複雑につながってさまざまな立体構造をとるようになる。これをタンパク質の三次構造という。三次構造の例として、収縮性タンパク質、アクチン分子の立体構造を図7－10に示す。

α螺旋構造やβシート構造が複雑にポリペプチ

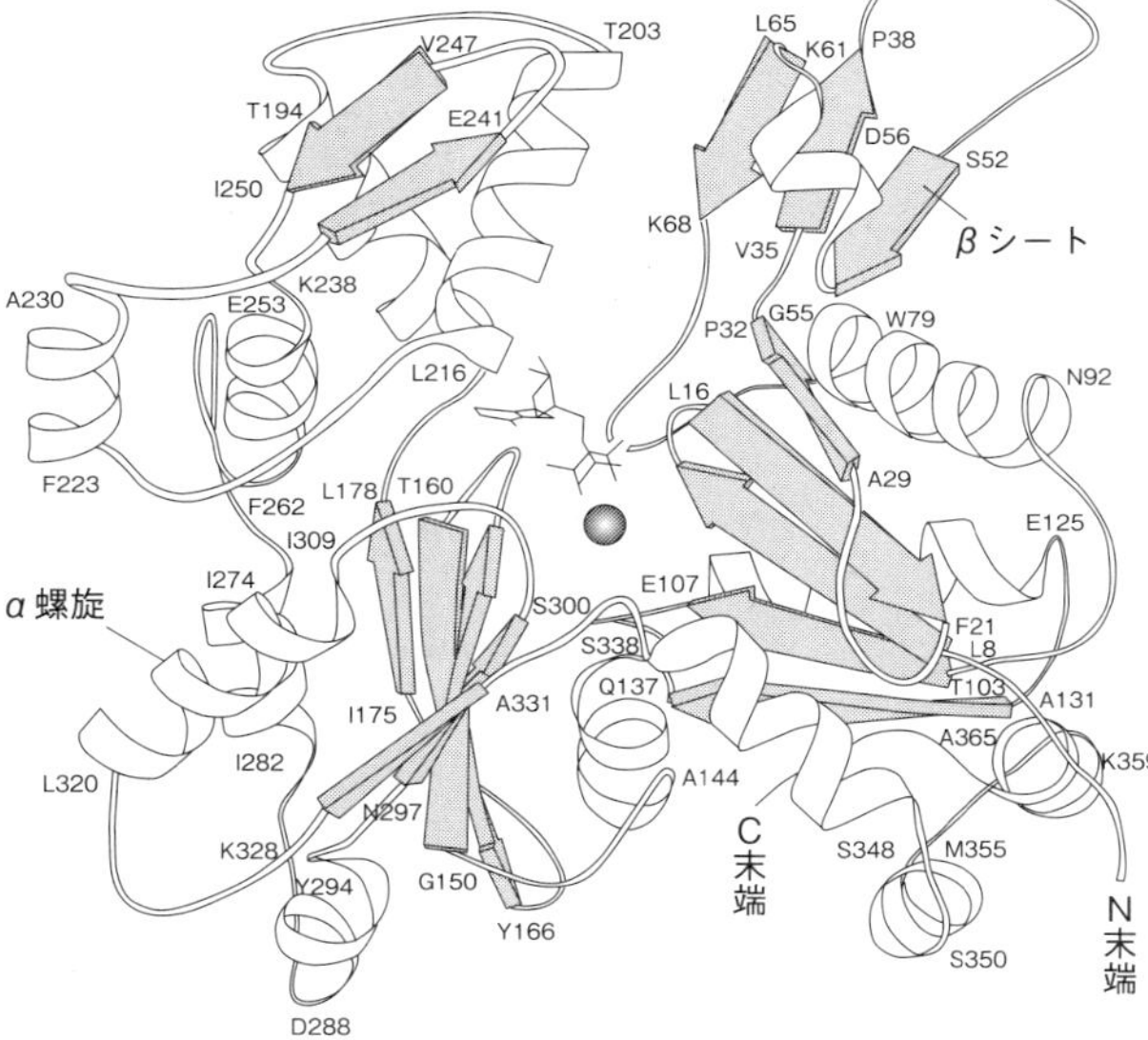

図7-10　アクチン分子の立体構造

ド鎖でつながって、ほぼ球状のアクチン分子を形成していることがわかる。なお、いくら複雑に折りたたまれていても、タンパク質は一本の鎖なので、一方の端にはアミノ基（NH_2－）が、他方の端にはカルボキシル基（COOH－）がある。これらをそれぞれタンパク質のN末端とC末端という。

なお、タンパク質分子の一次構造が折りたたまれ、各部に二次構造ができ、さらにこれらがまとまって、立体的三次構造を形成するしくみには法則性があると考えられている。このタンパク質の折りたたみのメカニズムを研究する分野（プロテイン・フォールディングという）は米国で盛んであるが、タンパク質分子の一次構造からその三次構造を正確に予測することはまだ困難である。しかし、リボソームから産み落とされたタンパク質はそれ自身の構造にもとづく法則性により、一本の鎖の状態からスタートして規則的な立体構造をとるようになることは広く信じられている。ここまではＤＮＡの遺伝暗号によって決定される領域と考えてよい。

火傷などによる温度上昇はタンパク質立体構造を変化させる。これを熱によるタンパク質の変性という。われわれが肉を焼いてステーキとして食べるのは、タンパク質を変性させて食べやすくしているのである。

自然の状態で火傷をすると、これにより変化したタンパク質の立体構造を修復しその機能を回復させるタンパク質が現れる。このようなタンパク質を熱ショックタンパク質という。また、火傷以外の原因で変性したタンパク質の立体構造を修復するタンパク質も知られており、シャペロンとよばれる。つまりＤＮＡの遺伝暗号には、このような修理屋（あるいは品質管理屋）の役を果たすタンパク質も含まれているのである。しかし逆に見れば、ＤＮＡがとことんめんどうを見ているのは、個々のタンパク質の立体構造までであるといえよう。

一方、タンパク質の折りたたみによって立体構造を獲得したアクチン分子とミオシン分子はさらに集まって、それぞれアクチンフィラメントとミオシンフィラメントを形成する。これをタンパク質の四次構造という（第5章、図5－18参照）。筋肉から化学操作で取り出されたアクチン分子とミオシン分子は、適当な条件下で集まって、それぞれアクチンフィラメントとミオシンフィラメント、つまり四次構造を形成する。しかしこのような試験管中でできるフィラメントは、長さや太さが著しく不揃いである。

筋線維中では、長さの揃ったミオシンフィラメントが整然と並んでおり、さらにアクチンフィラメントと共に規則的な筋フィラメント立体格子をつくっている（第5章参照）。このようにミオシン分子が高度に規則的な立体構造に組み込まれてゆくには、何段階もの未知の過程と未知の因子が必要である。しかし、セントラルドグマはこれらの疑問について何も答えてくれない。繰り返して言うように、このドグマは、家屋の部品、つまり建材が建築現場に積み上げられた時点で終わっており、家屋の建築については何の説明もないのである。

7-5　ヒトゲノムの解読計画

ある生物がDNAに蓄えている遺伝暗号（遺伝情報）全体をゲノムという。近年、長大なDNA分子上の塩基配列を決定する技術が進歩すると共に、ヒトのゲノムを解読しようという動きが世界各国で盛んになった。いろいろな政治的な思惑がからんで紆余曲折を経た後、ヒトゲノム解読計画が世界各国の協力の形をとってぎくしゃくしながら進められ、ついに二〇〇三年に完全解読に成功したとして、各国でセレモニーの演出と共に発表された。

しかしこの表現には誇張があり、実際に達成されたのはヒトゲノムの塩基配列の決定にすぎない。この塩基配列が含むすべての遺伝情報の内容が明らかにされて、はじめて「解読」という表現が許されるのである。

ヒトのＤＮＡ上の塩基数は約三十億である。しかしこの塩基配列には、実際にタンパク質のアミノ酸を指定するコーディング領域（エクソンともいう）と、アミノ酸を指定しない無意味なノンコーディング領域（イントロンともいう）とがある。遺伝的に意味のあるエクソン領域の多くは、長いイントロン領域によって隔てられている。

したがって最近では、ヒトゲノムが含むタンパク質分子の情報はわずか二万五千にすぎないと見積もられている。つまりＤＮＡに書かれているタンパク質の遺伝情報は、わずか二万五千種類にすぎないことになる。

実際の人体はこれよりはるかに多数の、異なった有機物質から構成されている。また体内のタンパク質の過半数は糖類と結合した糖タンパクである。しかし糖類の遺伝情報はＤＮＡには書かれていない。さらに生体にとって最も重要な細胞膜の主成分は脂質であるが、この遺伝情報もＤＮＡに存在しない。

細胞膜は細胞分裂の際、文字通り分裂して新しい細胞に伝わるので、ＤＮＡの出番はない。多くの細胞質中の成分も同様である。これらの事実から考えて、DNAに人体の設計図があるという表現がまったくの誇張であることがわかる。

なお、体内の糖類（糖質）と脂質はもっぱら食物から摂取される。この際、これらの栄養素は消化酵素により分解、吸収されたのち体内でまた元通り合成酵素により合成される。しかしこれらの酵素は、単に体に必要な、外部ですでに作られた物質を、体内に取り入れる役割を果たすのみである。これを建物の建築現場に譬えれば、これらの酵素は外部に発注した部品がトラックで届けられると、この荷物を降ろし、建築現場に積み上げる役を果たしているにすぎない。体内に取り込まれた脂質は、DNAとは無関係に保持されている細胞膜の構造に組み込まれてゆくのである。

ヒトゲノム解読計画は、結果的に純学問の世界に政治を持ち込み、その結果、国家政策としての巨大科学を誕生させた。この巨大科学研究計画では必然的に、社会の利益につながるようなプロジェクトが優先され、何年も結果がでないような独創的なプロジェクトは考慮されないという弊害を生み出している。

その例の一つが、いわゆる「万能細胞」の開発競争であろう。万能細胞とは、どんな組織に移植してもその組織の細胞に分化する性質を持つ細胞で、特殊な条件下に培養された細胞から作りだすことができる。万能細胞はまだ実験動物で研究、開発されている段階であるが、将来ヒトでの開発に成功すれば、種々の組織、器官の移植や再生に役立つと期待されている。わが国ではこの万能細胞の開発が国家の後援で行われつつある。

しかし外国では、すでに製薬会社が研究結果を発表せずに、万能細胞の開発に成功し、特許を出願している。つまり製薬会社では、このような研究を、発表の先取権がなによりも大事な純学問とは見なしておらず、むしろ会社の利益につながる特許の取得が最優先する、営利会社の製品開発競争と見なしているのである。会社で働いている研究者も、研究結果の発表を望まず、会社の営利活動の一つと割り切っているのであろう。事実、万能細胞の開発が可能なことはすでに学問的にはわかっており、残されているのは技術だけなのである。このように学問的研究が会社の営利的事業と競合するという不幸な事態が現に起こっているのである。

7-6 さまざまな生物のゲノムサイズ

ゲノムサイズとは、DNA上の塩基の総数のことである。ゲノムサイズは種々の生物で調べられており、ヒトでは約三十億であることはすでに述べた。

意外なことに、これまで調べられた生物でゲノムサイズが最大なのはなんと単細胞動物のアメーバで、約七千億個である。これはゲノムのうちタンパク質の暗号をもたないイントロン領域がきわめて大きいためと考えられる。したがって、ゲノムサイズと遺伝暗号の量とは関係がない。

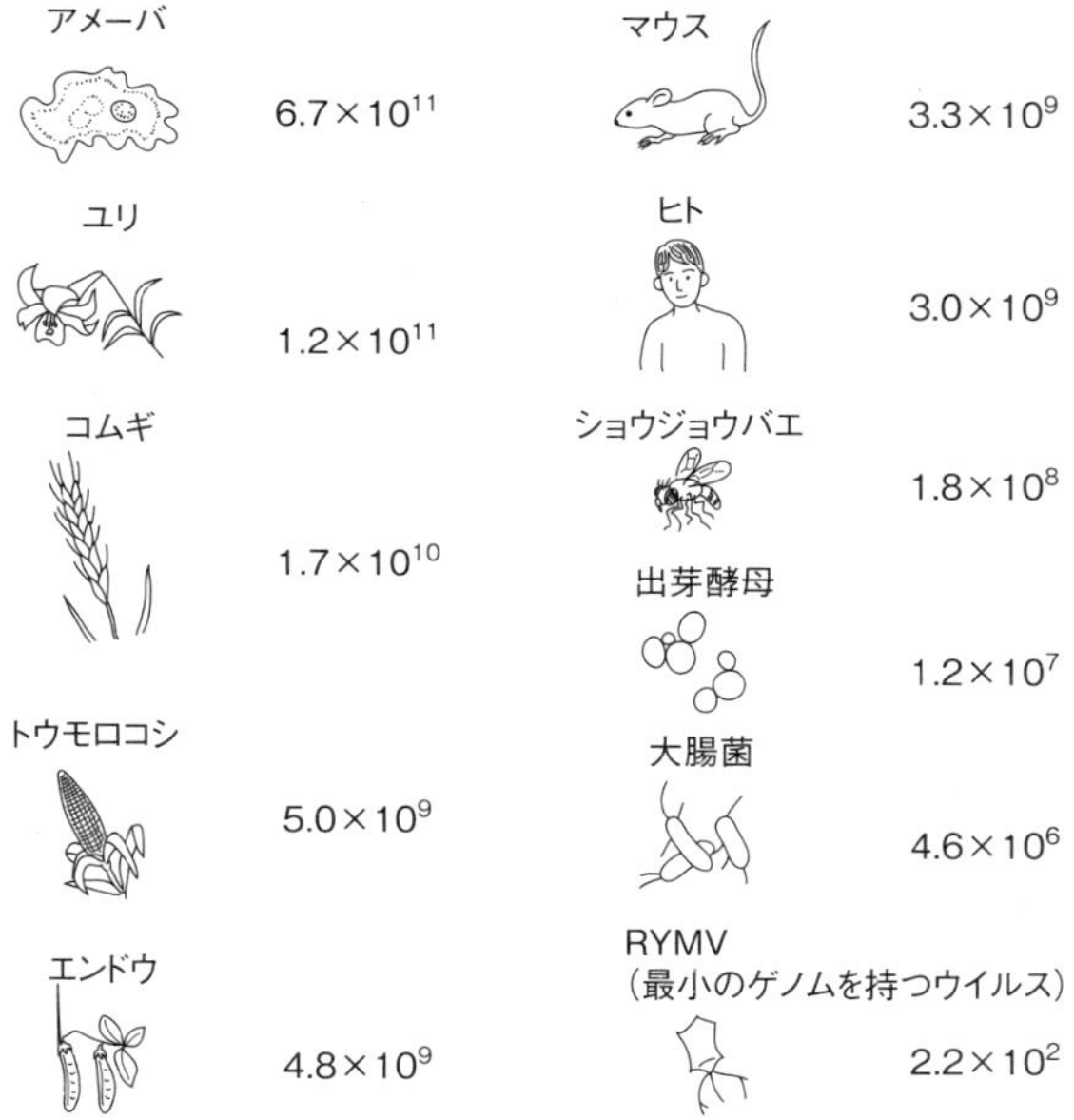
アメーバ
6.7×10^{11}
マウス
3.3×10^{9}
ユリ
1.2×10^{11}
ヒト
3.0×10^{9}
コムギ
1.7×10^{10}
ショウジョウバエ
1.8×10^{8}
出芽酵母
1.2×10^{7}
トウモロコシ
5.0×10^{9}
大腸菌
4.6×10^{6}
エンドウ
4.8×10^{9}
RYMV
（最小のゲノムを持つウイルス）
2.2×10^{2}

図7−11　種々の生物のゲノムサイズの比較

一方最小のゲノムサイズの生物はウイルスの一種で、約二百個にすぎない。この数は細胞内の小器官、ミトコンドリアのゲノムサイズ約二万個とくらべても桁違いに少ない。

遺伝の生化学実験によく用いられる大腸菌のゲノムサイズは約五百万、酵母菌のゲノムサイズは約一千万個である。やはりよく遺伝学の実験動物として用いられるマウスのゲノムサイズはヒトと同じ約三十億である。また、植物は一般に動物よりもゲノムサイズが大きい。エンドウ、トウモロコシで約五十億個、コムギで約二百億個、ユリでは約一千億個である。種々の生物のゲノムサイズを比較すると図7－11のようになる。

このように進化した生物のほうが原始的な生物よりゲノムサイズが少ないのは、進化の過程で、遺伝情報がなく役に立たないDNAのイントロン領域（ジャンクDNA領域ともいう）を大幅に切り捨てるような出来事が繰り返し起こったためではないかと想像されている。

なお、mRNAがDNAの遺伝暗号を転写するとき、mRNAは遺伝暗号のあるエクソン領域とこれのないイントロン領域をちゃんと認識しており、エクソンの間にイントロンが挟まっていると、イントロンをすっ飛ばしてエクソンのみを転写する。この結果、mRNAにはエクソンの遺伝暗号のみが繋ぎ合わせられることになる。

ただし近年、役に立たないジャンクと見なされてきたイントロン領域のうち、遺伝暗号の発現の調節に与っている部分があることを示唆する報告がなされており、従来の単純なセントラルドグマの概念はある程度変化しつつある。しかしこれはすでに述べた、筆者のセントラルドグマに対する疑問に影響を与えるものではない。

7-7 細胞質の「場」としての働き

生体の構成単位は細胞であり、細胞は細胞膜に包まれた袋である。しかし細胞膜の主成分、リン脂質はタンパク質ではないので、DNAの暗号にはまったく書かれていない。よく知られているように、細胞が分裂するとき細胞膜も分かれてそれぞれの新しい細胞を包むようになる。つまり細胞膜はＤＮＡの暗号によって作られることなく、細胞から細胞へと受け継がれてゆく。細胞内の重要器官であるミトコンドリアなども細胞分裂の際に分かれてそれぞれの新しい細胞に伝えられる。また生体を構成する物質で最も多いのはタンパク質ではなく、タンパク質と糖質（糖類）が結合してできた糖タンパク質である。しかしタンパク質と糖質がいつ、どのような割合で結合するかの指示もＤＮＡの暗号には存在しない。

これらの事実と、すでに述べたミオシン分子によるミオシンフィラメントの形成、さらにミオシンフィラメントの規則的立体構造の形成などから見て、このような組織的な細胞内構造の形成は、細胞質の「場」としての働きによる可能性が強い。つまり、すでに論議したように、ＤＮＡの遺伝暗号の指示により作られる数々のタンパク質は、建築現場に置かれた建材のようなものであり、これらを組み立てて家屋を建設する大工、職人は細胞質中に発見されずに隠れているのである。

また、われわれの身体には多くの細菌が住み着いており、われわれの生命の維持に重要な働きをしている。

たとえば皮膚の脂肪層の細菌は、代謝活動により脂肪層のpHを酸性にし、有害微生物の侵入を防いでいる。また、消化管内の細菌は、その活動により食物の消化、吸収を助け、ビタミンＢを産生している。さらに草食動物は植物の細胞壁の単糖類への分解を、もっぱら消化管内の細菌に依存しており、この細菌なしには生きてゆけない。これらの細菌はすべて外部から体内に入ってくるので、もとよりＤＮＡとは無関係である。なお体内の組織には、これらの細菌が安定して生活できる構造が作られており、これも細胞質の働きと考えられる。

このように細胞質をいろいろな構造の形成に関わる「場」として捉える研究は、現在の技術的成果中心の研究費配分制度ではその芽を摘まれてしまう。研究体制の変革が急務である。おそらく細胞質は、細胞内の構造のみならず、細胞が集まってつくる組織の構造の発現にも関わる未知の物質と、未知のしくみの宝庫であり、細胞質による構造発現物質を研究対象とする独創的な研究の出現を願わずにはいられない。

ＤＮＡのセントラルドグマの確立以前には、わが国の中学校、高等学校の生物の授業では、メンデルの法則にしたがう細胞核の染色体による遺伝も大切だが、細胞分裂により細胞から細胞へと伝えられる細胞質の遺伝も同じように大切である、と教えていた。今やこの視点に立ち戻るべきであろう。

なお近年、昆虫の体節の形態の発現を調節するタンパク質を発現させる遺伝暗号が、ショウジョウバエで見出された。この遺伝暗号をホメオボックス遺伝子という。この遺伝子に変化が起こると、眼ができる場所に肢ができたりする。このホメオボックス遺伝子は昆虫ばかりでなく、すべての動物の体節構造の発現に関わっている。

しかしこのような、いわばマクロな身体構造の発現に関わる情報がＤＮＡに存在するとしても、細胞内構造発現を起こす「場」としての細胞質の重要性は、いささかも影響されるものではない。ホメオボックス遺伝子のマクロな形質発現の根底には、細胞質の「場」としての働きが不可欠であろう。

細胞質中のミトコンドリアは、その内部にミトコンドリア遺伝子を持つことがよく知られている。ミトコンドリアは太古の昔、単細胞生物の内部に他の単細胞生物が入り込んだものと見なされており、この単細胞生物の遺伝子の多くは、次第に核膜によって保護されている宿主の核内に移動したという。この考えが正しければ、細胞質中に宿主の核に入り損なった未知の遺伝子が存在し、細胞質の場としての働きに関与していても不思議ではないであろう。

まとめ

ＤＮＡの遺伝暗号による生体の形質発現の謎は、セントラルドグマが、遺伝暗号の指示により細胞質中にタンパク質が合成されるところで終わっているため、これまで研究対象として注目されずにいる。本章で説明したように、タンパク質はいわば細胞質中に「産み落とされた」状態から整然とした細胞内構造を築きあげるので、この現象が研究者に興味を払われずにいたとは信じられない。おそらくこの研究分野の多分に政治的、功利的な傾向のため、このような根本的な興味から出発する研究の芽は摘まれ続けているのであろう。

本章の終わりに、この分野の研究者の功利性を示す例として「ノックアウト動物」の研究を挙げておこう。これはＤＮＡの操作により、ある特定のタンパク質の遺伝暗号が欠落した実験動物をいい、これを作りだすには莫大な労力と費用が必要である。

しかし多くの場合、この遺伝暗号欠落動物は卵子から成長した後、期待されるような異常をまったく示さないようである。この結果は明らかに、動物が成長する間に遺伝暗号の欠落を補うメカニズムが働き、将来起こるべき障害を打ち消してしまうのである。これは生体の持つ驚くべき能力と言わねばならない。われわれ自身も遺伝的欠陥を持って生まれ、これを補うメカニズムのおかげで生きているのかもしれないのである。

しかし、このような研究者の期待に反する結果が得られると、生体の神秘がまさにベールを取り去り顔を見せかけているにもかかわらず、研究が失敗であったとして研究者は何の発表も行わない。反対に予期した障害が動物に現れると、研究者は欠落させた遺伝暗号の機能的意味が解明されたとして、得々と成果を発表するのである。このようなことでは、たとえ予期した障害が現れても、短絡的に遺伝情報の欠落と結びつけてよいのか考えてしまう。

セントラルドグマの発見により二十世紀後半、確かにこの研究分野は偉大な発展を遂げた。しかしこの研究分野の現状を見ると、後世はこれに続く二十一世紀を、停滞の時代と評価するかもしれない。

おわりに

自然科学は、人類が自身を取り巻く森羅万象の根源に対して疑問を投げかけることから出発した。この根源を神による創造に求めれば、あらゆる疑問は説明が可能になるが、これは宗教であっても自然科学ではない。自然科学の説明（つまり仮説）は、その当否が実験によって確認しうるものでなければならない。このような自然科学研究の道筋は、言うまでもなく欧州のガリレオ、ケプラー、ニュートンらの巨人によって打ち立てられたものである。

彼らによって生みだされたこの欧州の伝統は、現在もなお、自然科学者たちの間でしっかりと受け継がれている。

ところで自然科学とは、仮説を立て、実験によりその正しさを確認し、さらに仮説を立てる……という過程の繰り返しにより、どんどん研究を進歩させてゆくのが常道である。しかし、この常道はいつもうまくいくとは限らず、行き詰まりに陥ることもある。そのような場合、その研究分野は近縁の研究分野の進歩から取り残され、いわば置き去りにされてゆく。

他方、いわゆる「研究の最前線」とされる分野には、多数の研究者が集まり、政府からは巨額の研究費が投入される。しかし、いくら研究費をつぎ込んでも、金が仕事をしてくれるわけではない。研究者の着想力、創造力が不足していれば、やはり進歩は停止してしまうのである（ただし、学問的に見て真の進歩ではなくても、「進歩まがい」の成果を宣伝することは可能で、現に盛んに行われている)。

本書で取り扱った「現代医学に残された謎」は、以上述べた二種類の理由から謎として残った分野である。

第1章の鍼灸効果の謎、第2章の静磁場効果の謎、第4章のプラセボ効果の謎は、いずれも前者の「取り残された」研究分野である。これらのうち、第1章と第4章の分野を研究する者の前に立ちはだかる最大の壁は、精神活動の自律神経系に及ぼす影響である。

しかし、壁が高く聳《そび》えているにもかかわらず、欧州の研究者は一九四〇年代から鍼灸効果の研究に真剣に取り組んできた。その同じ時代にわが国では、鍼灸はいかがわしい民間療法とされ、医学者はこれについて触れることもはばかっていたのである。

欧米諸国で行われた鍼効果の大規模テストについて、筆者は新聞、雑誌などの記者からよく「これはニクソン訪中の結果ですか」とよく質問されたものである。このような質問の発想には、わが国で鍼灸効果の本格的研究が長いことなされなかったこととあわせて、自然科学をもっぱら欧米からの導入に依存した歴史を持つわが国の「宿痾」を感じずにはいられない。より具体的に言えば、明治維新後、欧米からの学問の導入によっていわば自然科学を「輸入」した伝統を持つわが国の研究者(及び、その他大多数の人々)の間には、「真に独創的、革新的な研究は欧米諸国で生まれるもので、わが国などで生まれるはずがない」という暗黙の了解があるのだ。このような考えから生まれるのは、ひたすら欧米の研究の進歩や、それにまつわる政治的動向にのみ注目し、「バスに乗り遅れまい」と追従する行動である。ニクソン訪中についてのさきの記者の質問も、この線上にある。

第5章、筋肉の謎は、筆者自身が半世紀にわたって関わってきた、自然科学の最前線のひとつである。すべての最前線の研究分野の例にもれず、この分野も近年、壁に突き当たっていた。しかし筆者らの最近の、生きた筋フィラメントを電子顕微鏡下に観察する方法の成功により、新しい進展を迎えようとしている。ところで筆者は、この研究についてもわが国の「宿痾」を感じている。筆者がこの研究を英国の国際学会で初めて発表したとき、座長をつとめていたヒュー・ハクスレーは、即座に「Congratulations!」と祝福してくれ、発表後も筆者は多くの人々に囲まれ賛辞を受けた。しかし、その直後に筆者が同じ発表をわが国で行ったとき、座長をつとめた高名な電子顕微鏡学者は一言も発さず、聴衆からの質問も皆無であり、欧米の反響に対し異様な対照をなしたのである。

本書の終わりの第6章、第7章は、研究の最前線として現在、脚光を浴びている脳の働きと遺伝暗号発現の謎である。私はこれらの分野の研究の部外者であるが、近年のこれらの分野への「トップダウン」による巨費の投入に疑問を感じている。この分野の研究法はほとんどが外国から導入したものであるが、政府によるバランスを欠いた研究費の配分により、一部を除く大学では研究室の予算は激減し、独創的研究がその芽を摘まれている。そして、これらの分野の研究は停滞しているとしか思えないのである。

なお、これらの分野の大型研究、特に遺伝の分野では、ラットなどの実験動物を用いたいろいろな新知見がことあるごとに大きく報道される。そして必ず「この画期的な方法は、いずれヒトの疾患の治療に役立つであろう」との言葉で終わっている。だが筆者は近年、このような成果が『実際にヒトの疾患の治療に役立つようになった』との報告を見たことがない。これはあるいは筆者の偏見であろうかと思い、二、三の新聞社の科学欄担当記者に尋ねたところ、やはり「そのような報告は見たことがありません」との返事が返ってきた。

最後に、一般読者が本書で説明した「謎」に興味を持たれると共に、現在のトップダウンで行われる巨額の研究費の配分について批判的になられることを希望する。なぜなら、恣意的に配分されるそれらは、われわれの納める税金にほかならないのであるから。

杉　晴夫

付録　デュ・ボア・レーモンの「七つの謎」は解かれたか

デュ・ボア・レーモン（一八一八～一八九六）は十九世紀にベルリン大学教授として活躍した。生体内に飛び交う信号が神経に沿っての電気的変化の波（つまり活動電位）であることを発見し、自然科学史にその名を刻んでいる。彼の歴史的発見のいきさつは、筆者の著書『生体電気信号とはなにか』（講談社ブルーバックス）に詳しく記述されている。

当時の優れた自然科学者の多くは科学者であると同時に哲学者であり、大自然の森羅万象の統一的理解を目指していた。デュ・ボア・レーモンもこのような人々の一人であった。彼はまず一八七二年に「自然認識の限界について」と題して講演を行った。そこで彼は「生気論」に反対の立場をとりながらも、その衰退後に盛んになった当時の単純な唯物論的世界観を批判した。この講演は科学者の間に激しい論議を巻き起こし、彼の考えに対する批判が強まった。彼はこの批判に答えて一八八〇年、ドイツの偉人、ライプニッツ（ニュートンと並んで微積分学を打ちたてた）の誕生祭に際し、以前の講演で彼が述べた考えをさらに補強する「宇宙の七つの謎」と題する講演を行った。これらの講演記録は一八八六～八七年に出版され、その翻訳が岩波文庫に収録されている。

この七つの謎は、当時の彼の認識論の立場から見て、学問的に解明しがたい謎として列挙されたものである（ただしこれらの謎の一部は将来解明されるであろうとも言っている）。以下に現代の自然科学の知見に照らしながら、これらの謎の現状を個々に検討してみよう。十九世紀の偉大な科学者の考えが、一世紀余の時を隔ててわれわれにどのように映ずるかを検討することは、逆に現代の自然科学の体系が後世にどのように評価されるかを想像することにつながるであろう。

デュ・ボア・レーモンの七つの謎の始めの二つは自然界の根底に関わる謎で、

一、物質と力の本性の謎

二、物質の運動の起源の謎

である。

これら二つの謎は現代物理学の扱う素粒子論、原子核物理学、宇宙の起源論などに関係している。これらの学問分野は当時の彼の想像も及ばないような発展を遂げた。これらの学問の現状について筆者は批判する資格がないが、現在広く受け入れられているビッグバン理論、つまり全宇宙の物質がある一点から爆発によって生じ、現在も宇宙空間は広がりつつあるという説がはたしてこれらの謎を解明したと言えるのであろうか。この分野の学問の進歩によりもたらされる知見は、どんどんわれわれの日常感覚から遠ざかっていき、一方では新しい謎が次々と際限なく現れてくる。大自然が人類の挑戦を翻弄しているかのようである。

これらに続く五つの謎は、デュ・ボア・レーモンが生理学者であったことを反映して、すべて医学、生物学に関するものである。

三、生命の起源の謎

この謎についてのデュ・ボア・レーモンの記述ははなはだ単純で、彼によれば無機物質が互いに運動しているときにたまたま到達する、ある特殊な動的平衡状態が「生命」であり、したがって生命はある特殊な化学反応により短時間のうちに誕生したと考えており、この謎は将来解けるかもしれないと言っている。現在、生命の誕生は細胞膜や、アミノ酸がつながったタンパク質の出現が必要と考えられており、地球の環境が生命を誕生させる条件を満たすには長い時間を要したことがわかっている。当時有機化学が未発達であったことを考慮すれば、彼がこの謎に対し、このような単純極まる答えを考えていたことは理解できる。

四、生物の（見かけ上の）合目的性の謎

彼の講演の時点ですでに生物の合目的性の進化に関するダーウィンの自然淘汰説が提出されていた。しかし、なぜかデュ・ボア・レーモンはこの考えに批判的で、自然淘汰説を「溺れかけている遭難者が苦しまぎれにしがみついている板切れのようなもの」と皮肉っている。しかしこの謎も、彼はいずれ解けるであろうと言っていた。

当時の彼の自然淘汰説に対する反感あるいは偏見は、後にメンデルの遺伝の法則の発見で自然

淘汰説が大きく揺らいだことを考えると、彼の自然淘汰説に対する批判力と、学問の将来の進歩についての先見性を示すものと見なすことができよう。生物の進化は現在、遺伝子の突然変異を基礎とする集団遺伝学で説明されようとしている。つまりダーウィンの自然淘汰説は、その原形のままでは誤りであり、受け入れられなかったのである。

五、ヒトの単純感覚の起源の謎

この謎の設定は現在のわれわれを戸惑わせる。なぜなら現在、この問題は感覚生理学の研究対象で、外界から加えられる刺激は生体の種々の感覚器によって感知され、感覚神経によって大脳皮質に伝えられて感覚を生ずることが明らかになっているからである。したがってデュ・ボア・レーモンの第五の謎は現在のわれわれにとってもはや謎ではなく、教科書の記載事項にすぎない。

しかし彼のこの謎の設定は、彼が生きていた時代の学問レベルを考慮する必要がある。当時、生体の感覚器に関する知識は皆無で、まして現在の生理学の教科書や入門書で記されている、感覚器細胞の細胞膜が外界の刺激に対して起こす電気インパルスなどは、はるか後年の学問の進歩により達成されたのであった。そもそも神経の電気インパルスそのものが、当時デュ・ボア・レーモンにより発見されたばかりだったのである。

彼のベルリン大学での恩師であった生理学者、ミュラーは、感覚器の（当時は神秘的であった）働きについて、「特異エネルギーの法則」という考えを提唱している。この法則は、たとえば眼は光エネルギー、舌は物質の化学エネルギー、耳は音波のエネルギー、皮膚の痛覚は機械エネルギーなど、それぞれある特定の自然界のエネルギーを感知するようにできていることをいう。この法則は、現在では「当たり前」となった事実をまわりくどく、もっともらしく述べているにすぎないと見なされるが、現代の感覚生理学の確立途上では、このような段階を経ることが必要だったのである。

デュ・ボア・レーモンの偉大な先達、ライプニッツは、感覚の原因となる物質粒子の運動と、われわれの「意識」との間の越え難いギャップを感じていた。デュ・ボア・レーモンは半ばこの考えに同意しつつも、体内の神経をつまむことによって感ずる激しい痛みは、意識が物質現象によって起こる証拠であることを認めていた。彼は、もしもある神経を別な感覚器につなぎかえたなら、その神経を刺激したときの感覚は、新たにつながれた感覚器の受ける感覚に変化するであろうと、正しく予見している。

結局この謎は、彼の生きた時代の感覚器、感覚神経、さらには大脳皮質のニューロン回路などに関する知識の欠如を超えて、現在の脳科学が直面している、「意識をいかに物質レベルで説明するか」という難問につながっているのである。

最後に残された二つの謎は、

六、ヒトの理性と言語の起源の謎
七、ヒトの自由意志の謎

である。

これら二つの謎に関するデュ・ボア・レーモンの記述は、古今の哲学者、科学者の考えを引用しつつ延々と展開されるが、この記述は筆者にとってあまりにも晦渋で、ここで要約することは差し控えたい。これらの謎も、すでに解説した第五の謎と同様に、現代の脳科学が直面する「いかにしてヒトの心と意思を物質レベルで説明するか」という難問につながっており、明快に解かれるときははたして来るのであろうか。

なお、本書により彼の七つの謎をめぐる（哲学的）論議に興味を持たれた読者は、デュ・ボア・レーモン著、坂田徳男訳『自然認識の限界について・宇宙の七つの謎』（岩波文庫青九二三－一）を入手し読まれることをお勧めする。十九世紀の自然科学者であり哲学者でもあった偉人たちが、いかに真剣に「物質と意識」の問題に取り組んだかが、圧倒的な迫力で読者に迫ってくる。これに比べて現代の研究費獲得に狂奔する研究者の精神のなんと卑小で弛緩していることだろう。

主要参考文献

井上昌次郎著『眠りの精をもとめて』どうぶつ社　一九八六年
宇尾淳子著『生物時計をさぐる』蒼樹書房　一九七七年
内薗耕二著『眠りの精を探る』玉川大学出版部　一九七六年
神川喜代男著『鍼とツボの科学』講談社ブルーバックス　一九九三年
キム・ボンハン著『経絡系統について』朝鮮医学出版社　一九六三年
呉澤森著『鍼灸の世界』集英社新書　二〇〇〇年
相良守次著『記憶とは何か』岩波新書　一九五〇年
ジョセフ・ハンドラー著『東洋医学・温泉療法』川村顕訳　ヒューマンライフエンサイクロペディア十九巻　講談社　一九八四年
ジェームス・D・ワトソン、アンドリュー・ベリー著『DNA』上下　青木薫訳　講談社ブルーバックス　二〇〇五年

杉晴夫編著『人体機能生理学』改訂第四版　南江堂　二〇〇三年
杉晴夫著『筋肉はふしぎ』講談社ブルーバックス　二〇〇三年
杉晴夫著『ストレスとはなんだろう』講談社ブルーバックス　二〇〇八年
高木貞敬著『記憶のメカニズム』岩波新書　一九七六年
高橋不二男著『磁気と生物―分子レベルからのアプローチ』学会出版センター　一九八四年
谷腰欣司著『磁石とその使い方』日刊工業新聞社　一九八七年
デュ・ボア・レーモン著『自然認識の限界について・宇宙の七つの謎』坂田徳男訳　岩波文庫　一九二八年
時実利彦著『脳の話』岩波新書　一九六二年
時実利彦編『脳の生理学』朝倉書店　一九六六年
日本動物学会編『細胞運動』（現代動物学の課題1）東京大学出版会　一九七四年
ハンス・セリエ著『現代社会とストレス』杉靖三郎他訳　法政大学出版局　一九八八年
フロイド・E・ブルーム著『新・脳の探検』（上・下）中村克樹、久保田競監修他　講談社ブルーバックス　二〇〇四年

さくいん

【あ行】

アキュパンクチャー 22
アクチン 134, 155, 222, 224
アクチンフィラメント 159, 224
アクトミオシン糸 135
アセチルコリン 62, 133
アデニン 210
アドレナリン 72
アミノ基 209
アミノ酸 85, 198, 209
アルバート・セント＝ジェルジ 135, 156, 205
アンドリュー・ハクスレー 137, 139
アンリ・ピエロン 69
イオンチャンネル 56
イオン電流 134
石森国臣 69
位相差顕微鏡 152
遺伝暗号 225
遺伝の法則 90
井上晶次郎 86
イントロン 226
陰陽五行説 20
渦巻き電流 107
宇宙の七つの謎 176
ウリジン 86
ウルフ 185
運動神経 102
運動野（大脳皮質運動野） 133
永久磁石 44
易経 22
エクソン 226
エドガー・エードリアン 75
江橋節郎 136
エビングハウス 179
エビングハウスの忘却曲線 180
塩基 210
塩基配列 198
エンゲルマン 142
遠心路 111
横行小管 138
横紋 136, 142, 149

【か行】

開始コドン 212
概日リズム 68, 87
海馬 203
核磁気共鳴装置 47, 64
下行路 109, 123
カスケード反応 218
ガス雰囲気試料室 169
活動電位 37, 51, 105
カルボキシ基 209
感覚神経 82, 102
感覚神経上行路 82
感覚野（大脳皮質感覚野） 39
ガンマグロム 86
関連痛 118
記憶痕跡 177
記憶のRNA説 200
機械論 176
基底核 39
キム・ボンハン 33
記銘 177
逆行性伝導 109
灸 20
求心路 111
強磁性体 45, 54
局所脱分極 137
巨大ニューロン 133
筋原線維 153
筋収縮 132
筋収縮の滑り機構 157
筋小胞体 136, 138
筋節 137
筋線維 133
筋フィラメント 145
筋フィラメントの滑り説 157
筋フィラメント立体格子 225
グアニン 210
鎖状高分子タンパク質 142
熊谷洋 136
グリセリン抽出筋線維 135
クリック 144, 208
グレゴール・メンデル 90
クロスブリッジ 174
経絡路 20

血圧受容器 111
ゲノム 225
ゲノムサイズ 228
光学顕微鏡 103
コーディング領域 226
交感神経 111
勾配磁場 49
交番磁場 50
興奮性シナプス電位 77
交流磁場 50
呼吸中枢 110
骨格筋 132
コドン 212

【さ行】

再認 177
細胞質 219, 231
作業記憶 203
酸化窒素ガス 62
散乱像 145
残留磁気 46, 54
ジーン・ハンソン 152
視覚野（大脳皮質視覚野） 196
弛緩因子 136
磁気閃光 51
磁気ばんそうこう 59
軸索 108, 187
軸索反射 105
視交叉 71, 94, 196
視交叉上核 94
磁石 44
視床 40
磁束 45
磁束密度 48
実験動物 37, 113
シトシン 210
シナプス 74, 124, 187
シナプス顆粒 187
シナプス電位 77, 125, 187
シナプス電位の加重 125
シナプスの可塑性 126, 187, 190
磁場 44
嗜眠性脳炎 44
シャペロン 224
シャム双生児 71
ジャンクDNA領域 230
周恩来 25
終止コドン 212
収縮性タンパク 134
終板 133
シュミット 148
順行性伝導 109
松果体 92
上行路 109
情動反応 60
植物性機能 102
ジョン・パッペンハイマー 85
自律神経系 31, 39, 102
自律神経中枢 121
自律神経の失調 122
尻ふりダンス 54
磁力線 45
鍼灸 20
シンクロトロン装置 64, 164
神経細胞 74
神経線維 103
心臓・血管中枢 110
髄鞘 108
睡眠中枢 71
睡眠物質 68
生気論 176
静磁場 44, 48, 61
生体恒常性 110
脊髄 40
赤道反射 145
絶縁性伝導 106
セロトニン 84, 92
全か無かの法則 106
セントラルドグマ 208, 212
想起 177
走磁性バクテリア 54
側鎖 209
側頭葉 183, 202
遡行抑制 182

【た行】

退行性記憶喪失 193
第三の眼 93
体性感覚神経系 39
体性神経系 102
体内時計 91
大脳皮質 36, 82, 102
体部位再現 117
高峰譲吉 72
田崎一二 84
短期記憶 203

タンパク質の一次構造　221
タンパク質の二次構造　222
タンパク質の三次構造　223
タンパク質の四次構造　225
タンパク質のC末端　223
タンパク質のN末端　223
断眠動物　69
地磁気　44, 52
チトクローム　59
チミン　210
チャールス・ダーウィン　88
長期記憶　204
ツボ　20
デュ・ボア・レーモン　176
デルタ睡眠誘発因子　85
電位センサー　140
てんかん　80, 182
電気インパルス　37, 38, 51, 77, 105, 133, 187
電気インパルスの伝導　106
電子顕微鏡　103
電磁石　49, 50
電磁波　44
転写促進因子　218
転写調節因子　95
凍結試料切片電子顕微鏡法　165
動磁場　44, 50, 74
投射　115
動物性機能　102
ドウ・メロン　88
時実利彦　78
時計遺伝子　94
飛び移り　39
トレーニング効果　187, 218

【な行】

内因性リズム　96
内観法　178
内分泌学　72
ナメクジ　58
ニクソン　25
二重盲検テスト　29
二重螺旋構造　144, 208
ニトログリセリン　62
ニボエ　35
ニューロン　74, 76, 106, 187
ニューロン軸索　74, 103, 106
ヌードマウス　60
ヌクレオチド　210
ネガティブフィードバック機構　95
熱ショックタンパク質　224
脳下垂体　73
脳幹部　40, 82, 102, 114
脳幹網様体　83, 115
脳脊髄液　73
脳波　74, 76
脳波記録装置　78
脳梁　197
ノックアウト動物　234
ノルアドレナリン　84
ノンコーディング領域　226
ノンレム睡眠　81

【は行】

配向　46, 52
倍率の谷間　104
拍動　111
発火レベル　106, 125, 188
発汗中枢　110
鍼　20
パワーストローク　163
反射回路　40, 51
ハンス・ベルガー　74
汎的投射　117
万能細胞　227
反応中間体　160
反復刺激後増強　189
ピタゴラスの定理　147
ピッテンドリック　88
ヒトゲノム　226
皮膚感覚野　82
皮膚の分極　36
ヒュー・ハクスレー　137, 143
フィードバック機構　95
副交感神経　111
不減衰伝導　106
太いフィラメント　147, 149
プラセボ効果　31, 37, 102, 121, 124
プラナリア　200
プロテイン・フォールディング　224
ベアゾーン　159
ベッツ細胞　133
ペプチド　85
ペプチド結合　209
ヘモグロビン　59
変形性膝関節症　30

扁桃核 203
ペンフィールド 182
方位磁石 47
細いフィラメント 147, 149
ホメオスタシス 110
ホメオボックス遺伝子 233
ポリペプチド鎖 221
ボンハン管 33
ボンハン小体 33

【ま行】

膜電位差 106
マグネタイト 44, 54
マグネトソーム 54
麻酔 37
マルセル・モニエ 85
ミオシン 134, 155, 225
ミオシン頭部 159, 168
ミオシンフィラメント 159, 225
右ねじの法則 49
ミシェル・ジュベー 84
ミトコンドリア 233
無髄神経線維 108
ムラミルペプチド 85
メラトニン 92, 97
モーター 47
毛沢東 25
網膜 196
もぐさ 20
モクシバスチョン 22
モノアミン説 84

【や行】

柳沢勇 86
山極一三 75
ユージン・アセリンスキー 81
有髄神経線維 108
誘導電流 50, 74
抑制性シナプス電位 77
抑制性ニューロン 104

【ら行】

ランビエ絞輪 108
リカバリーストローク 163
リニアモーター 158
リニアモーターカー 64
リボソーム 94, 213
両側性伝導 106
リン脂質 231
ルネ・ルジャンドル 69
レバー（の）アーム 162, 164
レミニセンス 181
レム睡眠 81
連合野（大脳皮質連合野） 123, 204
レンショウ細胞 104
ロバート・ファーチゴット 62

【わ行】

ワトソン 144, 208

【欧文・数字】

A 161
ADP 160, 218
A・M 162
A・M・ADP・Pi 161
ATP 135, 151, 160, 218
A帯 136, 153
DNA（デオキシリボ核酸） 94, 144, 198, 208
H・W・マグーン 82, 120
H帯 136, 153
I帯 136, 153
LPTP 190
M 161
M・ADP・Pi 160
M・ATP 160
mRNA（伝令RNA） 212
Pi 160, 218
PTP 189
RNA（リボ核酸） 94, 199, 212
tRNA（転移RNA） 213
WHO 25
X線回折法 142
Z膜 136, 153
α（アルファ）波 80
α螺旋 222
β（ベータ）シート 222
β波 80
θ（シータ）波 80
δ（デルタ）波 80, 85
1,0反射 146
1,1反射 146
1,0面 147
1,1面 147

N.D.C.491.3　252p　18cm

ブルーバックス　B-1652

現代《げんだい》医《い》学《がく》に残《のこ》された七《なな》つの謎《なぞ》

研究者の挑戦を拒み続ける人体の神秘

2009年 9 月20日　第 1 刷発行

著者　杉《すぎ》　晴夫《はるお》
発行者　鈴木　哲
発行所　株式会社講談社
〒112-8001 東京都文京区音羽2-12-21
電話　出版部　03-5395-3524
販売部　03-5395-5817
業務部　03-5395-3615
印刷所　（本文印刷）慶昌堂印刷株式会社
（カバー表紙印刷）信毎書籍印刷株式会社
本文データ制作　講談社プリプレス管理部
製本所　株式会社国宝社

定価はカバーに表示してあります。

ISBN978-4-06-257652-9

発刊のことば

科学をあなたのポケットに

二十世紀最大の特色は、それが科学時代であるということです。科学は日に日に進歩を続け、止まるところを知りません。ひと昔前の夢物語もどんどん現実化しており、今やわれわれの生活のすべてが、科学によってゆり動かされているといっても過言ではないでしょう。

そのような背景を考えれば、学者や学生はもちろん、産業人も、セールスマンも、ジャーナリストも、家庭の主婦も、みんなが科学を知らなければ、時代の流れに逆らうことになるでしょう。

ブルーバックス発刊の意義と必然性はそこにあります。このシリーズは、読む人に科学的に物を考える習慣と、科学的に物を見る目を養っていただくことを最大の目標にしています。そのためには、単に原理や法則の解説に終始するのではなくて、政治や経済など、社会科学や人文科学にも関連させて、広い視野から問題を追究していきます。科学はむずかしいという先入観を改める表現と構成、それも類書にないブルーバックスの特色であると信じます。

一九六三年九月

野間省一

ブルーバックス　医学・薬学・人間・心理関係書

毒物雑学事典　大木幸介
57　健康のためのスポーツ医学　池上晴夫
732　速読の科学　佐藤泰正
921　自分がわかる心理テスト　桂　戴作＝監修　芦原　睦
955　やる気を生む脳科学　大木幸介
992　鍼とツボの科学　神川喜代男
1008　心でおきる身体の病　芦原　睦
1021　人はなぜ笑うのか　志水　彰／角辻　豊／中村　真
1063　自分がわかる心理テストPART2　芦原　睦＝監修
1083　格闘技「奥義」の科学　吉福康郎
1117　リハビリテーション　上田　敏
1123　金属は人体になぜ必要か　桜井　弘
1138　活性酸素の話　永田親義
1143　腰痛・肩こりの科学　荒井孝和
1154　がんとDNA　生田　哲
1176　考える血管　児玉龍彦／浜窪隆雄
1180　分子レベルで見た薬の働き　平山令明
1184　脳内不安物質　貝谷久宣
1200　足の裏からみた体　野田雄二
1216　脳と心の量子論　治部眞里／保江邦夫
1223　姿勢のふしぎ　成瀬悟策

1229　超常現象をなぜ信じるのか　菊池　聡
1230　自己治癒力を高める　川村則行
1231　「食べもの情報」ウソ・ホント　髙橋久仁子
1238　人は放射線になぜ弱いか　第3版　近藤宗平
1240　ワインの科学　清水健一
1251　心は量子で語れるか　ロジャー・ペンローズ／A・シモニー／N・カートライト／S・ホーキング　中村和幸＝訳
1258　男が知りたい女のからだ　河野美香
1269　脳と心をあやつる物質　生田　哲
1285　意識は科学で解き明かせるか　天外伺朗／茂木健一郎
1306　心はどのように遺伝するか　安藤寿康
1313　呼吸の奥義　永田　晟
1315　記憶力を強くする　池谷裕二
1321　新・薬に賢くなる本　水島　裕
1323　マンガ　心理学入門　N・C・ベンソン　清水佳苗／大前泰彦＝訳
1335　リラクセーション　成瀬悟策
1338　電気システムとしての人体　久保田博南
1351　マンガ　脳科学入門　A・ゲラトゥリ＝文　O・サラーティ＝絵　小林　司＝訳
1360　脳の健康　生田　哲
1408　脳を活性化する性ホルモン　鬼頭昭三
1418　「食べもの神話」の落とし穴　髙橋久仁子

1421 医者がくれない世界の良薬　北村正樹／中原英臣
1424 遺伝子時代の基礎知識　東嶋和子
1426 夢の科学　A・ホブソン　冬樹純子＝訳
1427 筋肉はふしぎ　杉　晴夫
1431 新・脳の探検（上）　フロイド・E・ブルーム他　中村克樹／久保田競＝監訳
1432 新・脳の探検（下）　フロイド・E・ブルーム他　中村克樹／久保田競＝監訳
1434 新しいリウマチ治療　後藤　眞
1435 アミノ酸の科学　櫻庭雅文
1437 がんになる人　ならない人　津金昌一郎
1439 味のなんでも小事典　日本味と匂学会＝編
1441 アメリカNIHの生命科学戦略　掛札　堅
1457 Q&A　ご飯とお米の全疑問　高橋素子＝著　大坪研一＝監修
マンガ　サイコセラピー入門　ナイジェル・C・ベンソン＝文　ボリン・V・ルーン＝絵　清水佳苗／大前泰彦＝訳　小林　司＝監訳
謎　けいはんな社会的知能発生学研究会＝編
命　ピーター・リトル　美宅成樹＝訳
訂新版　竹内一夫
読む本　佐久間哲志
治療　久保田競／宮井一郎＝編著
に迫る　山口真美
調　高田明和

1506 新しいアトピー治療　西岡　清
1514 記憶と情動の脳科学　ジェームズ・L・マッガウ　久保田競／大石高生＝監訳
1529 だまされる脳　日本バーチャルリアリティ学会　VR心理学研究委員会＝編
1531 皮膚感覚の不思議　山口　創
1532 非対称の起源　クリス・マクマナス　大貫昌子＝訳
1533 新・ひざの痛い人が読む本　井上和彦／福島　茂
1538 進化しすぎた脳　池谷裕二
1540 なぜヒトの脳だけが大きくなったのか　濱田　穣
1541 新しい薬をどう創るか　京都大学大学院薬学研究科＝編
1544 生命のセントラルドグマ　武村政春
1548 長生きする入れ歯　早川　巖
1551 現代免疫物語　岸本忠三／中嶋　彰
1556 ヒトはなぜヒトをいじめるのか　正高信男
1570 脳研究の最前線（上）　理化学研究所脳科学総合研究センター＝編
1571 脳研究の最前線（下）　理化学研究所脳科学総合研究センター＝編
1580 脳を支配する前頭葉　エルコノン・ゴールドバーグ　沼尻由起子＝訳
1581 がんはなぜ生じるか　永田親義
1582 DVD&図解・見てわかるDNAのしくみ　JT生命誌研究館　工藤光子／中村桂子
1585 アレルギーはなぜ起こるか　齋藤博久
1597 がん治療の常識・非常識　田中秀一
1604 ストレスとはなんだろう　杉　晴夫